ALCOHOLIC MEDICAL TREATMENT CASE STUDY

アルコール医療
ケース・スタディ

編著 独立行政法人国立病院機構 久里浜アルコール症センター

名誉院長 白倉克之
院　長 丸山勝也

株式会社 新興医学出版社

序　　文

　平成13年1月，新興医学出版社のご好意により「アルコール医療入門」を発刊させていただいた．これはアルコール医療を目指す若い医師や看護師，保健婦，精神保健福祉士，医学生ないし看護学生，職場の産業保健やメンタルヘルスに関与する方々，さらには依存症者ご本人ないしその家族の方々などにご理解いただくための適当な入門書が見あたらなかった．そういう意図を踏まえた入門書の必要性をかねがね痛感していたので，主に独立行政法人国立病院機構久里浜アルコール症センター（旧国立久里浜病院）の先生方にお諮りし，平素研修会などで利用するテキスト原稿を基に，ごく短期間のうちに上梓させていただいた．

　幸い発刊後の評判も良く，また各種のアルコール医療講習会などのテキストなどにも使用していただくなど多方面で利用していただき，編集に携わった者としては安堵している状況であった．その後，新興医学出版社より医療入門の姉妹編として具体的な対応を中心としたケーススタディ編を企画してはとの矢継ぎ早の提案があり，我々二人で検討させていただいた結果，新しい試みとして本書の刊行を改めて計画した次第である．

　「アルコール医療入門」では紙幅の都合で割愛した部分も多々あり，無論それを補完する意図もあるが，一方では姉妹編として内容面での重複を可能な限り避けること，さらに出来るだけ簡潔にかつわかりやすい記述と図表を多く取り入れて，具体的な症例の取り扱いを中心に構成すること，前書の各項を担当した各執筆者に原稿を依頼することなどを原則とした．その意味では，各症例のケーススタディの形をとったので，現在抱えているアルコール症例を念頭に浮かべながら，前書と併せて参照して利用されると，読者諸氏には一層深く理解していただけるのではないかと期待している．

　厚生労働省が纏めた国民の健康施策である「健康日本21」計画も，今年で8年目に相当し，目下その成果が危惧される状況にある．その目標達成にはわれわれ医療・保健・福祉に関与する者がアルコール依存症ないしその関連問題について十分に理解することはいうまでもないが，広く国民一人一人にアルコール問題についての認識を深めていただくことが不可欠といっても過言ではない．

　本書を通じて少しでも多くの方々の理解の役に立てば執筆者として望外の幸せである．

平成20年9月
大島・伊豆山系を望む初秋の茅ヶ崎海岸にて

　　　　　　　　　　　　　　　　　　　　　　　　　執筆者を代表して
　　　　　　　　　　　　　　　　　　　　　　　　　　　白倉　克之
　　　　　　　　　　　　　　　　　　　　　　　　　　　丸山　勝也

編　集

白倉　克之　（独立行政法人国立病院機構久里浜アルコール症センター・名誉院長）
丸山　勝也　（独立行政法人国立病院機構久里浜アルコール症センター・院長）

執筆者一覧

白倉　克之　（独立行政法人国立病院機構久里浜アルコール症センター・名誉院長／国府津病院・院長）
西岡　直也　（独立行政法人国立病院機構久里浜アルコール症センター精神科・医長）
真栄里　仁　（独立行政法人国立病院機構久里浜アルコール症センター精神科・医長）
樋口　　進　（独立行政法人国立病院機構久里浜アルコール症センター・副院長）
原田　勝二　（株式会社エスアールエル・理事）
山本　暢朋　（財団法人神経研究所附属晴和病院診療部精神科）
中根　　潤　（独立行政法人国立病院機構下総精神医療センターリハビリテーション科・医長）
一青　良太　（常盤病院精神科）
白川　教人　（横浜市こころの健康相談センター・センター長）
黒川　達也　（成仁病院精神科）
宮川　朋大　（独立行政法人国立病院機構久里浜アルコール症センター精神科・医長）
水上　　健　（横浜市立市民病院内視鏡センター・センター長）
髙橋　久雄　（平塚市民病院内科系・診療部長）
奥山　啓二　（日本鋼管病院内科・部長／地域医療科・部長）
丸山　勝也　（独立行政法人国立病院機構久里浜アルコール症センター・院長）
白木　裕人　（稲城市立病院循環器科・部長）
杠　　岳文　（独立行政法人国立病院機構肥前精神医療センター・副院長）
真先　敏弘　（元，独立行政法人国立病院機構久里浜アルコール症センター神経内科・医長／現，The Rockefeller University, Laboratory of Bacterial Pathogenesis and Immunology）
横山　　顕　（独立行政法人国立病院機構久里浜アルコール症センター臨床研究部・部長）
井上　裕之　（独立行政法人国立病院機構久里浜アルコール症センター歯科・医長）
宗　　未来　（防衛医科大学校精神科学講座）
松下　幸生　（独立行政法人国立病院機構久里浜アルコール症センター精神科・診療部長）
木村　　充　（独立行政法人国立病院機構久里浜アルコール症センター精神科・医長）
山本　哲也　（独立行政法人国立病院機構久里浜アルコール症センター精神科・医長）
鈴木　健二　（鈴木メンタルクリニック・院長）
藤田さかえ　（独立行政法人国立病院機構久里浜アルコール症センター医療福祉相談室・主任）
安藤　寛美　（よしの病院精神科）
新美　洋一　（独立行政法人国立病院機構久里浜アルコール症センター婦人科）
岡﨑　直人　（さいたま市こころの健康センター・所長補佐）

（執筆順）

目　次

1. アルコール依存症とその関連疾患をめぐって ………………………………（白倉克之）… 1

2. 急性アルコール中毒 …………………………………………………………（西岡直也）… 6

3. アルコール依存症
   A. アルコール依存症診断における基礎事項 …………………………（真栄里仁，樋口　進）… 12
   B. アルコール依存症と遺伝子 ………………………………………………（原田勝二）… 16
   C. アルコール依存症の飲酒量と飲酒期間 ……………………………（山本暢朋，中根　潤）… 21
   D. アルコール離脱症状〜早期離脱症状・後期離脱症状および慢性禁断症候〜
      ……………………………………………………………………（一青良太，白川教人）… 28
   E. アルコール依存症にみられる社会的な問題 ……………………………（黒川達也）… 34

4. アルコール関連疾患
   A. アルコール関連疾患診断における基礎事項 ……………………………（宮川朋大）… 40
   B. アルコール性消化管疾患 …………………………………………………（水上　健）… 45
   C. アルコール性肝疾患 …………………………………（髙橋久雄，奥山啓二，丸山勝也）… 51
   D. アルコール性膵疾患 …………………………………（丸山勝也，髙橋久雄，奥山啓二）… 57
   E. アルコール性糖・代謝疾患 ………………………………（奥山啓二，丸山勝也）… 64
   F. アルコール性心・循環器疾患 ……………………………………………（白木裕人）… 73
   G. アルコール性中枢神経疾患 ………………………………………………（杠　岳文）… 83
   H. アルコール性末梢神経・筋障害 …………………………………………（真先敏弘）… 88
   I. アルコールによる消化管癌 ………………………………………………（横山　顕）… 93
   J. 歯科領域におけるアルコール関連疾患 …………………………………（井上裕之）… 98

5. アルコール関連精神障害
   A. 異常酩酊 ……………………………………………………………………（宗　未来）… 104
   B. アルコール性認知症 ………………………………………………………（松下幸生）… 110
   C. ウェルニッケ・コルサコフ症候群 ……………………………………（木村　充）… 117
   D. 合併精神障害 ………………………………………………………………（山本哲也）… 121

6. 青年期アルコール依存症 ……………………………………………………（鈴木健二）… 126

7. 高齢者アルコール依存症 ………………………………………（松下幸生，藤田さかえ）… 132

8. 女性のアルコール依存症 ……………………………………………………（安藤寛美）… 140

9. 胎児性アルコール症候群（FAS） …………………………………………（新美洋一）… 146

10. アダルト・チルドレン（AC） ……………………………………………（岡﨑直人）… 152

11. アルコール関連疾患の今後の見通し ………………………………………（丸山勝也）… 158

症例目次

- ❶ イッキ飲みによる急性アルコール中毒の一例 ……………………………………（西岡直也）… 8
- ❷ アルコール依存症者が大量飲酒をした場合の一例 ………………………………（西岡直也）… 9
- ❸ 比較的多い飲酒量・長い飲酒期間であった一例 …………………………（山本暢朋，中根　潤）… 21
- ❹ 飲酒量はやや多いが比較的短い飲酒期間であった一例 …………………（山本暢朋，中根　潤）… 23
- ❺ 比較的少ない飲酒量，短い飲酒期間であった一例 ………………………（山本暢朋，中根　潤）… 24
- ❻ 早期離脱症状の激しい一例…………………………………………………（一青良太，白川教人）… 28
- ❼ 入院のたびに激しい精神運動興奮を呈するDT（振戦せん妄）の一例 …（一青良太，白川教人）… 30
- ❽ アルコールてんかんからDT（振戦せん妄）へ移行を繰り返した一例 …（一青良太，白川教人）… 31
- ❾ 飲酒がらみの傷害事件を呈した一例 ……………………………………………（黒川達也）… 34
- ❿ 家族内における飲酒問題の被害をこうむった一例 ……………………………（黒川達也）… 36
- ⓫ Mallory-Weiss症候群の一例 ……………………………………………………（水上　健）… 46
- ⓬ 逆流性食道炎の一例 ………………………………………………………………（水上　健）… 46
- ⓭ カンジタ食道炎の一例 ……………………………………………………………（水上　健）… 47
- ⓮ 剝離性食道炎の一例 ………………………………………………………………（水上　健）… 47
- ⓯ 食道・胃静脈瘤の一例 ……………………………………………………………（水上　健）… 47
- ⓰ AGML（急性胃粘膜病変）の一例 ………………………………………………（水上　健）… 48
- ⓱ 胃潰瘍の一例 ………………………………………………………………………（水上　健）… 49
- ⓲ 消化管運動・消化吸収機能低下の一例 …………………………………………（水上　健）… 49
- ⓳ 大腸腺腫の一例 ……………………………………………………………………（水上　健）… 49
- ⓴ アルコール性脂肪肝の一例 ………………………………（髙橋久雄，奥山啓二，丸山勝也）… 51
- ㉑ アルコール性肝炎の一例 …………………………………（髙橋久雄，奥山啓二，丸山勝也）… 52
- ㉒ アルコール性肝線維症の一例 ……………………………（髙橋久雄，奥山啓二，丸山勝也）… 54
- ㉓ アルコール性肝硬変の一例 ………………………………（髙橋久雄，奥山啓二，丸山勝也）… 54
- ㉔ 膵石を伴うアルコール性慢性膵炎，糖尿病の一例 ……（丸山勝也，髙橋久雄，奥山啓二）… 57
- ㉕ 膵石を伴わないアルコール性慢性膵炎の一例 …………（丸山勝也，髙橋久雄，奥山啓二）… 58
- ㉖ 連続飲酒発作後にアルコール性低血糖・ケトアシドーシスを合併した
  一例 …………………………………………………………………………（奥山啓二，丸山勝也）… 64
- ㉗ 入院後に急性痛風性関節炎を発症した肥満・糖尿病・脂肪肝合併
  プレアルコホリックの一例 ………………………………………………（奥山啓二，丸山勝也）… 64
- ㉘ 慢性膵炎・二次性糖尿病に末梢・自律神経障害を合併した一例 ……（奥山啓二，丸山勝也）… 69
- ㉙ アルコール性心筋症の一例 ………………………………………………………（白木裕人）… 73
- ㉚ 飲酒により冠れん縮性狭心症が誘発された一例 ………………………………（白木裕人）… 79
- ㉛ 泥酔した患者に認めた脳出血の一例 ……………………………………………（杠　岳文）… 83
- ㉜ 多量飲酒者に認めた脳萎縮とその回復がみられた一例 ………………………（杠　岳文）… 84
- ㉝ 多量飲酒者に認めた脳幹部の脱髄巣の一例 ……………………………………（杠　岳文）… 85
- ㉞ アルコール性ポリニューロパチー（低栄養あり）の一例 ……………………（真先敏弘）… 88
- ㉟ アルコール性ポリニューロパチー（低栄養なし）の一例 ……………………（真先敏弘）… 89
- ㊱ 慢性アルコール性ミオパチーの一例 ……………………………………………（真先敏弘）… 91
- ㊲ 飲酒で赤くなる体質と発癌（食道癌）をきたした一例 ………………………（横山　顕）… 93
- ㊳ 胃切除後アルコール依存症をきたし食道癌が見つかった一例 ………………（横山　顕）… 96
- ㊴ 末期的状態を呈している一例（口腔状況からみて）…………………………（井上裕之）… 98

㊵ アルコール依存症者に出現する典型的症状を有する一例（口腔状況からみて）
……（井上裕之）… 98
㊶ 義歯装着前後を示す一例 ……（井上裕之）…100
㊷ アルコール依存症初期の口腔内状況を推察する一例 ……（井上裕之）…101
㊸ 飲酒がらみの傷害事件を呈した一例 ……（宗　未来）…105
㊹ 新婚早々に家庭内暴力に至った夫婦の一例 ……（宗　未来）…107
㊺ アルコール性認知症と考えられる一例 ……（松下幸生）…110
㊻ アルコール性認知症と考えられる一例 ……（松下幸生）…111
㊼ ウェルニッケ脳症からコルサコフ症候群に移行し，症状が固定化した一例
……（木村　充）…117
㊽ ウェルニッケ脳症の段階でチアミンを投与し，回復した女性の一例 ……（木村　充）…118
㊾ ウェルニッケ脳症の徴候を欠くコルサコフ症候群が半年かけて徐々に
回復した一例 ……（木村　充）…118
㊿ アルコール症と摂食障害の comorbidity ……（山本哲也）…122
(51) アルコール症と統合失調症の comorbidity ……（山本哲也）…123
(52) アルコール症とうつ病の comorbidity ……（山本哲也）…124
(53) ADHD（注意欠陥多動性障害）にアルコールと薬物乱用が合併した一例 ……（鈴木健二）…126
(54) アダルトチャイルドのヤングアルコール依存症の一例 ……（鈴木健二）…127
(55) 過食症にアルコール依存が合併した女性の一例 ……（鈴木健二）…129
(56) 若年で発症し，高齢になって顕在化した一例（男性） ……（松下幸生，藤田さかえ）…132
(57) 高齢発症の一例（男性） ……（松下幸生，藤田さかえ）…133
(58) 若年発症の一例（男性） ……（松下幸生，藤田さかえ）…134
(59) 女性高齢発症の一例 ……（松下幸生，藤田さかえ）…134
(60) 女性若年発症，高齢顕在化の一例 ……（松下幸生，藤田さかえ）…135
(61) 女性若年発症の一例 ……（松下幸生，藤田さかえ）…135
(62) 平凡な主婦がストレスによりアルコール症を発症した一例 ……（安藤寛美）…140
(63) 大酒家の社会人女性から発症した一例 ……（安藤寛美）…142
(64) 統合失調症加療中にアルコール症を発症した一例 ……（安藤寛美）…143
(65) 飲酒妊婦の子宮内胎児死亡 ……（新美洋一）…146
(66) FAS（胎児性アルコール症候群）の疑いのみられた一例 ……（新美洋一）…147
(67) FAE（胎児性アルコール効果）の疑いのみられた一例 ……（新美洋一）…147
(68) 家族介入前の娘の思いを大切に関わった AC の一例 ……（岡﨑直人）…152
(69) アルコール依存症の AC に対する援助を行った一例 ……（岡﨑直人）…155

■ アルコール医療ケース・スタディ

アルコール依存症とその関連疾患をめぐって

白倉 克之*
しらくら かつゆき

- アルコール関連障害とアルコール依存症をめぐって，その現状を概説した．
- アルコール関連問題は生活習慣病そのものである．
- アルコール依存症の定義について，DSM-Ⅳ および ICD-10 の比較を行った．
- アルコール関連障害の治療上の原則について解説した．

Key Words　アルコール関連障害，健康日本 21，生活習慣病，依存症の定義，関連障害の治療

■ 序：アルコール関連障害をめぐって

10 数年来，先進諸国ではアルコール総消費量の顕著な抑制がみられるのに反して，わが国ではいまだ総消費量の抑制がみられず，人口の 2％に相当する 230〜250 万人のアルコール依存症者の存在が推定され，人口 1 人あたりの年間総消費量は純アルコール換算 6.6 l に達している[1]．アルコール代謝上に重要な役割を果たすアセトアルデヒド脱水素酵素の失活型・不活性型併せて本来体質的に飲酒に適さないグループが日本人の 44％を占める事実を勘案すると，この数値は飲酒に適する体質のグループだけを対象に集計してみると，10 l を凌駕する数値となり，現在では世界の最・大量消費国の仲間入りしているといっても過言ではない．このような状況下では，「健康日本 21」[2]に達成目標の一つとして掲げられている多量飲酒者（1 日平均純アルコール換算 30 g 以上の飲酒者）の 20％削減はきわめて厳しい数値といわざるを得ない．

わが国のアルコール依存症者ないしアルコール問題を抱える人々の変遷を概観してみると，依存症という概念が導入された 1960 年代以前のアルコール依存症者像としては中年男性の肉体労働者というイメージが定着し，その数も 100 万人と推定されていた．1970 年代以降，同じ中年男性層ながらホワイトカラー族にも多くの依存症者が輩出し，次いで 1980 年代に入ると家庭婦人や OL 層にもその発症が少なからず認められるようになった．1990 年代に入るとアルコール問題を抱える未成年者の増加が社会問題化されるようになってきた．さらに 1990 年代後半からは不況を反映する形で定年退職者や中途離職者を中心とした高齢発症の依存症者が目立つ状況になってきている．山谷，曙町，釜ヶ崎などのドヤ街の住民に連想される"アル中"は，もはや古典的な依存症者像と関係者間で指摘されるようになっているのが現状である[3]．なお，典型的な中年男性のアルコール依存症は十数年ないし二十数年の経過の後に本格的な依存状態を呈するのが通常であるが，女性・未成年者・高齢発症の依存症者は 5 年前後の比較的短期間で依存状態に陥ることが多いのが特徴とされている．

精神疾患全般の近年の傾向である長期化・軽症化・身体化傾向に同調する形で，アルコール依存症者についても，長期化傾向はさておき，その重篤度に関して特有で派手な行動障害や目立つ精神症状・認知障害が少なくなり，その意味では明らかに軽症化されてきている．また身体化傾向についても各種臓器障害で一般医療機関に関わりを持つ者が増加してきており，依存問題を前面に直接専門医療機関を訪れる患者の減少は否めない．

同時にアルコール依存症者には特有な性格傾向や人格的な偏りが存在するという従来の定説に対して，現在ではそれに対して否定的な見解が強い．

このような時代的な変遷を経て，アルコール依存ないしアルコール関連問題は性別・年齢・職業や性格・人格傾向を問わず短期間の間に多様化し，広く国民各層にまたがるきわめて身近な社会問題に発展してきているのが現状である[4]．

---

* 独立行政法人国立病院機構久里浜アルコール症センター

■ 生活習慣病としてのアルコール関連問題

　戦後の疾病構造の推移を死亡要因別に検討すると，1955年以降様相が一変する．すなわち肺炎・気管支炎などの呼吸器疾患，赤痢・腸チフス・コレラなどの消化器疾患，結核などがそれまでは上位を占めていた時期と，それ以後の現在まで悪性新生物，心血管障害，脳血管疾患が上位を占め，ほぼ固定した感すら否めない．前者は感染症といわれる範疇の病態が中心であったが，平均寿命の進展に伴い"成人病"と呼ばれる病態が注目されるようになってきている．この成人病という概念は明確な医学用語ではないが，脳卒中・癌・心臓病など死因統計の上位を占める病態を中心に40歳以上の働き盛りの者が罹患する疾患の総称として1960年以降行政面で提唱され定着したものであった．戦後の目覚ましい経済復興と国民所得の急増を背景に，医療・保健・福祉分野での充実と相俟って，国民全般の健康状態の改善は著しく，平均寿命の進展による最長寿国への仲間入りなど悦ばしい状況が出現し今日に至っている．これには成人病対策の一環としての定期検診の普及が奏効し，文字通りの早期発見・早期治療に繋がったものと推定し得る[5]．

　しかしながら，一方では急速な少子高齢社会への移行を招き，折からのバブル経済の破綻とともに財政危機に直面する結果となり，その財政改革の主要な項目の一つとして保健医療費の合理的な削減が求められるという皮肉な現象を招くこととなった．

　成人病の概念には早期発見・早期治療が強調される傾向が強く，一歩進んだ予防医学的側面での配慮が十分ではなかった．また成人病という言葉自体に加齢という逆らうことのできない生命現象を意味するニュアンスが含まれているなど，ともすると自らの健康は自ら維持・確保するという視点が希薄であった[6]．

　以上のような状況に関して近年の行動医学的研究の成果を踏まえ，単に長寿のみを目的とするのではなく，QOLそのものが問われる状況となり，1996年厚生労働省の公衆衛生審議会成人病難病対策部会での討議を経て，「生活習慣に着目した疾病対策の基本的方向について」という答申がなされた．そのなかで生活習慣病という概念が提唱され，『食，運動，休養，喫煙，飲酒などの生活習慣がその発症・進行に関与する疾患群』と定義されることとなり，具体的にはインスリン非依存性糖尿病，肥満，高脂血症（非家族性），高尿酸血症，循環器病（後天的），高血圧症，大腸癌（非家族性），歯周病，肺扁平上皮癌，慢性気管支炎，肺気腫，アルコール性肝炎などが例示されている[7]．

　これらの病態の多くは従来成人病として扱われてきたものであるが，単に加齢に伴って生じる疾患で致し方ないとの誤解を招く余地が多く，早期発見・早期加療はもとより，国民1人1人が自らの生活習慣やライフスタイルを新たに再検討し，自らの価値観とその意思に従って，QOL改善のために積極的に努力するというセルフコントロールの重要性をキャンペーンする適切な内容であった．

　通常，生活習慣病を考える時には高血圧・糖尿病・高脂血症・高尿酸血症などがイメージされることが多く，アルコール依存症やその関連臓器障害などは一見そぐわない病態と感じられる方が多いかもしれないが，アルコール依存症やその関連臓器障害は上述の定義を検討してみると，まさしく生活習慣病そのものということができる．依存の発生および病態機序そのものには，複雑な多因子の加重が推定されており，先天的諸要因なかでも遺伝子的要因の存在が一部の依存症者にみられるなどの報告があるものの，これだけでは決して発症するわけではなく，後天的な諸要因が加わって反復する常習飲酒に陥り，次第に自ら飲酒行動が制御できなくなった病態であり，その結果，飲酒行動自体が高い優先順位を持つに至った行動や認知の障害ということができる．その意味でアルコール依存症やその関連臓器障害こそは正に生活習慣病そのものといっても過言ではない[8]．

■ アルコール依存症の定義をめぐって

　アルコール依存症の定義は必ずしも一律ではない．飲酒行為に対する評価は各国の文化的・社会的な背景によって影響を受けることはいうまでもないが，また個々の研究者の学問的立場の相違によって一致しないのが現状である．操作的な診断基準として広く用いられている米国精神医学会のDSM-IV[9]によると，「かつては高い価値を有していた行動よりも，薬物の使用（飲酒）がより高い優先度を持つようになる行動や認知の障害」と定義されている．わが国では「常習飲酒の結果，自ら

の飲酒行動を制御できなくなった状態」を意味する用語として用いられていることが多い．

アルコール関連障害の診断に際して，通常以下の3要素に分けて検討される[10]．
① 病的な飲酒パターン：具体的には大量飲酒，長時間の酩酊，強迫的飲酒，抑制喪失，飲酒中心の生活，飲酒が優先される行動様式，負の強化への抵抗
② 社会的職業的機能障害：酩酊時暴力，欠勤，頻回事故，失業，触法行為，家族・友人との不和・トラブル・別離，経済問題
③ 身体的依存の存在：耐性上昇（初期には1合の飲酒で得られていた効果が，次第に3合でも得られなくなり，結果的には飲酒量の増大），離脱症候群（断酒もしくは飲酒量の急激な減少の結果，数時間ないし数日間に発現する病態で不眠・不穏・発汗過多・頻脈・振戦などを呈する．時には幻覚妄想状態，激しい興奮やけいれん発作の出現）

アルコール依存症の診断基準は，① 病的飲酒パターン，もしくは，③ 身体的依存の存在が重視されるのに反して，アルコール乱用は依存の条件こそ満たしていないが，② 社会的職業的機能障害を中心とした病態を意味している．

なお，広く用いられているもう一つの国際診断基準であるWHOのICD-10[11]では，依存症の定義として「より高い価値を有していた他の行動よりも，その薬物の使用（飲酒）がより高い優先度をもつようになる身体的・行動的・認知的障害の一群」とされ，基本的にはDSM-IVと大きな相違がないが，強いて指摘するなら身体的障害をも含めた概念として提起されていることであろう．またICD-10では，乱用という概念を廃止し，「有害な使用」という用語を用いることとした．その理由として，従来より乱用という用語は社会的な価値基準において用いられることが多く，医学的ないし科学的用語としては不適切であるとの理由であった．Edwardsらによると，従来の乱用概念は，① 承認されていない薬物の使用，② 危険な使用，③ 機能不全に陥る使用，④ 有害使用に区分されるとし，そのうち実際に健康被害をもたらす，④ の有害な使用のみを乱用概念に相当するものと規定している[10]．

■ **アルコール依存症ないし関連障害の治療をめぐって**

アルコール依存状況では，反復する常習飲酒の結果，アルコール耐性が上昇し一定のアルコール血中濃度を維持すべく，個々の意志の力を凌駕する強い飲酒欲求（飲酒渇望）を生ずる．この飲酒欲求はさらなる薬剤探索行動を誘発し，他の事柄すべてを犠牲にしてでも病的な飲酒行動へ駆り立てて，次第に身体的依存を増強する形の悪循環をきたすことになる．

アルコール依存症患者の特徴の一つに，自ら依存状態にあることを認めたがらぬ"否認"という心理規制が色濃く存在するが，これは単に精神的依存の根拠であるばかりでなく，身体的依存とも相互に関連して生じた強い飲酒欲求に由来するものである[12]．

アルコール依存ならびにその関連障害の治療は，原則的にこの否認といわれる現象を打破するところから始まるといっても過言ではない．それには通常の診療場面での支持・受容を通じての精神療法的なアプローチを通じて，根気よく依存とはいかなる病態かを納得させるとともに，一方では身体的関連障害や社会的な関連障害の有無を個々に検討していく過程のなかから生ずる医師・患者関係を確立させながら，患者を取り巻く状況の再認識や再出発への希望を確認する形で行われるのが原則となる．強い否認を有する場合には，家族や友人，職場の同僚・上司・健康管理者などの協力を得て簡易インターベンション技法を取り入れる必要があろう[13]．

例え少量のアルコールであっても耐性形成を助長する可能性があり，結果的には依存を進行させることになるので，治療的には節酒はあり得ず生涯断酒の必要性を納得させる操作を否認の打破に引き続いて行うのが原則となる．この過程も必ずしも容易ではないが，依存症治療の導入には不可欠な操作であり，かつ全治療期間を通じて断酒のための動機づけの確認とともに常に考慮しなければならない．

この否認の打破とそれに続く生涯断酒の継続には，回復後の生活設計や自己実現を見据えての個々の動機づけを引き出し，日々それを確認する形で進めるのが望ましい．例え酒害による身体的

なハンディキャップや過去の信用失墜，不可逆的な高齢化などの厳しくさまざまな障壁が予想される症例にあっても，個々の条件に照らして将来への展望や動機づけを見出すことは可能であり，それを日々確認させることこそが回復への前提となる．

以上の操作に次いで治療プログラムの具体的な選択になるが，個々の状況条件や希望を勘案するとともに，家族環境や離脱症候群の軽重を予測しての外来治療ないし入院治療，短期治療プログラないし長期治療プログラム，個人療法的ないし集団療法的アプローチ，臓器障害の評価とその見通し，抗酒薬や向精神薬による薬物療法の適否など検討する．なかでも家族のかかわりと期待し得る役割，職場の理解と支援や受け入れ態勢，福祉・行政的な援助のあり方，さらには回復過程における自助グループとの関わりなどについて十分に考慮しなければならない．以上依存症治療の基本的な問題について記述したが，その詳細については紙幅の都合で割愛させていただく．必要に応じて成書を参照していただきたい[14,15]．

一般にアルコール依存症は多要因が複雑に関与したきわめて難治性の病態とされており，十数年にわたって最新の分子生物学的な方法や生化学的・生理学的・薬理学的な研究などから，社会学的な研究，疫学的な領域の研究などが急ピッチに展開されているものの，いまだに依存機序や発症メカニズムが十分に解明されておらず，いわゆるブラックボックスとして残されている部分が多いのが現状である．したがって効果的な治療手段や画期的な治療方法が確立されておらず，その治療成績もきわめて不本意なものといわざるを得ない．

おわりに

1997年先進国の第6回アルコール・センター長会議（会長：林田 基，前国立久里浜病院長）が東京で開催された[16]．その際各国の治療成績について，施設退院後1年の断酒成績で比較検討されたが，奇しくも各国とも1/3前後の断酒率に留まっており，残念ながら現在の治療方法におけるある意味での限界が示される結果となった．

しかしながらここで留意しなければならないのは，何度かの再飲酒―断酒を繰り返しながら，必ずしも完全断酒こそ達成できないものの，社会的に依存状態より回復している者を併せると，ほぼ2/3が数年後には社会的に回復ないし曲がりなりにも自立しているという事実である[17]．

アルコール依存症者は何回かの失敗や紆余曲折を繰り返しながら，着実に回復の方向へ向かって歩を進めているのであって，われわれ治療関係者の日々の努力もあながち笊で水を掬うような虚しい努力ではないことを銘記し，長期的なタイムスパンで彼らにいつまでも暖かい援助の手をさしのべる必要があろう．

文 献

1) 白倉克之：心身症の治療．32 アルコール関連障害の実態とその治療の概要．心療内科6：366-372, 2002

2) 健康日本21企画検討委員会＆計画策定委員会：21世紀における国民健康づくり運動（健康日本21）についての報告書．各論5．p 1-10, 2000

3) 白倉克之：プライマリケアにおけるアルコール依存症への対応．日本医事新報4046：22-29, 2001

4) 白倉克之：アルコール症とその関連障害．臨床医26：486-491, 2000

5) 白倉克之：生活習慣病としての心身疾患．老年医学36：973-977, 1998

6) 桂 戴作：生活習慣病と心身医療．心身医学9：1067-1071, 1997

7) 厚生省保健医療局地域保健・健康増進栄養課生活習慣病対策室，編：生活習慣病のしおり．社会保険出版社，東京，p 2-7, 1997

8) 白倉克之：心身医学を模索して―生活習慣病としてのアルコール関連障害．心身医学42：781-791, 2002

9) American Psychiatric Association：Diagnostic criteria from DSM-IV．1994（高橋三郎，大野 裕，染谷俊幸，訳：DSM-IV精神疾患の分類と診断の手引き．医学書院，東京，1995）

10) 加藤元一郎：診断 総論．アルコール使用による精神・行動の障害．アルコール・薬物依存症の病態と治療に関する研究（主任研究者：白倉克之）．平成12年度厚生労働省委託研究報告書．p 61-74, 2001

11) WHO：The ICD-10 Classification of Mental and Behavioral Disorders：Clinical Description and Diagnostic Guidelines. World Health

Organization, Geneva, 1992（融 道夫，中根允文，小宮山実，監訳：ICD-10 精神および行動の障害―臨床記述と診断ガイドライン―．医学書院，東京，1993）

12) 白倉克之：連載「健康日本 21」と自治体・9．アルコール・1．公衆衛生 64：897-900，2000

13) 樋口 進，久富暢子：アルコール関連疾患の予防．アルコール医療入門（白倉克之・丸山勝也，編）．新興医学出版社，東京，p 96-99，2001

14) 白倉克之，樋口 進，和田 清，編著：アルコール・薬物関連障害の診断と治療ガイドライン．じほう，東京，2003

15) 白川教人，澤山 透：アルコール関連疾患の治療．アルコール医療入門（白倉克之・丸山勝也，編）．新興医学出版社，東京，p 93-95，2001

16) The Nippon Foundation：The 6 th meeting of heads of major alcohol centers；Proceedings. Hayashida M & Shirakura K ed, Alcohol Kenko Igaku Kyokai, 1997

17) 白倉克之，星 昭輝：アルコール依存症の実態と治療の概要．Clinical Neuroscience 20：575-579，2002

■ アルコール医療ケース・スタディ

急性アルコール中毒

西岡　直也[*]
にしおか　なおや

- 急性アルコール中毒は酩酊の延長線上にある.
- 血中アルコール濃度と臨床症状は相関する.
- いわゆるイッキ飲みは絶対にいけない.
- 急性アルコール中毒の救急でまず必要なことは,他の疾患の救急と同じくA（airway）,B（breath）C（circulation）である.
- 意識障害を引き起こす他の疾患の発見を怠ってはならない.

Key Words　急性アルコール中毒,酩酊,血中アルコール濃度,意識障害,イッキ飲み

はじめに

急性アルコール中毒は,専門医療というよりは,一般臨床で診る機会の方が多いかもしれない.本稿では,急性アルコール中毒の症例を呈示し,急性アルコール中毒について疫学,臨床的特徴,治療について解説したい.なお,症例は,2症例とも実在の症例ではなく,架空の症例である.

■ 急性アルコール中毒

ICD 10のF1「精神作用物質使用による精神および行動の障害」におけるF1x.0急性中毒の定義によれば,アルコールあるいは精神作用物質の投与に続いて,意識水準,認知,知覚,感情か行動,あるいは他の精神生理的な機能と反応の障害が一過性に生じた状態,とされている.この診断は,アルコールあるいは薬物に関連した持続的問題を伴うことなく中毒が起きている症例においてのみ主診断とすべきである,とされている.持続的な問題を伴う場合は,有害な使用F1x.1,依存症候群F1x.2,あるいは精神病性障害F1x.5という診断を優先すべきである,とされている（表1）[1]）.

しかし,これではただの酩酊との区別がはっきりせず主観的な要素が入らざるを得ない.臨床現場では,多量の飲酒により生命の危険を生じた状態を急性アルコール中毒と判断している.

急性アルコール中毒は,1979年のアルコール中毒診断会議により出された診断基準によれば,ア

表1　ICD 10

F 1	精神作用物質使用による精神および行動の障害
F 10	アルコール使用による精神および行動の障害
F 1 x.0	急性中毒
F 1 x.1	有害な使用
F 1 x.2	依存症候群
F 1 x.3	離脱状態
F 1 x.4	せん妄を伴う離脱状態
F 1 x.5	精神病性障害
F 1 x.6	健忘症候群
F 1 x.7	残遺物性障害および遅発性の精神病性障害
F 1 x.8	他の精神および行動の障害
F 1 x.9	特定不能の精神および行動の障害

（文献[1]）より一部改変）

ルコール摂取により生体が精神的,身体的影響を受け,一過性に意識障害を生ずるものであり,通常は酩酊とされている[2]）.

一般臨床で問題となる急性アルコール中毒については,杠は,普通酩酊の延長線上にあるとはいえ,意識障害とともに,運動失調や嘔吐を伴い,身体に危険の迫った状態を漠然と指しているようである,と述べている[3]）.

■ 急性アルコール中毒の疫学

急性アルコール中毒の患者数に関する統計としては,日本では東京消防庁の急性アルコール中毒での救急搬送者数がある.それによると東京都だけで年間1万人以上が救急搬送され,しかも年々

[*] 独立行政法人国立病院機構久里浜アルコール症センター　精神科

増加傾向である。性別でいうと、男女比が2対1となっており、年代では20代が約半数を占める。月別でいうと、歓送迎会、新入生歓迎会の多い4月、夏休み前の7月、忘年会シーズンの12月に多く見られ、社会的な行事との密接な関りが推測され、飲酒への社会的プレッシャーが存在することを示唆している。曜日別の搬送人員の比較では、月曜日に少なく、週末に向かって徐々に増え、金・土・日曜日に多い傾向が見られる。これは週末から日曜日にかけての飲酒関連の問題が増加していることを反映している可能性がある。

■ 診断と臨床的特徴

十分な量のアルコールの消費、特徴的な不適応性の行動的変化、神経学的障害の徴候、そして他の不明確な診断や状態が存在しないことが強調されている。アルコール中毒は、些細な取るに足らない状態ではない。重篤なアルコール中毒の治療には、集中治療室での呼吸管理が必要になることもある。

アルコール中毒症状の重症度は、脳内のアルコール濃度に反映する血中アルコール濃度とほぼ相関している。中毒症状が発現する初期には、多弁で社交的となる人、内向的で不機嫌になる人や好戦的になる人もいる。人によっては、笑ったり泣き叫んだりするような気分の不安定性を示すこともある。アルコールに対する短期間の耐性が生じることがあり、2～3時間の飲酒後より、長時間かけた飲酒の方が中毒に陥ることは少ない。

中毒の身体的合併症としては、硬膜下血腫や骨折のような転倒によって引き起こされるものが含まれる。頻繁な中毒の機会のあったことを示す徴候としては、顔面の血腫がある。それは、特に眼に顕著であり、飲酒の間の転倒や喧嘩によるものである。寒い気候の時には、中毒者が外に放置されると、低体温となったり死亡する可能性がある。アルコール中毒患者は、免疫系が抑制されるために感染症に陥りやすい[4]。

■ アルコール血中濃度と臨床症状

経口摂取されたアルコールが上部消化管より吸収され、血中アルコール濃度が上昇していく。この血中アルコール濃度と臨床症状には相関があるといわれている。

アルコールの作用は中枢神経抑制作用であり、その抑制作用は、まず、高次脳機能から抑制されていく。少量の飲酒では、大脳前頭葉の機能低下に基づく脱抑制として説明される。多幸感、多弁、ほろ酔い気分となる。

さらに、血中濃度が高まるにつれ、徐々に下位中枢神経系へと抑制が広がっていく。情動行動の失調や自発性の低下、運動障害や歩行失調症などは大脳辺縁系や小脳の機能抑制の結果起こっていると考えられている。また、嘔気や嘔吐も起こってくる。さらに、アルコール血中濃度が上昇すると、脳幹部の機能さえも抑制され、呼吸停止を起こし死に至る。

一般的にアルコール血中濃度と臨床症状は相関するといわれるが、実際は個人差があり、性差や年齢などによっても臨床症状の出方に影響を及ぼすことがあるので注意が必要である。

急性アルコール中毒であると評価できる血中アルコール濃度の目安は、本来の飲酒の目的とは違った身体的影響（運動障害や吐気・嘔吐など）が生じてくる、0.16％以上の血中濃度になった時と考えられる。簡単な概算では、ビール500 ml 1本、日本酒1合、ウイスキーダブル（60 ml）1杯が大体同じアルコール量と考えられ、空腹時に短時間で摂取した場合、その後に達する最高アルコール血中濃度が大体0.05％である。血中アルコール濃度が0.4％を超えた場合、1～2時間で約半数が死亡するとされている（表2）[6]。

■ 酩酊者の介助

酩酊者が、自分1人で立てない、声をかけても反応が鈍い、酔いつぶれたまま吐いている、などの場合は危険である。酔った人がいたら、独りにせず、顔色や呼吸の様子を常に観察しながら、付き添うなどして、目を離さないようにする必要がある。意識を失うほど泥酔している場合には、迷わず救急車を呼ぶことである。つねっても起きず、呼吸に異常（浅く速い呼吸、あまりにもゆっくりした呼吸）がある場合、きわめて危険性が高い。

急性アルコール中毒に対して、医療機関以外でできることは、左側臥位にして、吐いた物がのどに詰まらないように、顔を横向きにし、汚物による気道閉塞を予防し、早めに救急車を呼ぶことだけである。普段どおりの息をしていても、反応がない人を仰向けにしていると、舌根沈下により、気道が閉塞することがある。吐いた物が口に詰まっているようなら、指で口の中のものをかき出すな

表2 血中アルコール濃度と臨床症状

血中アルコール濃度%	区分	臨床症状
0.02〜0.04	微酔爽快期	気分さわやか　活発な態度
0.05〜0.10	ほろ酔い初期	ほろ酔い気分　脈拍数，呼吸数が早くなる，話が滑らかになり，抑制がとれる
0.10〜0.15	ほろ酔い極期	気が大きくなり，自己抑制がとれる 立てばふらつく
0.16〜0.30	酩酊極期	運動障害が出現する　まともに歩けない（千鳥足）　呼吸促拍　嘔気・嘔吐
0.30〜0.40	泥酔期	歩行困難　転倒すると起き上がれない 意識混濁　言語支離滅裂
0.41〜0.50	昏睡期	昏睡状態　糞便失禁 呼吸麻痺をきたし死亡する危険大

（白倉克之：生活習慣病と心身医療—アルコール依存症．心身医療9：1132-1139, 1997より引用）

どがある．嘔吐を促進することは窒息の危険があるため避けるべきである．体温が低下しないように毛布を掛けるなど保温に気を配る．

■ 急性アルコール中毒の治療

急性アルコール中毒の救急に対しては，呼吸管理と急性循環不全に対しての治療が必要である．他の疾患での救急治療と同様であり，A (airway) B (breath) C (circulation) がまず必要である．

急性アルコール中毒の死因には，呼吸抑制，嘔吐物の誤嚥による窒息，低体温により致死的不整脈などがあげられる．また，脳血管障害，肝性昏睡，糖尿病性昏睡，低血糖，硬膜下血腫などの意識障害をきたす病態との鑑別を要する[7]．

気道確保，呼吸管理，血管確保を含む循環管理を行い，可能なら本人または付き添い人よりの飲酒量のチェックや外傷の有無の聴取を行い，バイタル・サインのチェック，血液検査（血算，電解質，血糖，肝機能値，血中アルコール濃度，血液ガス），尿検査，尿量チェック，心電図，頭部CTなどを行う．呼吸抑制がある場合，気管内挿管や人工呼吸器管理が必要となることもある．また，低体温を防ぐため，保温に努める．嘔吐物の誤嚥にも注意する必要がある．意識障害についてはアルコールによる意識障害と簡単に評価しないで，意識障害を引き起こす疾患の鑑別に努めなければいけない．

■ 症例と解説

症例1 イッキ飲みによる急性アルコール中毒の一例

＜18歳，男性＞

【家族歴】特記すべきことはない．

【生活歴】元来真面目で，大人しい性格であった．飲酒は，高校の文化祭の打ち上げ時に，ビールを少し飲んだことがある位であった．

【現病歴】大学進学後，体育会系のサークルに入会し，新入生歓迎コンパに出席した．コンパでは，先輩に勧められ，ビールを飲酒していた．コンパも盛り上がり，本人自らも，チューハイやビールを何杯か飲んでいた．酔いもあり，本人普段より饒舌となり，楽しそうにしていたので，周囲の先輩たちも面白がって，飲酒を勧めていた．周囲の酔いも進み，このサークルコンパ恒例のイッキコールの連呼が始まり，本人も，チューハイのジョッキでイッキ飲みをしていた．周囲が盛り上がっている横で，本人うずくまり，しばらくの間は，寝息を立てて寝ていた．そのうち，むくっと起き上がり，トイレで吐いていた．友人が心配になり，トイレに行くと，顔面蒼白で，気分悪そうに倒れていた．心配になった友人は，救急車を呼び，病院に受診させた．

【臨床経過】受診時，泥酔状態であった．ついてきた友人より，飲んだ飲酒量など事情を聞く．バイタル・サインは正常．外表に外傷などの異常は見

表3 急性アルコール中毒と刑法

例	刑法
飲酒を強要し，急性アルコール中毒で死亡させた場合	205条（傷害致死） 身体を傷害し，よって人を死亡させた者
集団で強要し，急性アルコール中毒となった場合	206条（現場助勢） （傷害・傷害致死）犯罪が行われるに当たり，現場において勢いを助けた者（自ら人を傷害しなくても）
飲酒を強要し，急性アルコール中毒となった場合	209条（過失傷害） 過失により人を傷害した者
泥酔者を放置した場合	218条（保護責任者遺棄等） 老年者，幼年者，身体障害者又は病者を保護する責任のある者がこれらの者を遺棄し，又はその生存に必要な保護をしなかったとき
泥酔者を放置して死亡させた場合	219条（遺棄等致死傷） （保護責任者遺棄等ほか）の罪を犯し，よって人を死傷させた者

られなかった．急性アルコール中毒の疑いで入院をさせ，モニターを装着のうえ輸液を行った．

翌日には，意識も清明となった．頭部CTや胸部レントゲンなど諸検査を行い，異常を認めなかった．飲酒に対する指導を行った後，退院させた．

【症例解説】イッキ飲みによる急性アルコール中毒の症例である．イッキ飲みは以前，大学の体育系クラブなどで「入部儀式」として行われていたが，以前テレビで人気タレントがギャグに使いはやり出した．「イッキ，イッキ」の掛け声とともに大量のお酒を短時間で飲むイッキ飲みは，体内のアルコール分解のサイクルを無視した非常に危険な飲み方である．イッキ飲みは，きわめて急性アルコール中毒を起こしやすい．

空腹時のアルコール摂取では，アルコールの吸収が早まり，食事中や，食後のアルコール摂取では，吸収が遅くなる．通常30分から90分で最高に達する．さらに，消化や吸収の関係から，同じ量のアルコール摂取でも，短時間で摂取する方が，長時間かけるより，アルコール血中濃度はより早く最高濃度に達し，最高濃度も高くなる．いわゆるイッキ飲みの問題がここにある．学生のコンパや職場の飲み会などで，いわゆるイッキ飲みによる，急性アルコール中毒により死に至ったとの報道は，新入学，入社シーズンだけでなく，たびたびマスコミで報道されている．短時間の飲酒により，急激に血中アルコール濃度が高まることにより，重篤な臨床症状が急激に出現してくるのである．

アルコール血中濃度は急速に高まり，ほろ酔いとかいい気分を飛び越して，脳の麻痺が進み，昏睡状態，そして死に至る危険が出てくる．

最近は，イッキ飲みをさせた側を加害者としてその責任を追及する動きが目立っている．飲酒を強要した場合，集団で飲酒を強要した場合，泥酔者を放置した場合には，刑法で罰せられる場合もあり得る．イッキ飲みをさせた側への啓蒙も必要である（表3）．

また，未成年者の飲酒を止めなかった場合や，未成年者にお酒を提供した場合に未成年者飲酒禁止法により罰せられることもある．

症例2 アルコール依存症者が大量飲酒をした場合の一例

<65歳，男性>

【家族歴】特記すべきことはない．

【既往歴】50歳：膵炎，肝炎で入院を繰り返している．55歳：転倒，歩行障害で入院し，右大腿骨頭部骨折で人工骨頭置換術を受けている．

【生活歴】25歳の時に，現在の妻と結婚．25歳から60歳まで，A社に勤務していた．現在は無職で，妻と娘の3人暮らしである．

【現病歴】初飲年齢は不詳．結婚をした25歳の時には，毎日飲んでいた．飲酒しなければ愛想の良

い人であったが，イライラするとやけ酒のように飲んでいた．30代頃には，昼酒も見られていた．仕事仲間と飲酒し，帰宅後も家で飲酒していた．家族に暴言を吐いたり，夫婦喧嘩が多くなり，仕事を休むこともあった．50代頃から，仕事があっても朝から飲酒し，仕事中も飲酒をしていた．60歳で定年退職すると，以前にも増して，飲酒量が増えた．60代になると幻覚やせん妄が出現するようになり，近所に迷惑をかけることもあった．しかし，妻は，患者の求めに応じ，酒を買って来て与えていた．最近は食事を摂れず，飲酒ばかりしていた．立つこともできない状態となり，妻が救急車を呼び，当院に受診となった．

【臨床経過】顔貌は赤ら顔で酒客顔貌であった．身体的には，眼球結膜に貧血を認め，皮膚にクモ状血管腫を認めた．また，両足には多数の外傷と仙骨部に褥瘡を認めた．歩行困難で車椅子での入院となった．

入院時の頭部 MRI では，中等度の脳室の拡大と脳溝の離開を認め，長年の飲酒の影響が考えられた．脳波所見では，低電位のびまん性不規則 α 波が基礎律動で，びまん性に θ 波の混入も見られた．

入院をさせ，補液とビタミン剤の点滴を行った．意識状態は，数日で改善したが，栄養状態の改善には時間がかかった．これまで，問題飲酒が続いていたため，引き続き，アルコール依存症の治療プログラムを行い，退院させた．退院後も，断酒継続のため，外来通院を継続させている．

【症例解説】アルコールの飲酒により，精神的，身体的問題が起こり，明らかに悪化しているにも関らず，飲酒を続けており，初期の飲酒量よりも増加している．これらのために，社会生活・家庭生活に破綻をきたしており，アルコール依存症と診断される．

アルコールを長期間にかつ大量に使用していた人が，急性アルコール中毒の状態になった場合，食事摂取が不十分で，低栄養をきたしていることが多く，慢性的なビタミン欠乏（特にビタミン B_1）の可能性があるため，ビタミンの補給（ビタミン B_1）を行い，ウェルニッケ脳症やその他，代謝性脳症の発症を防ぐことが必要である．また，ニコチン酸欠乏によるペラグラ脳症予防のために，ニコチン酸投与も重要である．

慢性大量飲酒では，急激にアルコール血中濃度が下がることによって生じる離脱症状（禁断症状），特に，なかでもアルコール離脱振戦せん妄やアルコール性てんかんの出現を防ぐため，ジアゼパムの経口投与が必要な場合がある．

補液速度は，アルコール心筋症を合併していると容易に心不全をきたしやすいため，注意が必要である．

救命し得た急性アルコール中毒患者のなかで，急性アルコール中毒を繰り返す場合や急激なアルコール血中濃度低下によって明らかな身体的な離脱症状が出現した場合は，アルコール専門治療機関への紹介が望ましい．後者の場合，アルコール依存症と診断するのは比較的容易であると考えられるし，前者の場合でも，アルコール依存症がまだ発症していないとしても，発症を未然に防ぐ意味からも，適切な医療的アプローチが必要であると考えられる．アルコール依存症の場合は，断酒教育をするべきである．

おわりに

急性アルコール中毒という言葉は，一般臨床ではやや曖昧なところを含んだ概念であると考えられる．今回呈示した1例目は，アルコール依存症のない場合の急性アルコール中毒，2例目は急性アルコール中毒の状態で来院したが，アルコール依存症と診断した方がよい症例を呈示した．

急性アルコール中毒は，ありふれた病態であるが，対応を間違えると死に至る病態であり，臨床上細心の注意が必要である．また，医学的処置後に，患者に対し，飲酒に対する指導を行うことが，再発防止に重要であると考える．

日本は酩酊者に寛容な社会といわれている．街中を酩酊者が闊歩している風景は，海外からは奇異な目で見られている．日本の飲酒文化には，人の酒をすすめる，人に酒をつぐのがあたり前という長年築かれた習慣がある．人に酒を飲ませることに抵抗は少なかったと考えられる．しかし，若い人命が失われるという痛ましい事件が起きており，こうした文化も変わっていく必要があると考えられる．日本でも遅まきながら，急性アルコール中毒による死亡が社会問題化し，「場ののりで，飲ませて…」では済まされなくなってきている．

飲酒の強要，イッキ飲ませ，意図的な酔いつぶし，飲めない人への配慮を欠くこと，酔ったうえ

での迷惑行為など，飲酒にまつわる人権侵害をアルコール・ハラスメント（アルハラ）と呼ぶようにもなっている．急性アルコール中毒をはじめとしたアルコールによる問題についての社会的な理解が深まっていくことを期待している．

文　献

1）WHO：The ICD-10 Classification of Mental and Behavioral Disorders：Clinical Descriptions and Diagnostic Guidelines, World Health Organization, Geneva, 1992（融　道男，中根允文，小見山実，他監訳：ICD-10　精神および行動の障害―臨床記述と診断ガイドライン―．医学書院，東京，81-94，1993）

2）アルコール中毒診断会議：アルコール精神疾患の現状と基準．厚生問題研究会，東京，1979

3）杠　岳文：急性アルコール中毒．我が国のアルコール関連問題の現状（厚生省保健医療局精神保健課，監修）．厚健出版，東京，1993

4）ハロルドIカプラン，ベンジャミンJサドック，ジャックAグレブ，編著：カプラン臨床精神医学．医学書院，東京，156，1998

5）白倉克之：生活習慣病と心身医療―アルコール依存症．心身医療9：1132-1139，1997

6）米田順一：急性アルコール中毒．アルコール医療入門（白倉克之，丸山勝也，編）．新興医学出版社，東京，19-21，2001

7）堀　達，小宮山徳太郎：2．アルコール依存症の薬物療法．精神科治療学20（増刊号）：68-71，2005

■ アルコール依存症

アルコール依存症診断における基礎事項

真栄里　仁*　樋口　進*
まえさと ひとし　ひぐち すすむ

- アルコール依存症の概念は，文化によって違いがみられ診断基準もそれらを反映し複数存在し，時代とともに改訂され続けている．
- どの診断基準でも患者による問題の申告が必要である一方，否認があるため，正確な事実を把握することが困難である．
- 依存症の診断には，治療者側に否認を打破するための工夫が求められる．
- 依存症を正しく診断し，患者に理解してもらうことは治療の第一歩である．

Key Words　診断基準，否認，介入

はじめに

　アルコール依存症で，よく質問されるのが，どこからがアルコール依存症かということである．正常飲酒者からアルコール依存症に至る経過は連続的な変化であり，厳密にラインを引くことは難しい．もちろん後述するように，アルコール依存症にもさまざまな診断基準があり，それらをあてはめることで診断は下せるが，いまだにさまざまな診断基準が存在し，かつ改訂され続けていることが，この問題の難しさを物語っている．

　また，診断基準とは別に，臨床場面では「アルコール依存症は飲酒のコントロール障害」ということがよくいわれる．確かに，コントロール障害はアルコール依存症の重要な側面であるが，一方で，どの程度の障害をもって依存症とするのか，障害の程度を客観的に測ることはできるのか，何をもってコントロールしていると規定するのか，そもそもコントロール障害だけで依存症といえるのかなどの問題を抱えている．また依存の定義として「強迫性欲求」[1]や「人や事物に感情的に頼り，自らの考えや行動が制限されること」[2]を強調する場合もあるなど，依存症の定義，概念に関する議論は尽きない．

■「アルコール依存症」に関する歴史的推移

　アルコール依存症というのは，現在ではある程度広まりつつあるが，それでも一般的にはアルコール中毒，いわゆるアル中の方がなじみ深い言葉であろう．実際，中毒に比べるとアルコール依存症は比較的新しい概念である．現在の依存といわれる状態，疾患に関しては，19世紀ごろから中毒という概念を拡張して使っていたが，19世紀終わりには addiction という概念が使われるようになり，依存はそれ以降に出てきた[1]．また世界保健機関（World Health Organization；以下，WHO）の定めた国際的な診断基準である国際疾病統計分類（International Criteria for Diagnosis；ICD）でも1950年の ICD-7まではアルコール中毒症という表現を用いており，アルコール依存症という表現になるのは，1970年代に入ってからである[3]．また，昭和36年に制定された「酒に酔つて公衆に迷惑をかける行為の防止等に関する法律（酩酊者規制法）」でも「アルコールの慢性中毒」という表現を用いており，アルコール依存症という言葉は他の法律も含め直接的には用いられていない．一方で，近年，依存性薬物だけでなく，買い物依存症，ギャンブル依存症など依存性薬物以外への嗜癖についても依存症という言葉が用いられるようになりつつあるなど，依存症の概念は時代とともに変化，拡散しつつある．

■ 現在使われている主な診断基準

　現在使われている診断基準としては，以下のようなものがある．

1．ICD-10[4]（表1）

　2003年に改定された ICD-10では，精神作用物

* 独立行政法人国立病院機構久里浜アルコール症センター　精神科

表1 ICD-10による「依存症候群」の診断ガイドライン

確定診断は，通常過去の1年間のある期間，次の項目のうち三つ以上がともに存在した場合にのみくだすべきである．
A）物質を摂取したいという強い欲望あるいは強迫感
B）物質使用の開始，終了，あるいは使用量に関して，その物質摂取行動を統制することが困難
C）物質使用を中止もしくは減量したときの生理学的離脱状態．その物質に特徴的な離脱症候群の出現や，離脱症状を軽減するか避ける意図で同じ物質（もしくは近縁の物質）を使用することが証拠となる
D）はじめはより少量で得られたその精神作用物質の効果を得るために，使用量を増やさなければならないような耐性の証拠
E）精神作用物質使用のために，それにかわる楽しみや興味を次第に無視するようになり，その物質を摂取せざるを得ない時間や，その効果からの回復に要する時間が延長する
F）明らかに有害な結果が起きているにもかかわらず，依然として物質を使用する．たとえば，過度の飲酒による肝臓障害，ある期間物質を大量使用した結果としての抑うつ気分状態，薬物に関連した認知機能の障害などの害，使用者がその害の性質と大きさに実際気づいていることを（予測にしろ）確定するよう努力しなければならない
精神作用物質使用のパターンの個人的な幅が狭くなることが特徴として記述されている（たとえば，適切な飲酒行動を求める社会的束縛を無視して，平日でも週末でもアルコールを飲む傾向）

＊一部改変

表2 DSM-IV-TRによる物質依存のガイドライン

臨床的に重大な障害や苦痛を引き起こす物質使用の不適切な様式で，以下の三つ（またはそれ以上）が，同じ12ヵ月の期間内のどこかで起こることによって示される
1．耐性，以下のいずれかによって定義されるもの 　a）酩酊または希望の効果を得るために，著しく増大した量の物質が必要 　b）物質の同じ量の持続使用により，著しく効果が減弱
2．離脱，以下のいずれかによって定義されるもの 　a）その物質に特徴的な離脱症状がある 　b）離脱症状を軽減したり回避したりするために，同じ物質（または密接に関連した物質）を摂取する
3．その物質を初めの見積もりより大量に，または長い期間，しばしば使用する
4．物質使用を中止，または制限しようとする持続的な欲求または努力の不成功のあること
5．その物質を得るために必要な活動（例：多くの医者を訪れる，長距離を運転する），物質使用（例：たて続けの喫煙），またはその作用からの回復などに費やされる時間の大きいこと
6．物質の使用のために重要な社会的，職業的または娯楽的活動を放棄，または減少させていること
7．精神的または身体的問題が，その物質によって持続的，または反復的に起こり，悪化しているらしいことを知っているにも関わらず，物質使用を続ける（例：アルコール摂取による潰瘍の悪化を認めていながら飲酒を続ける）

＊一部改変

質による精神および行動の障害の一つとして，アルコール依存症が取り上げられている．他の診断基準同様，「物質を摂取したいという強い欲望あるいは強迫感」「使用者がその害の性質と大きさに実際気づいていること」など，患者の申告による項目が診断基準に含まれており，後述するように否認の強い患者では診断が困難になるという欠点がある．また「過去の1年間のある期間，次の項目のうち三つ以上がともに存在した場合にのみ」診断が下されるなど厳しい基準となっている．世界各国で使われており，日本でも，飲酒実態に関する初の全国調査である「わが国の成人飲酒行動およびアルコール症に関する全国調査」[5]で採用されるなど広く用いられている．

2．精神疾患の診断・統計マニュアル[6]（Diagnostic And Statistical Manual of Mental Disorders Fourth Edition Text Revision；以下，DSM-IV-TR）（表2）

物質関連障害の1項目としてアルコール使用障害が設けられ，その下位項目としてアルコール依存症が取り上げられている．ICD-10に比べ，飲酒中止・制限の項目があること，症状が同時に存在しなくてもよいということ，項目の数（7国目）などが異なるが，基本的にICD-10と共通する項目が

表3 アルコール中毒診断会議によるアルコール依存症診断基準

(A) と (B) の項のうち，それぞれ一つ以上が，ともにあるときだけ診断できる．
(A) 精神神経症状 ① 軽度離脱症状：飲酒中断あるいは減量後，6〜92時間中に次のうち一つが起こる場合 　　a）睡眠時障害，b）振戦，c）自律神経障害，d）情緒障害 ② 離脱時けいれん発作 ③ 離脱期せん妄状態 ④ 飲酒間欠期のアルコール幻覚症 (B) 飲酒行動の異常 ① 飲酒の意図的続行：アルコール性身体疾患，家庭的，社会的問題を抱えているにもかかわらず ② 耐えがたい飲酒欲求に基づく飲酒障害の障害 ③ 山型飲酒サイクル

多い．

3．アルコール中毒診断会議[7]（表3）

4．久里浜アルコール症センターでの簡易診断基準[8]

　国際的な診断基準では，依存症の診断基準の重点が，身体的依存から強迫的飲酒行動へ変化しつつあるが，日本では伝統的に身体的依存による症状である離脱症状を特に重視する傾向がある．

　また国際的な診断基準にない連続飲酒についても4．で取り上げるなど日本独自の特色がある．また，4．については，久里浜で提唱されているアルコール依存症以外の問題飲酒者の概念であるプレアルコホリック（表4）[9]と対の概念となっている．

■ 実際の診断場面での注意

　アルコール依存症の場合，本人の申告と診断基準を照らし合わせながら診断を行っていくが，ただ単に本人の話を聞くだけでは，多くの依存症を見逃してしまう点にある．多くの依存症者には否認が付き物であり，診断には，否認に対する知識とさまざまな工夫がいる．

1．否　認

　否認は，病や飲酒問題に対し否定したり，過小評価したりすることであるが，本人だけでなく，時に家族にも見られる．また，否認の原因としては，アルコール依存症という社会的に不利な診断を下されることへの抵抗，断酒への不安，問題を認めることによる心的外傷への防衛などが原因としてあげられる．否認には，①全否定（例：飲酒問題はない），②過小評価（例：問題はあったが大したことはない），③理由づけ（例：ストレス解消にはお酒が必要だ），④比較（例：周りの人も同じ

表4 プレアルコホリック診断基準

1．何らかのアルコール関連問題を有する 2．今までに連続飲酒を経験したことがない 3．今までに離脱症状を経験したことがない
上記3項目すべてを満たすもの

ように酒を飲んでいる），⑤一般化（例：少量の飲酒は健康に良い），⑥居直り，挑戦（例：自分はアル中だが，それをあなたに言われる筋合いはない）などのパターンがある．

2．初回介入における注意

　初めて本人と会う前に，①本人や飲酒問題に関する具体的な情報を把握する，②本人が認めそうな問題を複数用意する，などの準備が必要である．また，診療中も，①傾聴しつつも，否認に巻き込まれないような距離感，②問題の直面化や焦点化，③落とし所，などについて常に意識していく．また治療者側も患者側の言動に反応して感情的になりがちであるが，①否認は，本人の人格とは別にアルコール依存症という病気からくるものであること，②どういう形であれ治療場面に登場したことは，飲酒問題の自覚や治療意欲の表れと捉え，冷静に対応していく．ただし，酩酊して，冷静な議論や治療契約を結ぶことが難しい時には診察をいったん切り上げることも必要である．

3．集団による介入

　一対一の状態では，必要な情報を得ることが難しく，診断や治療導入が難しいこともあり，特に初回の診察では，家族などの本人をよく知る関係者が同席することが望ましい．しかし，家族が医

師の力を借りて，患者を攻撃したり，逆に患者が依存症でないことや，飲酒の原因が家族であることを医師に証明してもらおうとしたりするなど，さまざまな力動が働き，治療者も巻き込まれがちである．しかし治療者に求められることは，悪役探しではなく，本人も含めた関係者全員が依存症という病気の被害者であることを気付かせることであり，全員でこの病気に立ち向かっていくという治療的雰囲気を高めていくことであることを常に意識していく必要がある．

まとめ

他の精神疾患同様に，あるいはそれ以上にアルコール依存症を診断することは難しい．また，それを患者に納得させることはさらに難しい．しかし，依存症を正しく診断し，患者に理解してもらうことは治療の第一歩であり，治療における最大のターニングポイントでもある．

文 献

1) 逸見武光：新版精神医学事典（加藤正明，他編）．弘文堂，東京，1993
2) 濱田秀伯：精神症候学．弘文堂，東京，1994
3) 赤井淳一郎：アルコール依存の脳障害．医学書院，東京，1999
4) WHO：The ICD-10 Classification of Mental and Behavioral Disorders：Clinical Descriptions and Diagnosistic Guidelines, World Health Organization, Geneva, 1992（融 道男，中根允文，小宮山実，他監訳：ICD-10 精神および行動の障害―臨床記述と診断ガイドライン―．医学書院，東京，1993）
5) 尾崎米厚，松下幸生，白坂知信，他：わが国の成人飲酒行動およびアルコール症に関する全国調査．アルコール研究と薬物依存 40：455-470, 2005
6) American Psychiatric Association：Diagnostic and Statistical Manual of Mental Disorders, Forth Edition, Text Revision, 2002（高橋三郎，大野 裕，染谷俊幸，訳：DSM-IV-TR 精神疾患の診断・統計マニュアル．医学書院，東京，2002）
7) アルコール中毒診断会議：アルコール精神疾患の現状と診断基準 9．厚生問題研究会，1979
8) 黒川達也：アルコール医療入門（白倉克之，丸山勝也，編）．新興医学出版社，東京，62-65, 2001
9) 久富暢子，水谷由美子，長島八寿子，他：プレアルコホリック教育プログラムとその教育効果．精神医学 39：415-422, 1997

■ アルコール依存症

アルコール依存症と遺伝子

原田　勝二*
はらだ　しょうじ

● アルコール依存症発症には多くの遺伝的要因が関与するので，単一遺伝子のみでは発症のリスク解明にはつながらない．解析に際しては年齢，性，地域，民族や人種のマッチングのほか，サンプルサイズが十分でなければならない．

● 近年，アルコール依存症に関連する遺伝子の探索プロジェクト（COGA Project）が発足し，家系試料を用い候補遺伝子の染色体上の位置を同定する試みが行われ，アルコール依存症と連鎖する遺伝子の染色体上の位置が報告された．具体的には 4p13-p12，4q22，6p25，7q，12q24.2，に存在する候補遺伝子 ALDH 2，ADH 1 B，GABARA 2，hTAS 2 R 16 が有力視されているが，人種により出現頻度が異なっている．

● これまでアルコール依存症と相関する遺伝子が数多く報告されてきたが，相関ありとするデータと否定する報告があり，最終的な結論が得られていない．特にサンプルサイズが十分でないと false positive や false negative を招き，報告者により結論が異なってくる．多因子疾患との相関を示す遺伝子は限定された影響しか与えないと解釈するべきである．

Key Words　アルコール依存症，リスク遺伝子，連鎖研究，疾患対照研究

アルコール依存症の遺伝的研究の目的はリスク遺伝子の解析を通じ予知，予防に応用するほか，発症のメカニズムを解明し新たな治療法を確立することにある．しかしながら，アルコール依存症は multiple factorial disease であり遺伝的要因のほか環境要因も関与するので単純ではない．候補遺伝子の検索について，これまではアルコール代謝に直接関与するアルコール脱水素酵素（ADH）やアルデヒド脱水素酵素（ALDH）遺伝子多型との関連で研究され，いくつかの候補遺伝子も単発的に報告された．しかしながら，アルコール依存症発症には多くの遺伝的要因が関与するので，単一遺伝子のみでは発症のリスク解明にはつながらない．これまで，アルコール性臓器障害や精神障害に関するリスク因子の研究が行われてきたが，研究の中核をなすものは「アルコールに対する依存」である．近年，米国を中心にアルコール依存症に関連する遺伝子の探索プロジェクト The Collaborative Study on the Genetics of Alcoholism（COGA）Project（http://www.stat.uiowa.edu/~grchan/cogaproject/tempindex.html）が発足した．この研究領域は多岐にわたるが，遺伝子研究分野では家系試料を用い候補遺伝子の染色体上の位置を同定する試みが行われ，アルコール依存症と連鎖する遺伝子の染色体上の位置が報告された．Short tandem repeats（STR）マーカーを用いた連鎖研究では，1，2，4，6，7，10，11，12，13，14，16，17 番染色体が候補に上がった．しかしながらそれぞれの染色体に位置する候補遺伝子は確定されていないが，いくつかの有力視されているものもある．代表的なものとして 4p13-p12，4q22，6p25，7q，12q24.2，が報告された．それらの近傍に存在する主な候補遺伝子として 4 番染色体（ADH 1 B，GABARA 2），6 番染色体（NQO 2），7 番染色体（hTAS 2 R 16），12 番染色体（ALDH 2）などがある．いくつかの遺伝子については相関ありとないとする報告があり明らかではないし，人種により多型頻度に極端な偏りも見られる．このような事情をどのように解釈したらよいのか，アルコール依存との関連が見出された候補遺伝子について述べる．

■ 候補遺伝子

1．ADH 1 B

ヒト ADH 遺伝子はすべて染色体 4 q 21-25 に存

* (株)エスアールエル　遺伝子・染色体解析センター

在し，7個の独立した遺伝子座が報告されている．各種ADHのうち多型性の面から注目されてきたものは，クラスIのADH 1 BおよびADH 1 Cである．クラスIのアイソザイムは主として肝に存在するが，このことはアルコール代謝が主として肝で行われることを意味する．三種のサブユニット（α，β，γ型酵素）はそれぞれADH 1 A, ADH 1 B, ADH 1 Cの遺伝子座からの産物である．このうちβとγサブユニットには多型性変異が存在し β_1（ADH 1 B*1），β_2（ADH 1 B*2），β_3（ADH 1 B*3）および γ_1（ADH 1 C*1），γ_2（ADH 1 C*2）と命名されている．免疫学的性状はいずれのアイソザイムも同一だが，至適pHが異なる．$\beta_1\beta_1$をもつタイプはpH 10.8であるのに対し，$\beta_1\beta_2$もしくは $\beta_2\beta_2$はpH 8.8である．このため $\beta_2\beta_2$のホモ接合型は $\beta_1\beta_1$のホモ接合型より，生理的条件下で高い活性を示す．一方，$\beta_3\beta_3$の至適pHは7と10の二峰性を示し，NADに対するKm値も他のものより高い．

α，β，γとも374個のアミノ酸からなり，重要な機能を担う部位では各アミノ酸は保存されている．それぞれのアミノ酸配列およびDNA配列は β_1の47番目 Arg（CGC）が His（CAC）に変化したものが β_2である．β_3では369番目の Arg（CGT）が Cys（TGT）に変化している．γ_1と γ_2の違いは γ_1が 271 Arg（CGG），349 IIe（ATT）であるのに対し γ_2では 271 Gln（CAG），349 Val（GTT）となっている[1]．

ADH 1 Bの多型性変異は Caucasoid, Negroid, Mongoloid集団において異なる頻度で検出されるが，このためADH 1 Bの遺伝子型を用いてアルコール依存症との対照研究を行おうという試みもなされた．ヨーロッパ白人（フランス，スペイン，イギリス）を対象に行われた研究[2,3,4]ではスペインを除いてADH 1 B*1の頻度に有意差は見出されなかったが，その後スペイン，フランス，ドイツ，スウェーデン，ポーランドからの合計サンプルを用いた報告によると nonalcoholics（n＝451）と alcoholics（n＝425）との間で有意差（p＝0.0016）が見出された[5]．台湾人[6]や中国人[7]，日本人[8]，韓国人[9]を対象とした研究ではいずれも有意差がある．このような有意差が存在する根拠には，in vitro 実験系ではエタノール代謝における Vmax が ADH 1 B*2をもつ個体では高いので，アセトアルデヒド濃度がADH 1 B*1より上昇し，結果として飲酒量が制限されるという考え方がある．最近ユダヤ系アメリカ人大学生を対象に行った研究ではADH 1 B*2をもつ個体はADH 1 B*1をもつ個体より月平均飲酒量が有意に少ないとの報告がなされ[10,11]，このことがアルコール依存症にADH 1 B*1の頻度が健常者より多い原因の一つだとした．しかしながら，ADH 1 B*1およびADH 1 B*2のホモ接合型あるいはヘテロ接合型いずれの群間でも β60値 0.127～0.128（mg/ml blood/hr）で有意差はなく，アセトアルデヒドピーク値や月平均の飲酒量にも差はなく，関連性があるのはALDH 2の多型のみである[12]．一方，ALDH 2*1とアルコール依存症との関連は，対立遺伝子ALDH 2*2をもつ個体は，飲酒後増加するアセトアルデヒドの影響で節酒効果が高まり，乱用に至らないため，アルコール関連障害を起こさないというきわめて単純な関係，すなわち遺伝子型と表現型との関連が成り立つのである．

2．GABARA 2

Gamma-aminobutyric acid receptor alpha-2（GABARA 2）は中枢神経において不安やストレスなどの調節作用を行う．また，アルコール依存のリスク遺伝子が存在する4番染色体の候補遺伝子として研究された．COGAグループは白人家系試料を用い GABARA 2の配列を解析した結果，非転写領域に31個の single-nucleotide polymorphisms（SNPs）を検出し，このうち3個がアルコール依存症との相関が見出された[13]．すなわち，①RS 279836：GABARA 2の4 pterから数えて46188993番目の塩基（A）（intron 3），②RS 279845：46155656番目の塩基（T）（intron 4），③RS 279871：46179646番目の塩基（A）（intron 7）である．さらにこの3個のSNPハプロタイプを用いるとアルコール依存症との相関はより高まった．3領域ともすべて蛋白へ転写されない部位の塩基置換であるため，解釈が困難となるが，この変異は遺伝子の発現の調節に関係しているらしい．脳波解析データとの関連性からGABARA 2の発現の違いが神経の興奮度調節に影響を与え，アルコール依存症の脆弱性と関連してくる．その後，報告されたGABARA 2のハプロタイプとアルコール依存症との相関研究はこの結果を支持するもであった[14,15,16]．しかしながらこれらのデータは白人を対

象にしたものであり，日本人や他の黄色人種については報告がない．

3．NQO 2

COGA Project によれば 6 番染色体上にアルコール依存症候補遺伝子が存在する[17]．一方，内因性神経毒性物質 Aminochrome (o-quinone) を代謝する第 II 相解毒酵素である NRH-Quinone oxidoredactase 2 (NQO 2) 遺伝子は 6 p 25 に位置する[18]．NQO 2 のプロモーター領域中の 29 bp 基からなる I/D 多型と離脱症状との相関研究を行うため，アルコール依存症患者のうち離脱症状を示した男性患者は振戦せん妄 93 例，幻覚 49 例，けいれん発作 72 例および健常群として非常習飲酒者，成人男性 134 名について調べた[19]．NQO 2 のプロモーター領域中の 29 bp 基からなる I/D 多型に関してはアルコール依存症患者と健常群との間での有意差が確認された（p=0.0029）．遺伝子型により比較した場合，幻覚を示した患者群（p=0.0001），振戦せん妄を示した患者群（p=0.0004）およびけいれん発作を呈した患者群（p=0.0067）の頻度が対照群に比べて DD 型頻度が有意に高かった．一方，末梢血有核細胞中における NQO 2 の mRNA 発現量は II 型の濃度は ID および DD に比べ有意に高いことが示唆された．この多型部位は転写因子 Sp 1 が結合する配列（GGGCGGG）が 4 回反復して存在する領域であり，この部位の欠損は遺伝子の転写に影響を与える可能性を示唆する．

4．hTAS2R16

Human Taste Receptor Type 2 member 16 (hTAS 2) は飲食物中に含まれる苦味物質の識別に関与する受容体である．最近，COGA Project に携わるグループがアフリカ系黒人でアルコール依存のリスク遺伝子として報告した[20]．遺伝子連鎖研究ではこの遺伝子が存在する 7 q 領域に何らかの遺伝子変異が存在するとの報告をもとに検索した結果，7 q 31 にある hTAS 2 の多型 Asn 172 Lys を同定し，アルコール依存症との相関を見出した（p=0.00018）．ただし AAT (Asn) > AAG (Lys) の変異型はアフリカ系黒人のみに検出され，例えば西アフリカの Yoruba 44%，アフリカ中部の Bantu 31%，Pygmy 21% など高頻度で見出されるが，欧米の白人 (0.6%) やアジアの黄色人種 (0%) ではきわめて稀な変異である．

5．ALDH 2

Aldehyde dehydrogenase (ALDH 2) の多型が報告されて以来，今日までさまざまな疾患との相関に関し 600 以上の文献を PubMed 上で検索できる．この多型の特徴として著しい人種差があり，現在までのところ多型性変異はモンゴロイド系民族のみに検出され，ネグロイドやコーカソイドには見出されていない[21]．ALDH 2 の多型性変異により酵素活性が低下もしくは欠損した個体ではアルコール摂取後に生じる不快症状のため飲酒量が制限される．この飲酒量が制限されるというきわめて単純な関係がアルコール依存症との相関の背景にある．この特徴をもとにその後もさまざまな疾患との相関研究がなされた[7,8,22]．例えば，消化器疾患や精神疾患について retrospective な疾患対照研究による報告が多い．アルコール飲用量が根底にあることが想定され，そのためアルデヒド代謝とは無縁ではない．ALDH 2 はアセトアルデヒドに対する親和性が高く，Km 値は 3 μM となっているため low Km enzyme と呼ばれてきた．一方，ALDH 1 A 1 は Km 値が 30 μM と 10 倍ほど高いため high Km enzyme と呼ばれる．このため低濃度のアセトアルデヒドの酸化には ALDH 2 が主要な役割を演じ，濃度が 30 μM 位になると ALDH 1 A 1 が重要になってくる．ALDH 2 の遺伝子が明らかにされた結果，exon 12 の Glu をコードする GAA の G が A に置換したため Cys (AAA) となっていることがわかった[23]．染色体上の位置は ALDH 1 A 1 が 9 q 21 であるのに対し，ALDH 2 は 12 q 24 上に存在する．薬理遺伝学的な観点からは通常の環境下では ALDH 2 の 3 遺伝子型はほとんど差がない．しかしながら，飲酒によりエタノールの代謝産物アセトアルデヒドの濃度が高まる場合はその副作用防御のため通常の酵素活性をもつ個体では速やかに代謝される．これに対して，ALDH 2 により代謝される薬剤ではアルコール摂取の場合と異なりきわめて大きい影響が出ることが予想される．今後開発される新薬のなかには欧米人では無害でも ALDH 2 多型をもつモンゴロイドではきわめて深刻な影響を及ぼすものがあるかも知れない．単にアルコール摂取の多少に影響を与えるだけの範疇ならばその影響は限定的となる．なぜならアルコールが生体に及ぼす影響は多種多様であり，一元的に把握することが困難となるか

らである.

■ リスク遺伝子の評価

これまで遺伝子多型とアルコール依存症のほか各種疾患との相関を示す報告がなされてきた.有力視されている候補遺伝子 ALDH 2, ADH 1 B, hTAS2R16 について研究されてはいるが人種により出現頻度が異なってくる.ALDH 2 はアルコール依存症に protective な作用があるが,この多型は黄色人種のみに見出される変異遺伝子である.ALDH 2*2 をもつ個体は,飲酒後増加するアセトアルデヒドの影響で節酒効果が高まり,乱用に至らないため,アルコール関連障害を起こさないというきわめて単純な関係,すなわち遺伝子型と表現型との関連が成り立つのである.ADH 1 B*1 は白人で高頻度(90～95%)に検出されるのに対し,日本人などのアジア系人種では低い(25～30%).さらにアルコール依存症のリスク因子として報告された hTAS2R16 の変異型 Lys 172 はアフリカ系黒人のみに高頻度(21～44%)で検出されるが,白人や黄色人種ではきわめて稀な変異型である.遺伝的リスク因子は人種によって異なることが想定される.

疾患対照研究で見出された候補遺伝子についてはこれまで数多くの報告があるが,相関ありとするデータと相関を否定する報告があり最終的な結論が得られていないのが現状である.注意すべきことは年齢,性,地域,民族や人種のマッチングが必要であり,加えてサンプルサイズが十分でなければならない.これを無視すれば統計的処理を行っても,false positive や false negative を招き,報告者により結論が異なってくる.データの評価をいっそう困難にさせることは対照群にもリスク因子が見出され,逆に疾患群のなかにこのリスク因子を持たない個体が多く存在することである.ある種のマーカーを疾患の診断に使用する場合,「感度」および「特異度」から正診率を計算すれば,そのマーカーがどの程度の信頼性を有するか判定できる.アルコール依存症のように多因子疾患の場合は困難であり,事実,有力視された候補遺伝子はこのようなレベルに達していない.したがって,単一遺伝子のみでは各個人リスク因子をカバーでできないので,多因子疾患との相関を示す遺伝子は限定された影響しか与えないとの認識をもつことが重要である[24,25].仮にアルコール依存症と相関を示す遺伝子が見出されたとしても,それらの遺伝子の影響は小さいと解釈するべきである.

文 献

1) Jornvall H, Hempel J, Vallee BL, et al : Human liver alcohol dehydrogenase : amino acid substitution in the $\beta_2\beta_2$ Oriental enzyme explains functional properties, establishes an active site structure and parallels mutational exchanges in the yeast enzyme. Proc Natl Acad Sci USA 8 : 3024-3028, 1984

2) Fleury B, Couzigou P and Coutelle C : Comparative genetic polymorphism of alcohol dehydrogenase (ADH) in alcoholics and controls in France. Alcohol Clin Exp Res 14 : 288, 1990

3) Gilder FJ, Hodgkinson S and Murray RM : ADH and ALDH genotype profiles in Caucasians with alcohol related problems and controls. Addiction 88 : 383-388, 1993

4) Pares X, Moreno A, Farres J : Liver and stomach alcohol dehydrogenase in normal and alcoholic individuals from Barcelona. ISBRA 1992 Satellite Symposium Genetics and alcohol-related diseases, Bordeaux, France, 1992

5) Borras E, Coutelle C, Rosell A, et al : Genetic polymorphism of alcohol dehydrogenase in europeans : the ADH 2*2 allele decreases the risk for alcoholism and is associated with ADH 3*1. Hepatology 31 : 984-989, 2000

6) Thomasson HR, Edenburg HJ, Crabb DW, et al : Alcohol and aldehyde dehydrogenase genotypes and alcoholism in Chinese men. Am J Hum Genet 48 : 677-681, 1991

7) Muramatsu T, Wang Z-C, Fang Y-R, et al : Alcohol and aldehyde dehydrogenase genotypes and drinking behavior of Chinese living in Shanghai. Hum Genet 96 : 151-154, 1995

8) Higuchi S : Polymorphisms of ethanol metabolizing enzyme genes and alcoholism. Alcohol Alcohol 29 (Suppl. 2) : 29-34, 1994

9) Lee HC, Lee HS, Jung SH, et al : Association between polymorphisms of ethanol-metabolizing enzymes and susceptibility to alcoholic cir-

rhosis in a Korean male population. J Korean Med Sci 16：745-750, 2001

10) Shea SH, Wall TL, Carr LG, et al：ADH 2 and alcohol-related phenotypes in Ashkenazic Jewish American college students. Behav Genet 31：231-239, 2001

11) Neumark YD, Friedlander Y, Thomasson HR, Li TK：Association of the ADH 2*2 allele with reduced ethanol consumption in Jewish men in Israel：a pilot study. J Stud Alcohol 59：133-139, 1998

12) 原田勝二，福永龍繁，溝井泰彦：アルコール代謝酵素の遺伝子型分類によるエタノールおよびアセトアルデヒドの代謝能．アルコール代謝と肝 10：1-5, 1988

13) Edenberg HJ, Dick DM, Xuei X, et al：Variations in GABRA 2, encoding the alpha 2 subunit of the GABA (A) receptor, are associated with alcohol dependence and with brain oscillations. Am J Hum Genet 74：705-714, 2004

14) Covault J, Gelernter J, Hesselbrock V, et al：Allelic and haplotypic association of GABRA 2 with alcohol dependence. Am J Med Genet B Neuropsychiatr Genet 129：104-109, 2004

15) Lappalainen J, Krupitsky E, Remizov M, et al：Association between alcoholism and gamma-amino butyric acid alpha 2 receptor subtype in a Russian population. Alcohol Clin Exp Res 29(4)：493-498, 2005

16) Dick DM, Jones K, Saccone N, et al：Endophenotypes successfully lead to gene identification：results from the collaborative study on the genetics of alcoholism. Behav Genet 36：112-126, 2006

17) Cantor RM, Lanning CD：Comparison of evidence supporting a chromosome 6 alcoholism gene. Genet Epidemiol 17(Suppl 1)：S 91-96, 1999

18) Jaiswal AK, Bell DW, Radjendirane V, Testa JR：Localization of human NQO 1 gene to chromosome 16 q 22 and NQO 2-6 p 25 and associated polymorphisms. Pharmacogenetics 9：413-418, 1999

19) Okubo T, Harada S, Higuchi S, et al：Association analyses between polymorphisms of the phase II detoxification enzymes (GSTM 1, NQO 1, NQO 2) and alcohol withdrawal symptoms. Alcohol Clin Exp Res 27(Suppl)：68 S-71 S, 2003

20) Hinrichs AL, Wang JC, Bufe B, et al：Functional variant in a bitter-taste receptor (hTAS 2 R 16) influences risk of alcohol dependence. Am J Hum Genet 78：103-111, 2006

21) Harada S：Genetic polymorphism of alcohol Metabolizing enzymes and its Implication to human Ecology. J Anthrop Soc Nippon 99：123-139, 1991

22) Harada S, Zhang S：New strategy for detection of ALDH 2 mutant. Alcohol Alcohol 28：11-13, 1993

23) Hsu LC, Bendel RE, and Yoshida A：Genomic structure of the human mitochondrial aldehyde dehydrogenase gene. Genomics 2：57-65, 1988

24) Risch N, Merikangas K：The future of genetic studies of complex human diseases. Science 273：1516-1517, 1996

25) Zintzaras E, Stefanidis I, Santos M, et al：Do alcohol-metabolizing enzyme gene polymorphisms increase the risk of alcoholism and alcoholic liver disease? Hepatology 43：352-361, 2006

■ アルコール依存症

アルコール依存症の飲酒量と飲酒期間

山本　暢朋*　中根　潤**

- アルコール依存症が成立するまでの飲酒量や飲酒期間は症例ごとに大きく異なる．
- アルコール依存症の進展に伴う飲酒量や飲酒期間は，依存症者の「個体の要因」と「個体を取り巻く環境要因」の二つと密接に関係している．
- 単純に飲酒量や飲酒期間のみに着目するのではなく，「個体の要因」や「個体を取り巻く環境要因」を考慮することが重要である．

Key Words　飲酒量，飲酒期間，個体の要因，個体を取り巻く環境要因

はじめに

他の物質依存症同様に，アルコール依存症においてもそれが成立するには，「アルコールの特性（agent）」「個体の要因（host）」「個体を取り巻く環境要因（environment）」の3要因がかみ合って成立するとされている．「アルコールの特性」とは，それが精神作用物質であり，酩酊感を生じ，依存形成性を有することである．一方で，「個体の要因」や「個体を取り巻く環境要因」は個々のアルコール依存症者の間で大きく異なり，飲酒量や飲酒期間はこれら2要因に大きく関連することになる．本稿ではアルコール依存症者の飲酒量と飲酒期間というテーマに関して，症例を通し，飲酒量や飲酒期間がこれら2要因に大きく影響されることを論じたい．なお，個人が特定されないように症例の一部の記載を修正している．

■ 症例と解説

症例3　比較的多い飲酒量・長い飲酒期間であった一例

〈62歳，男性〉

【家族歴】同胞3人の第3子として出生した．父親は農業であり，大酒家であったが温厚な人柄であった．母親はおとなしいがしっかりした人であった．血縁者には大酒家が多いが，特にアルコールで問題を起こしたものはいない．残りの2人の同胞はそれぞれ就職し家庭を持っている．そのほか血縁者で精神科通院歴のある者は見あたらない．

【生活歴】地元の中学・高校を卒業後，某大手企業に入社した．入社後は一貫して労務管理の仕事を続け，実直な人柄で，勤務態度もきわめて真面目であった．一方，やや完全主義的で柔軟性のない性格傾向が認められ，休日も仕事を自宅に持ち帰ってする「仕事人間」であり，いたって無趣味であった．20歳代前半で結婚し2子をもうけた．50歳代後半で定年退職し，その後その会社の子会社に移り勤務を続けていた．2子が独立した後は夫婦2人暮らしであった．

【現病歴】18歳時で，就職したときの新人歓迎会で先輩に勧められて初めて飲酒した．以後週1，2度ほど晩酌をするようになった．飲むと仕事の疲れが飛んでいくような感覚があり楽しかった．「もう少し飲みたい」という気持ちがあったが，給料が少ないため十分飲めなかった．ただ，上司が酒好きな人で，仕事が終わった後，職場で若手職員に飲ませてくれたことが楽しい思い出とのことであった．少しずつ収入が増え始め，家計に余裕が出てきたため，25歳ごろより晩酌をするようになり，次第に酒量が増えていった．最初は日本酒1合程度であったが，40歳代後半には日本酒4合程度まで増えた．しかし，楽しい酒で，よく職場の同僚を招いては飲酒し，飲酒のために仕事や私生活で問題を起こしたことはなかった．55歳で定年退職し，系列の子会社に再就職するが，新しい職場は主にサービス業で，これまで自分が専門としていた労務管理の知識を生かせず不満であった．また，

* 財団法人神経研究所附属晴和病院診療部　精神科　　** 独立行政法人国立病院機構下総精神医療センター　リハビリテーション科

部下には20歳代の人が多かったが，年長者である患者を軽んじ，注意すると無断で欠勤・退職するようなことがあったため，このことを上司に相談したところ，逆に患者の監督不行き届きを指摘されるような状況であった．こうした職場の状況より，次第にうっ憤が溜まり，これを飲酒で紛らわすようになっていった．定年退職直後は日本酒5合程度であった飲酒量は徐々に増加し，57歳ごろには1日の飲酒量が7合程度まで増え，時には1升を飲む日もあった．職場にも酒臭を漂わせながら出勤することも多く，顧客や同僚より苦情が寄せられることが繰り返しあった．また，同時期からたびたび飲酒量が多すぎることを妻や子どもに指摘され，これを巡って家庭で争いが生じていたが，家族への配慮もあり飲酒量を減らす努力はしていた．60歳時に，健康診断でアルコール性肝炎および糖尿病を指摘され，内科に通院し，節酒を指導されるが耳を貸さず飲酒を続けた．結局，その職場には5年ほど勤務した後，アルコールに伴う問題などの理由のため，61歳で自己都合により退職ということになった．その後系列の別の子会社に就職するが，自分より若い上司との意見の対立などで職場でのうっ憤は続き，それを酒で紛らわせる日々が続いていた．受診の約半年前，飲酒につき妻との口論の末に殴打し，結局妻は家から出て行ってしまった．その後飲酒に歯止めがかからなくなり，連続飲酒による無断欠勤が出現し，職場でウイスキーを隠れて飲むといった行動も認められるようになった．受診の半月前には酩酊して駅のエスカレーターより転倒，顔面を強打し，救急車で搬送されるようなことがあった．このため，親しかった最初の職場の元上司が心配し，この上司付き添いでの受診となった．

受診時酒臭がするものの，身なりは整っており，対応も穏やかであった．生活歴の聴取では，自分が労務管理の仕事を長年誠実に勤め上げてきたといった内容を誇らしげに語った．飲酒量は毎日日本酒をおおむね8合程度であるという．飲酒の量が多いことや飲酒に関連した社会的な問題が起きていることは認めたが，「自分はアル中ではない」「今日から1日（の飲酒量を日本酒）4合にするので，精神科のご厄介になるのは勘弁して欲しい」などと述べた．アルコール依存症であると診断し，飲酒により社会的な逸脱行為が問題になっていることや，自分で酒量をコントロールできないことがこの疾患の症状であることを説明したうえで任意入院を進めると，素直に応じた．

入院後は，積極的に治療に参加し，病棟内でも穏やかに過ごされていた．アルコール依存症の治療と平行して，家族関係の調整も行い，入院約1ヵ月後，別居した後初めて妻が患者の面会に訪れた．医師に対しては「若いころは楽しく飲んでいたが，子会社に移った時から憂さを晴らす酒になってしまった．自分の部下には『酒に飲まれるな』と再三注意していたのだが，まさか自分が飲まれてしまうとは…」と語った．2ヵ月の入院生活を経て退院し，外来通院となった．定期的に通院されているが，「毎朝抗酒剤服用しないと気持ちが落ち着かない」とのことである．妻も自宅に戻ってきて，断酒も継続している．

【症例解説】本症例は高齢発症したアルコール依存症患者の一例である．症例では，習慣飲酒となったのは25歳前後であるが，定年退職後の57歳頃には問題飲酒となっている．受診の半年前には，連続飲酒や職場で隠れ飲みするなどアルコールの強迫的使用が認められているため，遅くとも62歳頃にはアルコール依存症を発症したと考えられよう．高齢アルコール依存症者は，①高齢になった若年発症のアルコール依存症，②若年発症であるが高齢になって顕在化したもの，③高齢発症の3類型に分類される[1]が，症例は，③の類型に相当すると思われる．

症例の飲酒量は毎日日本酒8合程度であり，この年代の依存症者と比較すれば多いようである．習慣飲酒後にアルコール依存症を発症するまでの飲酒量と飲酒期間に注目してみると，習慣飲酒となった25歳より定年退職を迎える55歳までの30年余りはゆっくりと酒量が増加したものの，5合程度の飲酒量であり，アルコールに関連した問題は見られていない．再就職後に問題飲酒となり，57歳時に7合の飲酒量となり，62歳の受診時には8合まで酒量が増加している．問題飲酒期間こそ5年程度であったが，習慣飲酒を始めた25歳から考えると，受診に至った62歳まで，長期にわたり多量のアルコールを飲用していたことになる．

飲酒量や飲酒期間を「個体の要因」から検討すると，長い時間をかけ次第に酒量が増えていくことに伴い，耐性もゆっくりと上昇していったとい

う生物学的要素に加え，就労し社会的に安定した状況にあったことや，仕事を真面目にこなす実直な人柄であることなどが，長期・多量のアルコール飲用にも関わらず，アルコール依存症の発症を遅らせる方向に働いたものと考えられる．一方，柔軟性のない性格傾向は新しい職場での適応を妨げ，57歳時の問題飲酒発現時より約5年間でアルコール依存症の発症を促進させることとなった．また，「個人を取り巻く環境要因」を検討すると，家庭の存在をあげることができる．妻が自宅にいる間は，家族への配慮もあり飲酒量を減らす努力を行い，問題飲酒ではあったもののそれなりの歯止めがかかっていた．しかし受診半年前に妻が出て行ってしまった後には連続飲酒などの強迫的飲酒行動が出現し，アルコール依存症の成立を招いた．

　以上のことを考慮すると，長期間，多量にアルコールを飲用しているにも関わらず，時間をかけてアルコール依存症が成立していることは，「個体の要因」や「個体を取り巻く環境」が大きく関連していると考えられた．

■ 症例と解説

症例4 飲酒量はやや多いが比較的短い飲酒期間であった一例

〈22歳，男性〉

【家族歴】父親とは3歳で離別し，以後母親と姉の3人で生活した．父親は大酒家で，酔っては家族に暴力を振るうことが多かったが，40歳時に肝硬変で死亡した．母親はスナックを経営していて，商売上飲酒することも多いがアルコールに関連した大きな問題はない．母親は，患者や姉に対して放任主義で接し，積極的な関わりを避けている．姉は家族と不仲で，高校卒業後すぐに家を出て，現在連絡が取れない．母親の親類に自殺者がいるというが，詳細は不明である．その他に，血縁者で精神科の通院歴のあるものは見あたらない．

【生活歴】幼い頃は素直な子どもであったという．地元の小学校に入学するが，小学校5年生頃より万引きなどの問題行動や怠学が目立つようになり，成績も低下した．中学入学後は非行グループと交友関係を持ち，登校せず，同級生への恐喝や，自転車の窃盗などを行っていた．最下位の成績で中学校を卒業した後に，近くの定時制高校に入学するがすぐに中退した．その後は，短期間飲食店でアルバイトをする以外は，就労せず主に自宅で生活を送っていた．中学時代より鉛筆で前腕を傷つけるなどの行為が見られていたが，高校中退後リストカットや手指に刺青を入れるといた自己破壊的な行動が認められるようになった．

【現病歴】13歳時，非行グループの仲間に勧められ始めて飲酒した．以後，月に1回程度の割合で飲酒していたが，カラオケで集まった時に缶チューハイを1，2本飲む程度の機会飲酒であり，飲酒しても「それほど気持ちのいいものとは思わなかった」とのことであった．他の依存性薬物使用は，シンナーを興味本位で1度吸引したのみであり，その他にはなかった．17歳の時失恋したことを契機に大量に飲酒し，以後ほぼ毎日飲酒し，酒量も徐々に増えていった．18歳時に急性アルコール中毒のため内科病院に入院している．20歳ごろにはウイスキーのボトルを3日程度で開けるようになった．21歳時，付き合っていた年上の女性宅で同棲を始めるが，就労せずにその女性に酒代や生活費を出してもらい，時に短期間アルバイトをするような生活であった．飲み屋で飲酒したうえで暴力沙汰になったことが2度ほどあったが，いずれもその女性が後始末をし，患者には酒代を与え続けていた．同棲した後も酒量が増えていき，ウイスキーボトルを2日で1本開ける程度まで酒量が増えたが，非飲酒時に，冷や汗が出る，手指が震えるといった症状や不眠を経験するようになった．飲酒をしてその女性に暴力を振るう，高速道路の高架橋の上から飛び降りようとするといった行為が繰り返し認められるようになり，さらには受診の数ヵ月前より，朝から食事をほとんど摂らずに連続飲酒するような状態になったため，心配した女性の付き添いで受診となった．

　受診時酒臭を漂わせていて，左右前腕に多数のリストカット痕を認めた．「つまらない人生，何のために生きているのかわからない」「なんとなく死にたいと思う，いまもそう」「なにやってもうまくいかない」などと話し，抑うつ気分，希死念慮，自己破壊的な衝動や低い自己像などが認められた．飲酒したうえでの問題行動は認めるが，「○○（同棲している女性）が悪いから」などと責任を転嫁するような，未熟な性格傾向が窺えた．最近の飲酒量については「ウイスキーボトルを2日で1本

開け，そのほかにワインも（ボトル）半分くらい飲む」程度であると述べた．境界性人格障害の合併が疑われるアルコール依存症と診断し，患者にはアルコール依存症および抑うつ気分などが問題であることを伝えた．連続飲酒が続いていることや希死念慮が強いことを重視し，入院加療を勧めたが同意が得られず，通院加療とし，抗うつ剤や睡眠剤を処方した．

2, 3回は定期的に通院し，「なんとか酒量を減らしたいと思うが上手くいかない」などと主治医に述べ，それがアルコール依存症の症状の一つであることを指摘しても十分な理解が得られず，一方的に同棲している女性の不満を述べ続ける状態であった．4回目の受診の際「つまらなくて，死んでしまいたいと思う気持ちがだんだんと強くなっていて，辛いのでお酒を飲んでしまう」と述べたため，強く入院を勧め，「考えます」との返事であったが，以後受診は中断されたままになった．

【症例解説】本症例は若年発症したアルコール依存症の一例である．他の物質依存症の合併はないものの，境界性人格障害の合併が疑われること，自殺や暴力といった問題行動の合併，抑うつ気分が認められることなど，若年アルコール依存症に認められる特徴を有している．21歳の時，非飲酒時に，冷や汗が出る，手指が震えるといった離脱症状が出現していることや，受診数ヵ月前より食事も摂らず朝から連続飲酒を続け，酒量を減らそうとしているにも関わらずそれに成功していないことなどを考えると，遅くとも受診時にはアルコール依存症が発症していると考えられる．

次に，症例を飲酒量と飲酒期間から検討する．まず，症例の1日飲酒量についてであるが，「ウイスキーボトルを2日で1本開け，そのほかにワインも（ボトル）半分くらい」と日本酒に換算すると約7合となり，飲酒量としてはやや多いようにみえる．また，症例がアルコールの乱用を始めたのは13歳時であるが，習慣飲酒となったのは18歳であり，習慣飲酒開始よりアルコール依存症の発症までの期間は4年と短期間である．アルコールのような精神作用物質は少量でも繰り返して使用すると耐性が上昇するため，若年期からの飲酒は早期の耐性状況を招き，大量飲酒につながる可能性が高くなる．また，若年発症したアルコール依存症者は，習慣飲酒開始年齢から連続飲酒開始年齢，離脱症状発現年齢までの期間が短いことは従来から指摘されている[2,3]．以上より，症例では飲酒量は多いが，比較的短い飲酒期間でアルコール依存症を発症したと考えられる．

それから，「個体の要因」と「個体を取り巻く環境」が，飲酒量は多いながらも比較的短い飲酒期間でアルコール依存症を発症したこととどのように関わっているのであろうか．症例がアルコール依存症を発症したことについて，先ほど述べたように，若年者ゆえに代謝が活発で耐性形成も速やかであるという生物学的な特性を「個体の要因」としてあげることができる．しかし，症例の持つ，未熟で自己破壊的な性格傾向がアルコールと結びついていることも「個体の要因」であることに間違いない．また，同棲している女性がenablerの役割を果たしていることは見逃せなく，これが「個体を取り巻く環境要因」としてアルコール依存症の発症に寄与したものと思われる．

結局，症例においても，アルコール依存症の発症に至る飲酒量や飲酒期間は「個体の要因」や「個体を取り巻く環境」と密接に関係していると結論づけた．

■ 症例と解説

症例 5　比較的少ない飲酒量，短い飲酒期間であった一例

〈50歳，女性〉

【家族歴】同胞2人の長子として，公務員の父と専業主婦の母の間に出生した．妹も嫁いでおり家庭を持っている．父親はまったくの下戸であり，母親は機会飲酒をする程度あった．血縁者もアルコールを飲めないか，嗜む習慣を持っていない者がほとんどである．そのほか血縁者で精神科通院歴のある者は見あたらない．

【生活歴】中学，高校時代は，成績は中位であり，おとなしく目立たなかった．短期大学を卒業後，2年ほど某企業で事務職員として働いたのち，23歳で同じ職場の現夫と結婚し，2子を設けた．夫は酒を嗜む人であったが，比較的厳しく冷淡で，育児や家事は患者任せであり，家庭のことにはほとんど興味を持たなかった．結婚後は短期間パートタイマーとして働く以外は，専業主婦として育児や家事に勤しんでいた．2人の子どもが自立し家を出た後は，夫と2人暮らしであった．

【現病歴】結婚後，たまに夫の晩酌に付き合うくらいで，飲酒することはほとんどなかった．48歳時に第2子が大学を卒業後就職し自宅を離れたことにより，肩の荷が下りると同時に，急に気が抜けたような気分になった．生活に張りを持たせようと趣味のサークルに参加するが，あまりなじめず，寂しい思いをしていた．夫にもそのことを話すが，冷たくされ相談にのってくれず，次第に憂うつな気持ちが出てきた．知人からワインを飲むと気持ちが良いとの話を聞き，試しに飲んでみると寂しい気持ちや憂うつな気持ちが和らぐような気がした．しかし，あまりたくさんは飲めず，飲みすぎるとすぐに気持ちが悪くなった．最初は夫のいない日中に，家事を片付けたのちに，ワインをゆっくりとグラス1杯程度飲むだけであった．その後，夫の晩酌に付き合うようになったが，飲酒量はワインをグラス2～3杯程度であり，特に飲酒に伴う問題行動などは認められなかった．やがて，徐々に日中飲酒するための時間が増えていった．1日飲酒量はワインボトル半分から2/3程度と決して多い量とはいえなかったが，昼食を抜いて飲酒する，家事が疎かになるといった行動が目立ってきた．当初は患者の飲酒を大目に見ていた夫も，次第に患者の飲酒について口を出すようになった．患者自身も飲酒量を減らしたいとの希望があったが，夫が勤めに出た後に，飲酒せず家にいると憂うつで寂しい気持ちになり，つい最初に決めた量よりも多めに飲酒してしまうということを繰り返していた．受診の約1年前より不眠がちであり，睡眠剤代わりに寝酒をすることがあったが，受診の数ヵ月前より入眠中に中途覚醒することが増加してきた．こうした経緯より，不眠を主訴とした受診となった．

初診の際には，子どもが家を出ていったことへの喪失感や，夫婦間で十分な会話がないことへの不満を述べ，寂しく憂うつな気分であると述べた．生活歴や現病歴を聴取する過程で，患者のアルコールに関する問題が明らかになっていった．現在の飲酒量については「ワインをボトル半分から2/3を1日かけてゆっくり飲む程度であり，それ以上飲むと気持ち悪くなり吐いてしまう」とのことであった．子どもの自立により，自分の家庭内での役割を見失い，反応性に出現した抑うつ気分を紛らわすために飲酒し，やがてアルコール依存症に陥ったものと診断した．患者にもこのことを指摘し，断酒を指導したうえで抗うつ剤，抗不安剤や睡眠剤を処方し，外来通院とした．

その後，抑うつ気分や不眠などは投薬などによりある程度改善され，日中に飲酒することやそれに伴い家事が疎かになることは大幅に減っているものの，断酒に至ることなく現在も通院を続けている．

【症例解説】本症例は中年期に発症した女性アルコール依存症の一例である．飲酒のきっかけは，子どもの自立後目標を失い，その寂しさや抑うつ気分を飲酒で穴埋めしたことであった．いわゆる「キッチンドリンカー」であり，夫の目の届かない日中に隠れて飲み，家事が滞ることなどによりようやく顕在化した．症例では明らかな耐性や離脱の兆候は認めなかったものの，「当初に企図した量よりも多く飲酒してしまう」「飲酒量を減らそうとするにも関わらずそれが成功しない」「飲酒により家事などの社会的に重要な活動が放棄されている」ことなどより，アルコール依存症が成立していると診断した．女性のアルコール依存症は，①一般的飲酒行動をとっていた者が，日常生活の葛藤のため飲酒へ逃避する葛藤型，②あまり飲酒をしなかったものが，ライフクライシスをきっかけに慣れない飲酒に逃避する破綻型，③感情障害や不安神経症を合併し，安定剤代わりに飲酒する多因子合併型，④若年から水商売に入っていた者にみられやすいアウトサイダー型，⑤社交的飲酒から進行する単純型，の5型に分類される[4]が，症例は，②ないしは，③の類型に相当すると考えられる．

女性のアルコール代謝に関しては，男性に比べ体内の水分比率が低いことや，胃粘膜のアルコール脱水素酵素の活性が男性に比べて低いこと[5]などの生物学的理由により，男性と同等のアルコールを摂取しても，その血中濃度は女性のほうが高くなる傾向にある[6]．また，女性のアルコール依存症は，依存症に発展するまでの習慣飲酒期間が短い[7]，最初の飲酒問題出現から症例化するまでの期間が短い[8]と指摘されている．症例が習慣飲酒を始めてから，アルコール依存症が成立するまでの飲酒期間はわずか2年であり，飲酒量も「ワインをボトル半分から2/3程度」と日本酒換算で約2合であり，決して多い量ではなかった．

一方，「それ以上飲むと気持ち悪くて吐いてしま

う」と述べることは，比較的少量の飲酒量でフラッシング反応が出現することを示唆している．肝臓においてアルコールはADH（アルコール脱水素酵素：alcohol dehydrogenase）やMEOS（肝ミクロソームエタノール脱水素酵素：microsomal ethanol-oxidizing system）などでアセトアルデヒドに分解され，さらにこれはALDH（アルデヒド脱水素酵素：aldehyde dehydrogenase）によって酢酸に分解される．ALDHは生物学的特性などから六つのクラスに分類されるが，主に肝細胞質に存在するALDH1とミトコンドリアに存在するADLH2が関与し，飲酒後の顔面紅潮，心悸亢進，悪心などのフラッシング反応はALDH2の遺伝子多型により生じるとされる．ALDH2にはALDH2*1（活性型）とALDH2*2（非活性型）があり，この組み合わせより3型（ALDH2*1/2*1，ALDH2*1/2*2，ALDH2*2/2*2）が存在する．後2者がフラッシング反応を示し，ALDH2*1/2*2はビール大瓶程度ならゆっくり飲める人，ALDH2*2/2*2はビールをコップ半分程度がやっと飲める人に相当するとされる[9]．症例に対してALDH2表現型の判定を行ってはいないが，飲酒量やフラッシング反応の出現を考慮すると，ALDH2*1/2*2の遺伝型であることが推定される．

比較的少ない飲酒量・短い飲酒期間でアルコール依存症が成立した「個体の要因」として，女性であるために，比較的少量の飲酒でもアルコールの血中濃度が上昇しやすいといった性差に基づく特性に加え，子どもの自立に伴い母親の役割を喪失し，その後の生きがいを見出せず，その穴埋めを飲酒に頼ってしまったことがあげられる．その一方で，フラッシング反応の出現はアルコール依存症の成立を抑制する方向に働いたものと考えられる．また，閉ざされた家庭のなかでの飲酒であり，問題飲酒が顕在化しにくく，周囲からの歯止めもかかりにくい環境であったことや，患者の悩みの相談にのるべき夫が冷淡な態度を取ったことが「個体を取り巻く環境要因」となり，アルコール依存症の成立を促進することになった．

つまり症例でも，少ない飲酒量短い飲酒期間にもかかわらずアルコール依存症が成立した背景には「個体の要因」「個体を取り巻く環境要因」の2因子が飲酒量や飲酒期間と深く関係していると考えられた．

おわりに

アルコール依存症者は一般的に大量飲酒者であるが，大量飲酒者がすなわちアルコール依存症者ということを意味するわけではない．また，大量飲酒者を一定の感度，特異度で簡便に検出し得る生化学的指標としてγ-GPT（γ-glutamyl transpeptidase），MCV（mean corpuscular volume）などが考慮されるが，単独かつ高い確率で診断可能な指標はない．飲酒量に関する本人や家族などの陳述も，否認，強調や健忘などの影響があり，それだけでアルコール依存症と結論づけることは困難である．さらに，飲酒のコントロールを喪失していることがアルコール依存症者の特徴であるため，この立場からすると大量飲酒のみに着目しても大きな臨床的意味はないようにみえる．

3症例ともアルコール依存症の成立に至るまでの飲酒量や飲酒期間は大きく異なるが，それらは「個体の要因」や「個体を取り巻く環境」に大きく左右されている．どの程度の量や期間，飲酒を続ければアルコール依存症を発症するかを確実に予測することはできないであろう．結局のところ，アルコール依存症などのアルコール関連疾患に接するにあたっては，単純に飲酒量や飲酒期間のみに着目するのではなく，症例ごとに「個体の要因」や「個体を取り巻く環境」などを考慮に入れ，全体的な飲酒状況から慎重に検討することが重要となる．

文献

1）Carruth B, Williams EP, Mysak P, et al：Community care providers and the older ploblem drinker. Grassroots, (suppl.) 1, 1975

2）樋口 進，山田耕一，村岡英雄，他：若年性アルコール症者の予後に関する研究．精神経誌 88：181-205, 1986

3）鈴木健二，長島洋子，河野久美子，他：ヤングアルコホリックの治療経験．アルコール依存とアディクション 11：190-196, 1994

4）比嘉千賀：女性のアルコール依存症—治療上の問題点—．アルコール依存症の精神療法（新福尚武，編）．金剛出版，東京，105-130, 1984

5）Frezza M, Di Padua C, Pozzato G, et al：High blood alcohol levels in women, the role of decreased gastric alcohol dehydrogenase and first pass metabolisms. New Engl J Med 322：95-99, 1990

6) Jones BM, Jones MK：Women and alcohol, intoxication, metabolism, and menstrual cycle, Greenblatt M, Schuckit MA ed., Alcohol problems in women and children, Grune and Stratton, New York, pp 1-3-136, 1976

7) 斎藤　学：アルコール依存症と女性．アルコール臨床ハンドブック（斎藤　学，高木　敏，編）．金剛出版，東京，357-376, 1982

8) Piazza NJ, Vrbka JL, Yeager RD：Telescoping of alcoholism in women alcoholics. Intern J Addict 24：19-28, 1989

9) 奥山啓二：アルコールの吸収および代謝．アルコール医療入門（白倉克之，丸山勝也，編）．新興医学出版社，東京，12-18, 2001

■ アルコール依存症

アルコール離脱症状〜早期離脱症状・後期離脱症状および慢性禁断症候〜

一青　良太[**]　白川　教人[*]
しとと　りょうた　　しらかわ　のりひと

- 早期離脱症状の適確な治療によって，振戦せん妄への移行を防ぐことが大切である．
- 精神運動興奮の激しい振戦せん妄であっても親切丁寧な対応は不可欠である．
- アルコールてんかんは，高率に振戦せん妄へ移行するため十分な観察が必要である．
- 慢性禁断症候の理解と対応はアルコール依存症の予後に大きな影響を与える．

Key Words　アルコール離脱症状，早期離脱症状，振戦せん妄，慢性禁断症候

はじめに

アルコール依存症の方が，多量の連続飲酒を中断あるいは減量した際にさまざまなアルコール離脱症状が生じる．特に問題視されやすいのは，入院初期の対応困難をきたしやすい振戦せん妄（delirium tremens；以下，DT）である．しかし，発汗・振戦・嘔気・不安をはじめとする早期に現れるアルコール離脱症状も治療上は同様に重要であり，それぞれの離脱症状の出現時期・特徴を熟知していることが大切である．そして，患者の離脱期の状況を適確に判断することによって，離脱症状に対する治療を行い早期に自律神経症状，精神状態を安定させてアルコール依存症リハビリテーションプログラム（以下，ARP）に導入していくことは，臨床上ケースの回復を良好に導くうえできわめて大きな意味を持っている．また，本来の離脱症状とは異なるが，断酒継続の途中で稀ならず生ずる慢性禁断症候（chronisches Abstinenzsyndme）[1,2]もアルコール依存症から回復するうえで，その発現時の対応が非常に重要なポイントとなるが，他稿では取りあげられていないので本稿で述べることとする．なおケースは本人が特定できないよう細部を修正しているが，2ケースについては本人からケースレポートとしての記載承諾を得ている．残り1ケースはすでに他界されており承諾を得ることはできなかった．

■ 症例と解説

症例 6　早期離脱症状の激しい一例

〈受診時36歳，M氏〉

【家族歴】父親は大酒家．同胞4人の第1子．精神疾患の遺伝負因はない．

【現病歴】高校時代から好きな科目の勉強はするが，他の教科には身が入らず思うように成績が伸びなかった．この頃から寝酒として父のウイスキーをコップ1/3杯程度盗み飲みすることがあった．不勉強もあって2浪して希望の大学の建築学科に入ったが，浪人中も予備校仲間と時折飲酒することがあった．大学時代は運動部に所属し練習後に飲み放題の居酒屋でサワーを大量に飲んで帰り，時にブラックアウトで前夜のことが思い出せなかった．また，泥酔して下車駅で降りずに乗り過ごし，終着駅のベンチで夜をあかすことも時にあった．24歳大学卒業後，部活動の先輩OBからの誘いがあり大手建設会社に就職した．入社後2年間は営業にまわされマンション販売事情を覚えさせられた．酒は週3〜4回同期の仲間や先輩と飲みに行くことが多かったが2〜3合程度で次の日にはスッキリと出社していた．3年目からは現場に入り建築手法を習い5年目から現場監督を任かされるようになった．この頃から職場の仕事仲間とほぼ毎日3〜4合程度の飲酒をして帰るようになった．それまで酒による大きな問題は起こしていなかったが，入社10年目以降1日の飲酒量は5〜6合程度に増

[**] 常盤病院　精神科　　[*] 横浜市こころの健康相談センター

え，午前中酒臭かったり，暑くもないのに多量に汗をかくことが頻回となった．手指の震えもあり字がうまく書けないこともあった．会社の健康診断で肝機能障害を指摘され医療機関受診の指示が出されたが受診せずにいた．35歳時，1週間の連続飲酒となり仕事を無断欠勤した．自宅を訪問した上司に伴われS病院を受診しアルコール専門病棟への入院となり，3ヵ月後退院となった．自助グループに通い始めたが，断酒のモチベーションは甘く時折飲酒することもあった．前医退院3ヵ月目に3日間の連続飲酒になったが，連休中のため会社には知られずに，その後は何とか休まずに出勤を続けたが，6ヵ月目に再び連続飲酒となり10日間無断欠勤した．会社には「体調不良で欠勤する数日中には出勤する」という連絡を入れるようにはなったが，数回連絡したのみで最終的には出勤できず，2ヵ月連続で休み自己退職となった．一時禁酒をしたが，また連続飲酒に陥り2週間酒をやめられない状況で両親に伴われ久里浜病院（現，独立行政法人国立病院機構久里浜アルコール症センター）を受診した．初診時，歩行もできないほどに下腿の筋力は低下し，車椅子で診察室に入室した．全身の振戦著明，多量発汗，嘔吐，下痢を認めた．また，微熱・血圧上昇・頻脈も認め，3日間一睡もできない重度の不眠が続いていた．入浴・洗顔もせず多量の眼脂，皮膚の落屑が見られ衣類も薄汚れた状態だった．腹痛は認めなかったが，血液生化学検査上高アミラーゼ血症，高リパーゼ血症を認め急性膵炎，アルコール依存症の診断で内科病棟への入院となり，絶食・持続点滴となった．何度か点滴のルートを抜くことがあり抜去防止のために指定医診察のうえ体幹・上肢抑制を行った．イライラ・不穏時にはジアゼパム10 mgの筋肉注射にて対応し，不眠時はフルニトラゼパム2 mgの静脈内注射を行った．入院4日目には重湯から食事開始ができる状況になり入院時に認められた不眠以外の離脱症状は改善した．その後3週間が経過し短期治療プログラムに導入し断酒の必要性も十分理解して退院した．退院後2ヵ月は2週ごとに外来通院し断酒していたが，退院3ヵ月目には主治医に相談することなくふらっと旅行に出た．その際に「順調に断酒も続いているし1杯くらいなら大丈夫だろう」と思いビールに口をつけたが1杯で止められるはずもなく，そのまま1週間連続

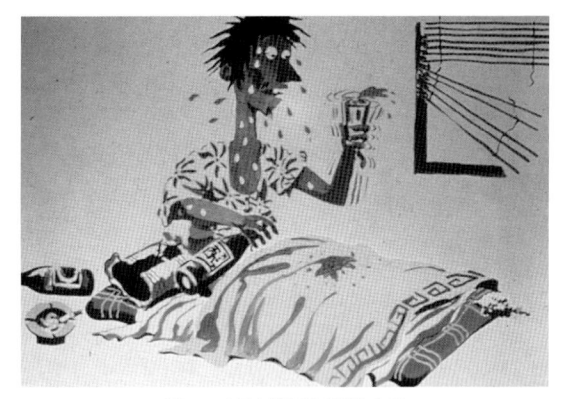

図1　連続飲酒と離脱症状

飲酒に陥った．旅先まで両親が出向き東京へ連れ戻し，初診と同様の全身衰弱した状態で久里浜病院を受診し再入院となった．M氏は，強度の飲酒欲から入院に抵抗を示し医療保護入院となった．入院5日目には後離脱症状もおさまり任意に入院形態を変え治療を継続した．3週後にはARP病棟へ移り認知行動療法への導入となった．入院後2ヵ月半目に断酒意欲も高まっての退院となった．主治医からの「就労を急がず治療に専念しよう」という提案を受けアルコールデイケアへの通所と週3回のAAに通うこととなった．通所半年が過ぎ，週3日の定時で終了できる規則的なアルバイトもみつかり働き始めた．その後，アルバイトも順調に続き，1年が過ぎもともと好きな設計の仕事も週2回行うようになった．月1回の定期的な通院と不安定時の面接を続け，断酒が順調に続き退院後3年経過したのを機に設計事務所に常勤で勤務するようになった．

【症例解説】多量飲酒後の禁酒あるいは飲酒量の減少によって，最終飲酒の6～10時間後に早期離脱症状（小離脱症状）が発現する．症状は，手指振戦，発汗，悪寒，抑うつ，不安，焦燥感，脱力感に加え，心悸亢進，頻脈，血圧上昇，嘔気，散瞳などの自律神経症状や睡眠障害が起き徐々に増悪した後に改善し2～3日でおさまる．時間経過と頻度を図1[3)]に示すが，激しい場合はけいれん発作（アルコールてんかん），錯覚，一過性の幻覚，ごく軽い見当識障害が起こる．通常は一過性に単純なアルコール離脱で終わることが多いが，改善せず20％程度は後期離脱症状（大離脱症状）のDTへ移行する．DTは飲酒中止後2～3日目頃から全身の粗

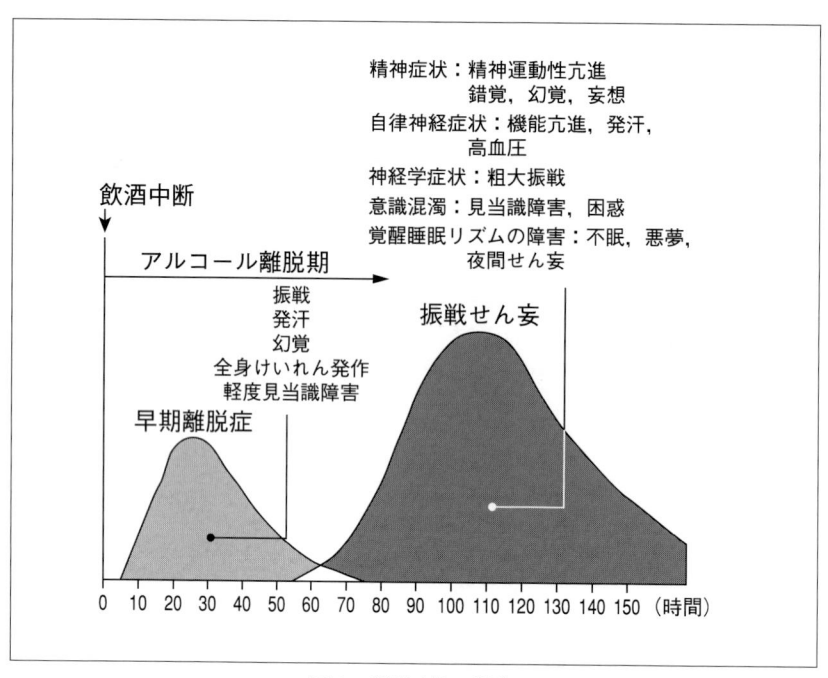

図2 離脱症状の推移
早期離脱症状と振戦せん妄の臨床経過.

大な振戦，精神運動興奮，著しい見当識障害，幻視，自律神経機能の亢進などが見られる．DT発現後3〜4日持続し，せん妄がおさまり深い睡眠の後に改善する．全経過は禁酒後おおむね1週間である．本ケースは，早期離脱症状の激しいものであるが，治療が適切になされていなければ後期離脱症状のDTに移行する可能性の高いケースである．DTへ移行しやすい要因として，①特に強い不眠，多量発汗，全身に及ぶ粗大振戦が増強している（図2），②身体合併症の重篤なケース，③過去にDTの既往あるいはアルコール性てんかん様発作の既往などがあげられる．治療上速やかに不眠を改善し激しい自律神経症状をいかにおさめるかが，DTへの移行を防ぐポイントといえる．古典的ではあるが，経口摂取が可能ならばジアゼパム6〜15 mg 3×毎食後，フルニトラゼパム1〜2 mg・エチゾラム0.5〜1 mg 1×就寝前を基本的な処方とし症状の程度に応じて増減する．また，不眠が強度の場合，就寝前にアモバルビタール0.1〜0.2 g・ブロムワレリル尿酸0.3〜0.5 gを1〜2×就寝前・不眠時として入院後数日に限って使用し暫減することも必要であろう．また，近年は眠気が少なく日中の覚醒レベルの良好なクエン酸タンドスピロン15 mg 3×毎食後，ゾピクロン10 mg 1×就寝前[4〜7]も使用している．

■ 症例と解説

症例7 入院のたびに激しい精神運動興奮を呈するDT（振戦せん妄）の一例

〈受け持ち開始時52歳，男性〉

【家族歴】父は大酒家．兄弟3人の第2子．兄弟はいずれも母親が違う複雑な家庭環境．兄はヤクザ．

【現病歴】料理屋の経営，不動産業．前妻との間に1子，再婚後2子を設けている．親が資産家だったので，有名私立大学に入学したが昼は遊びほうけ，夜は友人たちと時折飲酒していた．何とか大学卒業し，家業を手伝うため料理の修行に入ったが，その時期より2〜3合/日程度の習慣飲酒が開始されている．その後兄と関係のあるヤクザとの付き合いができ覚醒剤をおぼえ，その時に背中に入れ墨を入れた．前夜の酒が残り意欲が出ないときなどに覚醒剤を使うことが増えていった．そして，眠れない夜は日本酒を1升近く飲んで寝ていた．この時期に背中一面に刺青を入れている．反社会的な側面もあり自制が効かず，ちょっとし

たことで喧嘩になり2度傷害事件を起こしている．43歳時に久里浜病院を初診しアルコール依存症，アルコール性肝硬変，ウイルス性肝炎（後にC型と判明）の診断を受け，以降4回の入院歴があるが，いずれも入院当初に精神運動興奮の激しいタイプの振戦せん妄を呈した記録が残っている．しばらく通院が途切れた後，52歳時に毎日1升以上の大量連続飲酒を1週間続け家族に伴われ久里浜病院へ受診した．受診時，激しい手指振戦のみならず全身の振戦強く，多量に発汗し，嘔気嘔吐を繰り返していた．睡眠は3日間一睡もしていない．また，日付・曜日を1日間違えるなど軽度見当識障害が示唆された．最終飲酒は前夜8時頃まで3合ほどというが，アルコール臭が強く前夜はそれ以上の多量飲酒をしていたことが示唆された．イライラ感を強く訴え易怒的ではあったが，本人の入院希望は強く任意での入院となった．同伴した妻には振戦せん妄への移行の可能性が大きいことを説明し，その際には医療保護入院への変更の了承を得たうえでの個室への入室であった．処方はハロペリドール3 mg，ホリゾン15 mg 3×毎食後，フルニトラゼパム2 mg 1×就寝前とした．入院2日目の午後よりさらに落ち着きがなくなり，廊下をうろうろと徘徊し始め，飲酒のために病棟を抜け出そうとする行動も出現し医療保護入院に変更し隔離室への入室となった．入室時，見当識障害著明，幻聴，幻視を認めた．イライラは強く，精神運動興奮状態になり飲酒欲求の強さから外に出ようと金網入りの窓ガラスを手で叩き割る場面も見られた．幻覚妄想・精神運動興奮状態激しく別の隔離室に移し，適宜レボメプロマジン25 mgの筋肉注射を行いながら症状の安定化を図った．入院5日目には，見当識障害も改善し意思疎通も十分に図れるようになり，I期治療病棟の2人部屋に移動となりさらにARP導入となって断酒の動機付けもでき退院となった．その後，月1回の外来通院とAA参加で5年間断酒を継続した．

【症例解説】本ケースは，精神運動興奮が激しいDTであるが，入院当初非常に看護力を要する状況になるため，その発現を予見して対応することが大切である．①過去に激しいDTの既往がある，②覚醒剤の使用経験がある，③反社会性人格障害が疑われるなどの状況が認められる場合は要注意である．DTの精神運動興奮は，易怒性は強いが統合失調症の精神運動興奮状態とは異なり疎通性は良いので，治療行為を行う際に親切丁寧な声掛けと対応が不可欠であり，怠るとその後の治療関係が上手く保てなくなる．患者との治療関係性の良い医師・看護師はその点に十分に注意を払って対応している．

なおDTの解説については症例6の解説を参照していただきたい．

■ 症例と解説

症例8　アルコールてんかんからDT（振戦せん妄）へ移行を繰り返した一例

〈受診時48歳，男性〉

【家族歴】父は大酒家．同胞9人男性7人中6名も大酒家だが治療歴はない．精神疾患の遺伝負因はないものの兄弟は感情の起伏が激しい傾向にある．

【現病歴】大学生の頃はクラブのコンパで飲酒することあったが，普段は飲酒しなかった．大学卒業後，一部上場の企業に入社した．飲酒は歓送迎会・納涼会などの際の機会飲酒であった．28歳時結婚，その後より，ビール350 ml 2缶程度の晩酌となった．X-14年海外勤務の頃から酒量は増加し，1日350 ml缶ビール5～6缶飲酒するようになった．X-12年帰国時には1日缶ビール500 ml 5～6缶と増えていた．休みは朝から飲酒することもあったX-2年秋位からは手指振戦が激しく書類のサインの文字がうまく書けなくなったが，なんとかごまかして勤務を続けていた．X年7月海外出張中は昼間からワインを飲み連続飲酒に近い状態だった．26日帰国，27日てんかん発作を起こし意識消失し，その後，不眠，滅裂な独語を話しながらベランダを徘徊するなどの症状があり，7月29日に精神科単科のK病院受診入院となった．状態も落ち着き8月15日外泊したが胆石発作を起こし総合病院に緊急入院後手術となっている．K病院へは戻らず9月から出勤したが，妻に隠れて再飲酒し10日には再びてんかん様発作を起こした後DTに陥り，K病院再受診し入院となるも不穏で隔離室へ入室し，室内では徘徊していた．1週間後には，保護室から一般床に移ったが，酒害教育のプログラムもなく1日中新聞や雑誌を眺めたりだらだらとした生活を過ごす日々が続き，「何も治療らしい治療もしていない．前回の退院の時と同じに

なってしまう。このままでは病気から回復できない，何とかしなくては」という思いが強まり，妻にインターネット検索をさせてアルコール専門外来のあるH病院の精神神経科をX年10月6日に受診した。前医ではバルプロ酸ナトリウム（バレリン）600 mg 3×食後，ニトラゼパム5 mg 1×就寝前の処方がなされていたが，漸減し中止とした。受診時離脱症状は認めず精神的にも安定していたため外来治療導入となった。約1ヵ月間の入院後のためか，血液検査上異常値は認めなかった。頭部CTでは，年齢に比べて前頭葉の軽度萎縮・側脳室の軽度拡大の所見が認められた。外来では，2週ごとの通院精神療法・断酒指導とアルコール教育プログラムが併用された。依存症の疾患理解，酒害の理解も進み断酒のモチベーションはさらに高まった。外来通院も継続，断酒も順調に継続していたので主治医の判断を待たずに職場復帰し，これまでの入院自宅静養の仕事を休んだ分を取り返すがごとく復帰早々から夜遅くまで残業する日が続き退院2ヵ月後には，時折欠勤するようになった。飲酒はしなかったが年末には激しい不安を訴え動き回り焦燥状態に陥り，H病院の精神科救急外来を1度受診している。手指振戦，発汗を認め当直医は離脱症状と判断しジアゼパム10 mgの筋肉内注射を受けている。X+1年，年が明けて直後の受診時には不安焦燥感は軽減していたものの抑うつ感・不眠が強く抗うつ薬・睡眠薬を処方するも2週間後も改善せず，就労ができる状況にはなくH病院満床のために主治医の勤務する総合病院神経科に入院となった。入院後アモキサピン150 mg 3×毎食後，エチゾラム1 mg 1×就寝前処方し，抑うつ状態は徐々に改善し，外泊を繰り返し，1ヵ月半で退院となり自宅静養に入った。退院後週1度の外来通院と週2日のリハビリ出勤をし，状態も安定したまま勤務の区切りのよい年度始め4月よりの会社復帰となった。復帰後半年は平常勤務とし，海外出張するのは控え，断酒も続き精神状態も安定していた。その後残業もし，断酒開始9ヵ月が過ぎ海外出張にも出るようになったが，その時期には万能感もあり多弁で過活動となり軽躁状態ととれる状況であり，取引先との契約の際に過剰な約束を交わしたりもした。帰国後約束が達成できない状況がいくつか出始め，冷静になると気が滅入り何も手につかない状況となった。X+2年，年が

開け不安・イライラが強まり家族に対しては暴言を吐くことが多くなり，毎週の外来通院に切り替えパロキセチン40 mg 2×朝食，夕食後を処方し2週間で状態は安定し，1ヵ月の自宅静養の後，復職となった。X+2年4月に昇格したが，6月に入り多動多弁となり家族にも攻撃的となった。週1回の外来に切り替え，2週間の自宅静養を指示した。バルプロ酸ナトリウム300 mg 3×毎食後にて症状は安定し7月には100 mg 1×夕食後へと減薬となった。現在は月1度の外来通院で安定した断酒生活を送っている。

【症例解説】本ケースは，早期離脱症状が激しくアルコールてんかんを起こし，後期離脱症状のDTに移行したケースである。アルコールてんかんは依存症の10%程度に発生し，さらにその半数が発作後DTへ移行する。発作中は，欠神し硬直間代けいれんの後に呼吸を再開する。発作は89%単発[8]で重積することは少ない。禁酒後30時間以内に72%起こり抗てんかん薬の治療は必要ない。複雑部分発作が見られる場合は，てんかんが既往にあり治療は必須である。また本ケースは，躁うつ病の合併ともとれるが，断酒を続ける過程のなかで感情の起伏は軽減しており依存症によって修飾された二次的な感情の変化と捉えることができ，感情・気分の偏重は慢性禁断症候の症状であると考えられる。

■ 慢性禁断症候

慢性禁断症候は，いわゆるドライドリンクと呼ばれる状況で，飲酒していないにもかかわらずアルコール離脱症状と同様の状態像を呈する。イライラ感が強く，落ち着かず動き回り，不機嫌で攻撃的となる。不安，抑うつ感が強い場合もある。発汗，震え，不眠，食欲不振も認める。この際に飲酒欲求が強まり再飲酒から再発に至りやすい。この状況は，環境の変化，対人関係の葛藤，冠婚葬祭など喜怒哀楽の感情変化が起きたときに生じやすい。断酒開始当初患者へは，「アルコール依存症で飲酒できず，断酒を継続しなくてはならないこと」を納得してもらい，「アルコールのことを考えない。思い浮かべない」，そして「酒席には出ない」などのアルコールと精神的にも物理的にも離れた関係を保ち，力みすぎずに断酒生活を送るよう指導するが，慢性禁断症候は断酒生活が始まってから3・6・12ヵ月，3年目など3の倍数時期に

発現するのことが多い．この状態に患者が陥った時に慢性禁断症候に理解のない家族は不用意にも「飲んだでしょう．また飲んだの？」などという声掛けをすることになり，その結果患者は「頑張って取り組んでいた断酒を評価してもらえていない．自分を信じてもらえていない」と感じ，再飲酒してしまうことがある．このような事態を予防するためにも患者および家族に慢性禁断症候の情報を与え，十分に理解してもらい誤った声掛け・対応がなされないようにして再発を予防することはきわめて大切なことである．また患者には，もし飲酒していないのに周囲からこのような声掛けがなされた時にすぐ怒りの感情をあらわにするのではなく一呼吸置いて「何か様子が変なのか？ 様子が変なら一緒に病院に連れて行ってほしい」と言えるように二重の防御策を講じておくのが良い．そして主治医は外来受診の求めに応じて迅速な外来対応を行う．これによって再発のリスクは半減させることができる．久里浜病院のアルコールデイケア・短期治療プログラムは治療予後が良好[9]であったが従来のARPと異なる点はこの慢性禁断症候に対する教育を徹底したことにある．困難な状況が予見でき対策が講じられるならば，その状況は乗り越えやすいものである．

おわりに

それぞれ異なるアルコール離脱症状のケースをあげ説明を加えたが，離脱症状の治療はアルコール依存症の治療導入のきっかけとして非常に大切なものである．その際にいかに良い治療者・患者関係が得られるかが治療予後を左右する鍵となる．アルコール依存症の治療は年単位のものであり，長期的に良好な断酒生活を送っていただくために慢性禁断症候出現時の対応を十分にしていただきたい．

文 献

1) 今道裕之：再飲酒危機．アルコール依存症関連疾患の臨床と治療（第2版）．143-152，創造出版，東京，1996
2) 小宮山徳太郎：長期入院療法．精神科MOOK 30 アルコール依存症の治療．金原出版，東京，65-76，1994
3) Victor M and Wolfe SM：Causation and treatment of the alcohol withdrawal syndrome. In：Bourne PG and Fox R eds., Alcoholism, Academicpress, New York, p.137, 1973
4) 飛鳥井望：アルコール精神病のメディカルケアII．アルコール離脱の症状経過と治療．精神科治療学 11(8)：791-799，1996
5) 村岡英雄，村崎光邦：睡眠薬 アルコール依存症の不眠とその治療．治療学 28：69-73，1994
6) 白川教人，樋口 進：アルコール使用障害：アルコール依存症．ダイナミックメディシン7 精神医学27．西村書店，新潟，7-8，2003
7) 福井顕二：アルコール依存症．2006 今日の治療指針．医学書院，東京，703-704，2006
8) 杜 岳文，村岡英雄，白川教人，他：アルコール精神病のメディカルケアI アルコールてんかんの治療．精神科治療学 11(7)：691-694，1996
9) 白川教人：短期治療プログラム．平成12年第1回アルコール依存症臨床医等研修会テキスト［医師コース］．国立療養所久里浜病院，134-145，2000

■ アルコール依存症

アルコール依存症にみられる社会的な問題

黒川 達也*
くろかわ　たつや

● アルコール依存症の社会的問題として，"酩酊時の暴力"・"飲酒問題が家族へ及ぼす悪影響"の2点が臨床の場で頻繁に見られる．
● 異常酩酊は患者自身の人格のみならず，その時の精神身体的状態・環境的要因などが大きく影響する．
● アルコール依存症者の酩酊時の言動がその子ども達の精神状態へ大きく影響する．
● 医療に携わる人もそれ以外の人も，社会全体でのアルコール依存症への理解が重要である．

Key Words　異常酩酊，ブラックアウト，アダルトチルドレン，機能不全家族

　アルコール依存症とは病名であって，決してその人の人権を害するようなレッテルではない．にも関わらず，"アルコール依存症"という名前に対して世間の人が嫌悪感を持つのは，やはりアルコール依存症者が社会的な問題を生じることが少なくないからに他ならない．ここでいう社会的な問題とは事故（飲酒運転による交通事故や自殺など），家族問題（離婚，児童虐待など），職業問題（欠勤，作業能力低下など），犯罪（暴行，傷害，殺人など），未成年のアルコール依存などをあげることができよう．本稿では「アルコール依存症にみられる社会的問題」というテーマに関して論じるが，「飲酒がらみの傷害事件」と「アルコールの家族への影響」という昨今頻繁に認められる事柄を取りあげて，その症例提示および解説を展開していきたい．

■ 症例と解説

症例9　飲酒がらみの傷害事件を呈した一例

〈男性，昭和○×年生まれ，入院時38歳〉

【家族歴】両親と患者自身の3人暮らしで，父親はサラリーマンであり，性格は明るく大酒家ではあったが，酒癖が特に悪いということはなかった．母親は温和な性格でしっかりしており飲酒は極少量．血縁関係者で特に精神科通院歴のある者は見あたらない．

【生活歴】元来真面目で内向的な性格であり，学生時代は特に交流を積極的にする方ではなかった．部活動などもせず，登校はしていたが，自宅に引きこもる傾向があった．学業については中位の成績を維持していた．
　地元の小中高校を卒業後，調理師専門学校に通い，資格をとってから居酒屋で働くようになった．勤務態度は飲酒さえしなければ真面目であったが，店長曰く「接客などは苦手だった」とのこと．

【現病歴】18歳で専門学校の新人歓迎コンパで先輩に勧められて初めて飲酒した．以降，徐々に酒量は増え続け，30歳頃からは仕事の際に酒臭を漂わせるようになり，客と口論になることが見られるようになった．30歳代中頃にはウイスキーのボトルを2日程度で空けるようになっており，手指振戦や発汗，時には「小動物が見える」といった幻覚などの離脱症状が禁酒時に見られるようになった．連続飲酒発作時には食事もほとんど摂らない状態になり，全身衰弱や肝臓障害にて救急車で運ばれることもあった．しかし，入院加療にて全身状態回復し退院すれば即再飲酒するような状態であり，飲酒をやめるという意思はまったくなかった．酒癖も悪く，記憶がない間に動き回ることが何度かあった．自宅の周りを自分が昔修学旅行で行った京都と勘違いして歩き回っているところを母親と出会い，気づいたことがあった．また，専門学校時代は酔いつぶれてはいきなり立ち上がり，店外へフラフラ歩いて出ていってしまい，ひどい時は道路に横たわりそのまま動けなくなることもあった．仕事のほうも飲酒が原因で無断欠勤することが目立ってきていた．

*成仁病院　精神科

そのような状況のなかで38歳の某日，夕方より居酒屋で飲酒をしていた．酒量に関しては詳細不明であるが，かなりの量になっており，店を数軒はしごして深夜にいきつけの居酒屋にいた．患者自身はそこの店の女主人とは顔見知りで，好意を持っていた．かなりの酩酊状態ながらも，その女主人と店外で会うことを希望する．結局は断られたが，その場で逆上し，刃物を出して女主人を脅したところ，他の客が110番通報し逮捕となった．女主人は避難し，怪我などはなかったが，逮捕されてからも興奮は続き，「俺を怒らせると後が怖いぞ．俺は警察にも暴力団にも顔がきくんだ」などと叫ぶ状態であった．しかし，自己の状況認識はまったくできておらず，警察官に対し，「お前ら何者だ？　俺を殺しに来たのか？」などと了解不能な内容のことを脅えたような表情で叫んでいた．

精神鑑定のうえ，"異常酩酊"との診断を下され，また不起訴となり当院へ医療保護入院となった．

入院後は医師との面接の場で「事件のことはまったく憶えていない，気がついたら病院内の留置所だった」と真面目に主張した．閉鎖病棟内の大部屋での生活とした．他患者とのトラブルなどは認めず，むしろ目立たないぐらいで，集団生活への適応はできていた．警察の留置所内では手指振戦などのアルコール離脱症状を呈したとのことだが，入院後はジアゼパムを就前に2 mg経口投与のみで精神的にも安定していた．約1ヵ月で任意入院に切り替え，3ヵ月のアルコールリハビリテーションプログラムを行った．プログラムへの参加姿勢はいたって真面目で無事終了し退院．以降外来加療中で断酒継続中，仕事も継続しており特に社会的問題は呈していない．

【症例解説】本症例はアルコール依存症者が酩酊状態下で暴力事件を起こした一例である．30歳代中頃より手指振戦や幻視といったアルコール離脱症状を疑わせる症状と，食事を摂らずに飲酒し続ける連続飲酒発作も認められており，当時の本患者の言動を見ると，「アルコールの効果を体験するためか，アルコールの効果が切れたときの不快感から逃れるために，アルコール使用を強迫的に求め，あるいは使いたいという欲求を持続的に有する」状態である．よって，同時期にアルコール依存症が発症していたと考えられよう．連続飲酒によって内科での身体的入院加療を受けることは頻回であったが，断酒の意志はなく，節酒を試みては連続飲酒へと陥る失敗を繰り返していた．

今回の事件は，アルコール依存症患者が酩酊下で暴力事件を起こした一例である．酩酊に関しては，Binder H[1]の酩酊の分類を参照すると通常の酩酊過程を示すような単純酩酊と異常酩酊に大別され，次いで異常酩酊は複雑酩酊と病的酩酊に区分されている（通常の酩酊を表1に示す）．以下

表1　酩酊段階とその目安

時期 （アルコール 血中濃度%）	酒量の平均的目安	酔いの状況	
爽快期 (0.02〜0.05)	日本酒1合まで	さわやかな気分になる 陽気になる	皮膚が赤くなる 判断力がややにぶる
ほろ酔い期 (0.05〜0.10)	同1〜2合まで	ほろ酔い気分 抑制がとれる	手の動きが活発 体温上昇/頻脈
酩酊前期 (0.10〜0.15)	同3合	気が大きくなる 大声が出なくなる	怒りっぽくなる 立てばふらつく
酩酊期 (0.15〜0.30)	同5合	千鳥足 同じことを何度もしゃべる	呼吸が早くなる 嘔気/嘔吐
泥酔期 (0.30〜0.40)	同7合〜1升	まともに立てない 言葉も滅裂	意識混濁
昏睡期 (0.40〜0.50)	同1升以上	揺り動かしても起きない 呼吸は深く緩除	両便失禁 死亡

（白倉克之：生活習慣病と心身医療―アルコール依存症．心身医療9：1132-1139, 1997より引用）

に，単純酩酊，複雑酩酊，病的酩酊についての説明を示す．

[単純酩酊] 通常の酩酊状態を意味し，酩酊初期に多少の脱抑制が見られ多弁となり気分の発揚状態を呈するが，異常な精神運動性興奮はなく見当識も保たれ，後に健忘を残すことはないといわれるが，泥酔状態に近づくにつれて意識の連続性が障害され，部分的な健忘を示すといわれている．泥酔状態になれば，意識混濁が明確になり，身体諸機能の麻痺とともに健忘を残す．これをブラックアウトという．ただし，これらのことは個体差が大きく，飲酒速度や飲酒時の環境的・身体的状態が影響する．

[複雑酩酊] 単純酩酊とは量的に異なる異常酩酊をいう．飲酒に伴い精神運動興奮が出現し，興奮の出現時間も単純酩酊に比して長いといわれる．行動は短絡的・爆発的となるが，周囲の状況に対する見当識はおおむね保たれていて，外部から観察する一連の行動には一応のまとまりはある．著明な健忘も認められないのが通常である．ただし，単純酩酊とは精神運動性興奮の量的な相違によると考えられておりその区別は必ずしも明確でないこともある．

[病的酩酊] 単純酩酊とは質的に異なる異常酩酊を指し，状況に対する見当識が失われ，酩酊時の行動をその場の状況より了解できない．もうろう型病的酩酊とせん妄型病的酩酊に区分される．

もうろう型は，一般に意識野の狭窄した状態（もうろう状態）を基盤に，通常は不安・苦悶・恐怖の感情を伴った幻覚や被害妄想が認められ，激しい精神運動興奮が見られることが多い．周囲の状況への認知は欠如あるいはきわめて希薄で，意識障害および見当識障害が深刻である．人格の変化も認められ，その間の記憶は失われる．

せん妄型は，比較的稀で，多彩な幻覚や運動不安が見られるとともに，周囲の状況認識が欠如する．しかし，この型の酩酊はアルコール離脱時に見られる振戦せん妄との鑑別が問題となることが多く，この型の病的酩酊の存在を疑問視する研究者もいる．

以上のような異常酩酊をきたす素質的基盤と誘因について従来は脳器質障害，てんかん，躁うつ病，精神分裂病，人格障害などがいわれてきたが，このような基盤のない症例も数多く報告されており，いまだ明確な結論には至っていない．しかし，飲酒そのものではなく，下記のような身体あるいは環境的な要因を指摘されるケースもある[2,3]．

① 身体の疲弊状態
② 精神身体的変調
③ 不規則不摂生な生活
④ 直前の強い情動体験
⑤ 不慣れな環境
⑥ 暑さや急激な気温の変化

本症例が呈した酩酊は異常酩酊に属すると考えられる．異常酩酊であっても複雑酩酊か病的酩酊かを鑑別せねばならないが，精神運動性の興奮を呈し，行動も短絡的・爆発的ながらも「好意を持っていた女主人に交際を断られた」という一応了解可能な理由があることなどより複雑酩酊であった可能性が高い．しかし，「俺は警察にも暴力団にも顔がきくんだ」と叫んだり，警察に逮捕された後に「お前ら何者だ？ 俺を殺しに来たのか？」などとその場の状況にそぐわない言動も認められ，事件の記憶がまったく欠けていることなどより，病的酩酊が絡んでいる可能性も否めない．

また，本症例は非酩酊下において，脳器質性疾患や内因性精神疾患，人格障害などの症状を呈してはおらず，むしろ，元来持っている生真面目で対人的接触の苦手な性格，飲酒を含めた日常生活の不摂生，精神身体的不調，および「女主人に嫌われた」という強い情動体験などによって，今回のような異常酩酊をきたしたものと考えられる．

本症例は飲酒をコントロールできないというアルコール依存症の症状と，酩酊時に精神運動性興奮や見当識障害を呈する気質を持ち合わせるため，生涯断酒を継続していく必要がある．再飲酒をするたびに身体的・社会的な損失をこうむっていくと考えられ，医師のカウンセリングによる断酒指導，その他，抗酒剤の処方や自助グループへの参加などがきわめて重要になってこよう．

■ 症例と解説

症例 10 家族内における飲酒問題の被害をこうむった一例

〈女性，昭和○×年生まれ，入院時 21 歳〉

【家族歴】家族構成は，両親と患者自身と妹の4人暮らしであった．父親は大工であり，性格は明るかったが大酒家で，アルコール離脱症状や連続

飲酒発作および酩酊時の暴言・暴力も認め，患者自身も精神身体的な虐待を幼少時より受けてきた．しかし，父親自身は否認が強く，連続飲酒時の身体・内科的治療は受けるもののアルコール依存症のリハビリ加療は入院・外来とも受けていない．母親は自分の夫に対して従順で，夫が酒を要求すればすぐ買ってきた．夫の言いなりになっており，決して離婚を切り出すことはなく，夫に依存している状態であった．夫婦での飲酒もほぼ毎日認められた．妹は冷めた性格で，家庭内のトラブルにも「我関せず」の感があり，短大を卒業後OLをしており，家庭から距離をおいていた．血縁関係者で特に精神科通院歴のある者は見あたらない．

【生活歴】元来真面目な性格であったが，社交的で友人は多く，学生時代はバレーボールやテニスなどの集団競技にも積極的に取り組んでいた．学業に対しても熱心で，成績は常に上位を維持していた．しかし，高校を卒業して短大入学後頃より，強い不安発作や意欲の低下，時に過食嘔吐やリストカット，過飲酒などの衝動行為が認められるようになり，成績も急降下，友人との交流も希薄になってきた．20歳時に当院初診となった．

【現病歴】「父親の飲酒後の暴力」と「母親が父親の言いなりになっている」という現状は幼少時から持続しており，患者自身にとって自宅は安らげる場所ではなかった．そのような家庭環境下で18歳時に短大のサークルの先輩に勧められて初めて飲酒した．以降，頻回に飲酒をするが，1人で飲むことはなく，"友人との宴会の際に大量飲酒する"というような機会飲酒であり，飲酒が習慣化することはなかった．

しかし，人ごみが徐々に負担に感じはじめ，急行電車や繁華街で息苦しさを感じるようになってきた．19歳の某日，ついに街中でパニック発作を起こし，救急車で運ばれて以来同発作が頻発．また，自分の思い通りにならないイラツキなども悪化し，過食嘔吐やリストカットといった衝動行為も激しくなり20歳時に当院初診となった．以降，抗うつ剤や鎮静剤を中心とした薬物療法やカウンセリング施行するが，症状コントロールは不良であった．

21歳時の某日，患者の父親が朝から仕事もせずに飲酒を続け，夕方になってかなりの酩酊状態になっていた．母親が飲み過ぎを指摘したところ激怒し，自宅の窓ガラスを割ったり，家具を破壊するなどの大暴れをした．その場にいた患者自身とその母親は避難し，身体的な怪我はなかったが，精神的ショックは大きく当院で処方されていた向精神薬をアルコールと一緒に大量服用し，意識混濁にて救急車で他院に運ばれた．胃洗浄や補液による加療にて2日間でほぼ回復し，退院となった．しかし，精神的には不安定で「自宅に帰れば，また，パニックになりそう」とのことで退院翌日当院受診し，即日患者本人同意のもとで入院となった（任意入院）．入院後は閉鎖病棟での経過観察を行った．入院後1週間ほどは脅えたような表情で，他患者との交流もなかったが，徐々に病棟内環境に馴染み始め，医師をはじめ，看護スタッフ，他患者とのコミュニケーションも取り始め，笑顔も見られるようになった．入院1ヵ月で，開放病棟へ転棟となった．

治療に関しては，薬物はルボックス75 mg/day，コントミン75 mg/dayを中心に施行し，感情コントロールおよび衝動性の抑制を目指した．カウンセリングに関しては，入院中は"毎週月曜の夕方5時半に20分間"と固定し，それ以外はよほどの心身の変調がない限り，面接しなかった．カウンセリングの内容は，基本的には支持的に接しながらも，"最終的には自身の自立しか方法はない"とのスタンスを貫いた．また，両親と患者を交えた家族ミーティングも行い，父親も患者自身に謝罪した．患者自身割り切れない思いは強かったが，とりあえず退院し，外来加療に切り替えた．

現在，父親自身断酒ができていないが，自分なりに飲酒量を極力減らし，暴言・暴力は呈していない．患者自身も父親のことを許してはいないが，とりあえず「自分自身は早く自立したい」と前向きな姿勢を示している．

【症例解説】本症例は父親の飲酒問題により精神的ダメージを受けた一例である．

そもそも「家族内の飲酒問題が子どもの成長発達に影響を与えるのではないか!?」という疑問が生じたのは，臨床現場で，飲酒問題を持つ人の子どもが親と同じような飲酒問題を起こすケースが多いことが背景にある．

この問題に関する研究の傾向は二つに分かれるが，一つは飲酒問題を遺伝因子によるものとし，遺伝形式の研究によって明らかにしようといっ

てみれば生物学的要因を解明しようという試みである．

もう一つの研究の流れとして，「飲酒問題のある家庭に育った子どもたち自身がどのように家族の問題を感じ，その発達過程を通じて自分自身のアイデンティティーをどのように形成したか．また，その結果として成人した後，対人関係や社会生活にどのような影響を与えているか」という子どもたちの視点から問題を把握していくものがある．その視点からアダルトチルドレン（AC）という「アルコール依存症の家庭に育ち，その影響で情緒不安定となった成人（あるいは未成年）」という概念が社会的に認知されるようになった．

飲酒問題を持つ家族およびその環境下でできあがるACの特徴については以下のような点があげられる．

1．一貫性のなさ

飲酒問題をもつ親はアルコールの薬理的作用によってしらふとは異なる人格が出現する．それによって，子どもが起こした一つの行為に対する親の対応がその時の親の精神状態によって大き変わってくることが多々ある．子どもは親の言動を見て，社会的価値判断を身につけていくが，飲酒する親の一貫性のなさと，その言動に振りまわされる配偶者は子どもたちにとって，安定した信頼できる存在ではない．子どもたちは「何が正しいのか」がわからなくなり混乱する[4]．

2．役割の混乱

子どもたちは，一貫性のない家庭内で，混乱を収めようと「本来子ども達には必要ない」役割をとるようになる．例えば，「酔った父に悲しむ母親を慰める」とか「酔った親によって壊されたり，汚されたものを片付ける」などである．

3．情緒的な抑圧

親の飲酒時の暴力や暴言によって家族間は怒りや悲しみに満ちている[5]，繰り返されるトラブルを長い間見せ付けられて，子どもたちは情緒不安定になるが，飲酒問題の真っただなかにいる両親はそんな子どもたちの感情を思いやる余裕はなく，子どもたちの苦痛は無視されることとなる．そこで，子どもたちは「自分は大切にされていない」といった絶望や，「大切にされないのは自分に原因があるのか」といった罪悪感を生む．これは対人関係に不可欠な「自分を信じ，他者も信じる」という態度の欠陥を生じ，対人的な信頼関係を構築できない人間にさせてしまう．よって，友人や異性との間に親密な関係をつくれず，思い悩むのである．

以上の観点から考察すると，本症例の家庭には「父親の酩酊時の暴力・暴言」，「その父親の言いなりになり振りまわされ続ける母親」，「機能不全を起こしている家庭内で必死にやりくりしていた」などのことが認められ，患者自身が，前述した"飲酒問題を持つ家庭によく見られる子どもの苦悩"を体験していたことは想像に難くない．つまり，「親の一貫性のなさ」や「本来子どもには不必要な役割」，「情緒的抑圧を受けた」などの苦痛を体感し続けねばならなかった．よって，飲酒問題を持つ家庭に育ったACと命名されよう．ただし，同じACでも本症例の場合は人格水準が比較的高く，小中高と友人関係・学業とも安定しており，アルコールや薬物・非行などに走ることもなかった．しかし，高校卒業後より情緒不安定や衝動的行動を呈し始め，自宅にこもるようになった．それまで自分なりにコントロールしてきた感情に破綻を来したと考えられる．このような患者に対するわれわれ医師の治療方針としては，前述のような"薬物療法"と"枠組みをしっかりと設定したカウンセリング"，その他，家族を交えたミーティングや，場合によってはACのグループワークの併用を試みるのもよいと考えられる．

おわりに

以上，本稿のテーマである"アルコール依存症にみられる社会的な問題"について論じてきたが，上記以外の社会的問題も多数存在する．ただし，今回は筆者が臨床現場で頻回に出会う"酩酊下における暴力事件"および"アルコール依存症の家庭に育って精神に変調をきたした"例を提示した．しかし，この2例が示した問題点は"暴力"や"AC"だけではない．**症例9**は暴行以外に欠勤・仕事の能力低下，また，説明文中には示さなかったが，飲酒運転などもあった．**症例10**については患者の両親は常に離婚問題を抱えており，また，このような家庭下で育った子どもには未成年のアルコール依存症を呈することもあり得る．

アルコール依存症者が呈する問題行動によって社会（それは家庭内の人も家庭外の人も含む）が被害を受けることは上記より明らかであるが，今

後，このような症例は増えることが予想されるが，われわれ医師は当然であるが，医療に携わらない人もアルコール依存症に対する知識を増やしていき，同時にこれらの諸問題に対して真剣に取り組んでいく姿勢が必要不可欠と考えられる．

文　献

1) Binder H：Uber alkolische Rauschzustnde. Schweiz Arch Neurol Psychiatr 25：209-228, 36：7-51, 1935

2) Hirschmann J：Zur Kriminologie der akuten Alcoholpsychosen. Kriminalbiologische Gegenwartsfragen 6：55-69, 1964

3) 洲脇　寛，内海剛聡：病的酩酊．日本臨床 55(特別号)：303-306, 1997

4) Claudia Black：私は親のようにならない．誠信書房，東京，58-59, 1989

5) 鈴木健二：ACの回復と理解．アルコール依存とアディクション 11(1)：20, 1994

■ アルコール関連疾患

アルコール関連疾患診断における基礎事項

宮川　朋大*
みやかわ　ともひろ

- アルコール関連疾患には背景に問題飲酒がある．問題飲酒とはアルコール依存症もしくはプレアルコホリックであり，容易に改善するものではない．
- アルコール関連疾患治療と同時に飲酒指導ができれば（多くの場合は断酒），アルコール関連障害の再発防止はもちろん，アルコール依存症の早期治療導入や発症予防が期待できる．
- アルコール依存症に合併するアルコール関連疾患が重度でない場合は，両者の並行した治療が望ましい．
- アルコール関連障害は重複していることが多いことを念頭におき，スクリーニングを含む治療が重要である．また性差にも留意すべきである．

Key Words　アルコール関連疾患，プレアルコホリック，アルコール依存症，身体合併症，早期治療，予防，診断

A．総　論
■ アルコール関連疾患とはどういうものか

　酒に含まれ，中枢神経抑制作用を有し，酩酊などの効果をあらわすのはエチルアルコールである．エチルアルコールには他に筋弛緩作用，鎮痛作用，抗けいれん作用などがある．少量の飲酒では多くの人間にはあまり害がないとされていて，気分転換，対人関係の円滑化などに利用され，飲酒は社会生活に根付いている．しかしエチルアルコールやその代謝産物であるアセトアルデヒドは，物質そのもの，あるいは代謝の過程で生じる物質などが生体に有害作用を及ぼす．このため適正量を越える飲酒では肝臓，膵臓，中枢神経，末梢神経，消化管，その他さまざまな器官を障害し，問題飲酒から生じるアルコール関連疾患は多岐にわたっている（表1）．

　しかし，エチルアルコールには依存性があるため，身体的理由から酒を減らす必要があっても実行が難しい．特に日本においては男性の飲酒に対して寛容な文化があり，また女性の社会進出によってその性差も縮小しており，男女ともに飲酒問題を自覚しにくい実情がある．これはアルコール専門医療に携わるものを除いた医療従事者にもあてはまる傾向である．このようなことがアルコール関連疾患を根本的に解決する取り組みを遅らせている．

■ 飲酒とアルコール関連問題との関係

　飲酒がコントロールできなくなり，不適切な量や，不適切な時間飲酒してしまい，精神的，身体的，社会的な障害を呈してくるのがアルコール依存症である．アルコール依存症となれば，適正飲酒できるように戻る「治癒」は不可能であり，現時点では断酒を続けてコントロール喪失飲酒から逃れる「回復」の維持しか道はない．

　エチルアルコールが過量摂取で生体に有害作用を及ぼすことからみても，飲酒問題が進行すると，アルコール関連疾患の数，重症度が増すのは当然である（図1）．また，アルコール関連疾患はアルコール依存症では合併の危険は高まるが，アルコール依存症に至る前の問題飲酒でも発症することは多い．実際にアルコール関連疾患の治療に際して適切な飲酒指導ないしは断酒指導を受けることによって，適正飲酒ないしは断酒するようになって問題飲酒が改善され，アルコール依存症発症が予防できている症例は少なくないと思われる．しかし指導が不適切で，関連疾患の軽快に伴い問題飲酒が再開し，ついにはアルコール依存症に至っている症例もある．このため，アルコール関連疾患と問題飲酒は並行して治療・対処しなければならないのである．

---

* 独立行政法人国立病院機構久里浜アルコール症センター　精神科

表1　アルコールによる身体疾患

中枢神経障害	栄養障害
・大脳萎縮	・栄養摂取の偏向
・小脳変性症	循環器
・脳血管障害の増加	・アルコール性心筋症
消化管	・高血圧
・食道癌（喉・咽頭癌）	・高脂血症
・食道静脈瘤	・不整脈
・Mallory-Weiss 症候群	血液疾患
・慢性胃炎，びらん性胃炎	・造血機能障害：ビタミン類欠乏，鉄欠乏・利用障害
・胃潰瘍	・溶血性貧血：Zieve 症候群
肝	・血小板減少
・脂肪肝，肝線維症	感染症
・アルコール性肝炎	・白血球減少
・肝硬変	・リンパ球機能不全（免疫低下）
・ウイルス性肝炎増悪	末梢神経，筋，骨
・肝癌発生促進	・末梢神経炎
膵	・ミオパチー
・急性膵炎	・骨粗鬆症
・慢性膵炎（膵石症）	・大腿骨頭壊死
・糖尿病増悪	

表2　専門病院入院アルコール依存症の身体合併症

疾患	出現率（％）
肝障害（肝硬変，肝癌を含む）	76.3
胃炎	57.8
胃・十二指腸潰瘍	8.1
電解質異常	48.1
糖尿病	10.4
高血圧症	14.1
低血圧症	3.7
心電図異常	14.8
ウェルニッケ・コルサコフ症候群	2.2
多発神経炎	10.4

（今道裕之：アルコール依存症　関連疾患の臨床と治療（第2版），創造出版，東京，1996 より改変）

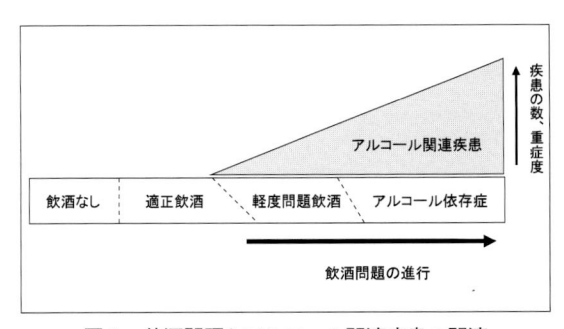

図1　飲酒問題とアルコール関連疾患の関連

B．診療の実際
■ アルコール関連疾患診療の現状

　アルコール関連疾患治療に費やされる医療費は，総医療費の約7%にのぼるとされているが（1987年資料）[1]，その大部分は身体疾患を主訴として内科を中心とした各科を受診し，治療したことによる．例えば肝硬変のうち，飲酒によるアルコール性のものは約15%に上るとみられる[2]．そのため各科でアルコール関連疾患が適切に診断，治療されると同時に，その原因となるアルコール問題を指摘し，適性飲酒もしくは断酒の指導をしなくてはならないが，対応が不完全だと身体状態が改善しては過量飲酒が繰り返される事態となる[3]．

　アルコール依存症専門病院を受診するアルコール依存症者は，これまで他科での治療を受けてきた者もいるが，身体疾患があっても潜在性であったり，顕在化していても無視して飲酒を続けてきた症例も少なくなく，いずれにしろ合併身体疾患の治療が入院後必要となることが多い．専門病院入院アルコール依存症者の身体合併症の出現率を表に示す（表2）[4]．こうした合併身体疾患の早期診断，治療もアルコール依存症治療の重要な構成要素であり，久里浜アルコール症センターでは，アルコール初診時に必ず内科医も診察する．初診時内科診察事項を表に示す（表3）．また入院患者は大量飲酒者というさまざまな疾患のハイリスク群と位置付け，内科医は精神科医とともに全症例の担当医となり，主体となって診療，各種検査を行う．これによりアルコール関連疾患の診断，治療が充実し，消化管の癌などさまざまな疾患が無症状の時期に早期発見され，治療に導入されることも少なくない[5]．しかし，内科をはじめとした各科の医師が常勤できるようなアルコール依存症治療施設は限られている．

■ アルコール関連疾患診療における問題点
1．一般病院において

　アルコール関連疾患を呈する問題飲酒は，同時に複数の疾患をきたしていることも多く，留意しないと見落とすことになりかねない．他疾患もスクリーニングして早期診断・治療することは重要である．

　また，アルコール関連疾患でアルコール依存症者が一般病院に入院した場合，治療者が関連疾患に注目し，アルコール依存症に気づかないか，あ

表3　久里浜アルコール症センター受診アルコール患者の主な初診時内科診察事項

診察項目
- 身長，体重，体温，呼吸数，脈拍数，血圧
- アルコール性皮膚徴候：酒皶，クモ状血管腫，手掌紅斑
- 眼瞼，眼球，瞳孔：貧血徴候，黄疸徴候，眼振，眼球運動，瞳孔
- 顔面，口腔，頸部：舌苔，外傷，湿疹，その他
- 胸部：心音，呼吸音，肋骨骨折，女性化乳房
- 腹部：圧痛，腹水，肝腫大，肝圧痛，鼓音，グル音，静脈怒張
- 四肢：手指振戦，両下肢しびれ感，腓腹筋の把握痛，筋粗大力減退，浮腫，外傷，深部覚の障害，腱反射の亢進ないし減退，病的反射，その他
- 共同運動と歩行：鼻－指，指－指試験の異常，ロンベルグ徴候，構音障害，失調性歩行，その他

検査項目
胸部X線，心電図，採血検査（血算，生化学，血糖など），アルコール呼気濃度，その他

るいは過小評価すると，入院に伴う断酒により出現するアルコール離脱症状への対応が遅れ，治療困難となることがある．アルコール依存症の診断基準は別稿で述べられるが，①長年の習慣飲酒歴，②酒量はおおむね3合以上（患者は過小申告することが多く，また老人，女性ではこれより少量でもなる），③けいれん発作や幻覚出現，手指振戦の既往，④飲酒しないと眠れない，などの病歴があれば，患者はアルコール依存症の可能性があり，断酒するとアルコール離脱症状が出現することがある．実際は救急入院となるケースもあり，情報が不足して予想困難な場合も多い．また，入院時の診療で，①手指，上下肢，体幹いずれかの振戦，②異常な発汗，③心拍数増加，などの身体症状や，④見当識障害（日付，時間，場所などが正確に言えない）を含む軽度の意識混濁，⑥刺激性亢進（怒りっぽい），⑦知覚過敏（音など）などの精神症状のどれかが出現していたら，アルコール離脱症状が出現している可能性がある．アルコール離脱症状の治療については別稿に譲るが，アルコール専門病院や精神科病棟でなくとも，補液やベンゾジアゼピン系の薬剤，その他で対処可能なこともあり，身体疾患治療が優先される場合は一般病院での治療が望まれる．

2．アルコール依存症治療施設において

内科をはじめとした一般身体科の併設されていない治療施設においては，離脱症状出現の可能性が低ければ，重症の関連疾患はしかるべき施設での治療によりある程度改善させてから，アルコール依存症治療に導入すべきである．しかし，表3のような診察で入院時に合併疾患をスクリーニングしたうえでも，入院後対応困難な事態になることはある（肝硬変による食道静脈瘤破裂など）．身体状態の注意深い観察を続け，必要時には他科医療機関受診をためらわない心構えが必要である．

一般病院でもいえることであるが，アルコール離脱期においては脱水，低栄養，電解質異常などをきたしていることが多く，全身管理に注意を要する．特に精神科主体のアルコール依存症治療施設においては対応を準備しておく必要がある．大量飲酒から離脱に至る時期のビタミンB群の欠乏はウェルニッケ・コルサコフ症候群など，重篤な中枢神経障害をきたすこともあり，症状の有無に関わらず離脱初期のビタミンB群補給は必須である．

■ アルコール関連疾患の性差

近年女性の飲酒者が増加するのに伴い女性のアルコール依存症者も増加している[6]．女性はアルコール依存症に至るまでの飲酒期間が短いとされ[7]，摂食障害を合併しやすいなどの性差がある[8]．

アルコール関連疾患も，より少量の飲酒で女性での出現率が高いものがある[9]（表4）．このうち肝障害では女性で進行が早く，回復が不良で，死亡率が高いとされ重要である[10]．また，女性特有の医学的事柄にも飲酒の影響は大きく，特に妊娠中，授乳中などの胎児，子への影響は重大である[9]（表5）．胎児はアルコールに脆弱であり，胎児性アル

表4　女性の飲酒における医学的危険性

	危険が高まる飲酒量	男性と比較
総死亡率	2 drink/day 以上	高
高血圧	3 drink/day 以上	差なし
脳卒中	4 drink/day 以上	差なし
肝障害	7 drink/w 以上	高

1 drink：純アルコール12g　　（文献9)より改変）

表5　女性特有の医学的危険性

	危険が高まる飲酒量
不妊	6 drink/day 以上，週5日以上
自然流産	2 drink/day 以上（平均）
月経困難	6 drink/day 以上，少なくとも週1日
乳癌	2 drink/day 以上（平均）

（文献9)より改変）

コール症候群を避けるためには，妊娠中の母体は禁酒が必要である[11]．女性のアルコール関連疾患には，このような事実に基づいて，禁酒を主体とした飲酒指導が重要である．

■ アルコール関連疾患診療における飲酒指導の指標

禁酒しても回復不良のアルコール関連疾患や，アルコール依存症者は禁酒（断酒）の継続が不可欠であるのはいうまでもない．しかしアルコール性肝障害を例にとると，アルコール依存症者においても禁酒後比較的急速に検査値は改善する．禁酒により速やかに症状（検査値）が改善し，しかもアルコール依存症には至っていない者（以下，軽度問題飲酒者）に対する飲酒指導をどのようにすべきなのか．

厚生労働省から打ち出された21世紀の健康施策である「健康日本21」によると，1日純アルコールで約20g程度（日本酒約1合）までが，問題をほとんど生じない，ローリスク飲酒（low risk drinking）とされている[12]．軽度問題飲酒者にローリスク飲酒をすすめればよいのだが，医者による飲酒量の規制は，患者本人が問題意識をもち，家族，職場ないしは職場の診療機関の協力，働きかけなどがないと継続しない場合が多い．

久里浜アルコール症センターでは，アルコール依存症に至っていない問題飲酒者を以下の基準で，「プレアルコホリック」とし，治療している．①なんらかのアルコール関連問題を有する，②明白な離脱症状を経験していない，③48時間を超える連続飲酒の経験がない，以上3点すべてを満たすこととしている[13]．軽度問題飲酒者のすべてが含まれる．プレアルコホリックに対する飲酒指導は，最低6ヵ月断酒し，6ヵ月後に断酒を続けるか，ローリスク飲酒をするか決めるというものである．理由は，はじめから減酒の指導をした症例はほとんどがそれに失敗し，問題飲酒が続いてしまったと

いう経験があり，6ヵ月程度の断酒を経ないと，酒のない生活，そのメリットを実感できず，ローリスク飲酒は実行できないと考えられたからである[13]．

■ アルコール関連疾患患者，プレアルコホリックに対する治療の実際

久里浜アルコール症センターでは，アルコール依存症者に対する治療のみでなく，アルコール関連疾患患者，プレアルコホリックに対する治療プログラムを実施している．

1．サテライトクリニック[14]

多数の外来患者を抱える国立総合病院や精神科診療所に医師を派遣し，外来でアルコール問題に関してコンサルトを受け診療していき，必要なら久里浜アルコール症センターにつなげる．

2．アルコール・プライマリーケア・プログラム（APP）[14]

健康診断などでアルコール関連臓器障害を指摘されているプレアルコホリックに，内科病棟への1週間の入院でドック式検査とアルコール予防教育をするものである．これによりプレアルコホリックのアルコール関連疾患のスクリーニングができ，結果説明，治療導入と，アルコール予防教育によって問題飲酒改善も期待される．

3．プレアルコホリック治療プログラム[13]

APPよりも飲酒問題そのものを治療対象としている．通院治療で月に1～2回，診察とミーティングを行う．希望者は抗酒剤を服用しているが，アルコール依存症治療と異なり，抗酒剤や自助グループは積極的にすすめはしない．アルコール依存症者とまったく別プログラムであるためにスティグマを軽減でき，治療継続，飲酒問題軽減に有効である．

三重県ではアルコール依存症専門医療機関（三重県立こころの医療センター）を中心に，アルコール関連疾患研究会をもち，総合病院，開業医院な

どの内科を中心とした各科の医師，看護師，保健師，MSW，PSW などが主体となって活動して，アルコール医療に関して連携を深めている[15]．これにより関連疾患治療の場でも，問題飲酒者，アルコール依存症者への指導や，専門病院での治療導入に効果を発揮している．

おわりに：アルコール関連疾患診療の重要性

これまで述べてきたように，アルコール関連疾患はその疾患のみの治療で終結してその後飲酒すればすぐにでも再発してしまう．また医学的には関連疾患よりもアルコール依存症などの飲酒問題の方が重要な場合も多い．適切な飲酒指導（大部分は断酒が必要）や，アルコール依存症者では専門医療導入が必要である．アルコール依存症者の心理としてアルコール問題への否認があり，専門病院受診は難しいが，家族，職場，保健所など，周囲を巻き込んだ粘り強い働きかけが望まれる．またアルコール依存症者では，回復のための断酒が継続しても，関連疾患の適切な治療がなされないと健康な生活は営めず，再飲酒のきっかけとなってしまうことがある．治療は両者を並行してすすめる必要がある．

一般医療機関，アルコール依存症専門医療機関が，アルコール関連疾患，アルコール依存症治療の場で広い視野，問題意識をもち，日常的に連携，情報交換を強化して，それぞれの治療を分担しあえば，より効果的にアルコール問題に対処でき，アルコール問題減少につながると考える．

文　献

1) 高野健人，中村桂子：アルコール関連問題の社会的費用．アルコール関連問題の現状：アルコール白書（河野裕明，大谷藤郎，編）．厚健出版，東京，1993

2) 堀江義則，石井裕正：わが国における常習飲酒者肝癌の実態（抄録）．日本アルコール・薬物医学会雑誌 37：270-271，2002

3) 髙木　敏：アルコール関連疾患の診断と治療：アルコール依存症の最新治療（斎藤　学，他編）．金剛出版，東京，41-128，1989

4) 今道裕之：アルコール依存症 関連疾患の臨床と治療（第2版）．創造出版，東京，1996

5) 横山　顯，他：アルコールと癌．アルコール医療入門（白倉克之，丸山勝也，編）．新興医学出版社，東京，58-61，2001

6) 栗田寛美，他：女性のアルコール問題．アルコール医療入門（白倉克之，丸山勝也，編）．新興医学出版社，東京，79-85，2001

7) 幸地芳朗：女性アルコール依存症者の特徴―特に中年，既婚女性について―．精神科治療学 15：943-949，2000

8) Suzuki K, Higuchi S, Yamada K, et al：Yong female alcoholics with and without eating disorders：a comparative study in Japan. Am J Psychiatry 150：1053-1058，1993

9) Bradley KA, Badrinath S, Bush K, et al：Medical risks for women who drink alcohol. JGIM 13：627-639，1998

10) Becker U, Deis A, Sorenson TI, et al：Prediction of risk of liver disease by alcohol intake, sex and age：a prospective population study. Hepatology 23：1025-1029，1996

11) U. S. Preventive Services Task Force. Guide to Clinical Preventive Services：Report of the U. S. Preventive Services Task Force. 2 nd ed. Baltimore, Md：Williams and Wilkins；1996

12) 健康日本21；http://www1.mhlw.go.jp/topics/kenko21_11/top.html（2002年9月30日）

13) 久富暢子，水谷由美子，長島八寿子，他：プレアルコホリック教育プログラムとその教育効果．精神医学 39：415-422，1997

14) 丸山勝也：アルコール関連疾患患者への内科医としての取り組み―アルコールプライマリーケアプログラムおよびサテライト外来―．日本アルコール関連問題学会雑誌 4：124-127，2002

15) 猪野亜朗，遠藤太久郎，広瀬秀雄，他：三重県アルコール関連疾患研究会と連携医療の推進．日本アルコール・薬物医学会雑誌 36：567-585，2001

■ アルコール関連疾患

アルコール性消化管疾患

水上　健*
みずかみ　たけし

- アルコールは腸管粘膜のみならず運動機能へ影響を及ぼす．
- アルコールによる肝・膵障害の二次的影響を受ける．
- 重症のカンジダ食道炎では食道狭窄を起こし得る．
- 胃静脈瘤と診断されたら，速やかに治療可能な医療機関と相談を．
- アルコール症では大腸腺腫が通常者の約40倍，大腸癌が約35倍見出される．
- 腸管運動障害は断酒後数ヵ月に及ぶことがある．

Key Words　Mallory-Weiss症候群，腸管運動障害，剝離性食道炎，胃静脈瘤，大腸腺腫，大腸癌

はじめに

アルコールはその20%が胃より吸収され，小腸で残りの80%が吸収される．アルコール関連疾患として肝臓・膵疾患が注目されがちであるが，アルコールによる直接作用を受ける消化管への影響は少なくない（表1）．

■ アルコールの影響

1．粘膜への影響

高濃度のアルコールにより細胞膜の脂質・蛋白の変性を起こし，細胞間tight junctionが障害されることが報告されている．間接的なアルコールの影響としては粘膜血流に与える影響，消化管ホルモン・ケミカルメディエーター・腸内細菌叢・消化液分泌などへの影響が報告されており，特に粘膜血流への影響は粘膜障害へ大きく関与すると考えられている．長期の大量飲酒により小腸の機能的・形態的異常が起こり，Rogginsらの報告[1]によればアルコール症患者の60%以上の症例でD-キシロース試験の低下，ビタミンB_{12}の吸収障害，脂肪便が認められている．また空腸で主に吸収される葉酸はアルコール症患者では栄養摂取の低下，アルコールによる葉酸の尿中排泄の亢進，粘膜障害による吸収障害で低下して大球性貧血を引き起こす．

2．運動機能への影響

アルコールの食道・胃・小腸・大腸の消化管運動への影響が報告されている．特に高濃度のアルコールが胃や小腸の蠕動運動を障害することが報告され消化管平滑筋細胞や神経叢の傷害が原因と考えられている．

3．肝臓・膵臓の影響

アルコール性肝硬変の門脈圧亢進に伴う食道・胃静脈瘤，慢性膵炎による外分泌機能の低下に伴う吸収不良症候群がある．

表1　アルコール性消化器疾患

1. 食道：
   Mallory-Weiss症候群
   食道炎（RE，剝離性，カンジダ）
   食道静脈瘤
   食道異型上皮・癌
2. 胃：
   急性胃粘膜病変
   うっ血性胃炎
   胃潰瘍
   胃静脈瘤
3. 十二指腸・小腸：
   吸収不良症候群
   十二指腸炎・潰瘍
4. 大腸：
   大腸腺腫
   痔核

* 横浜市立市民病院　内視鏡センター

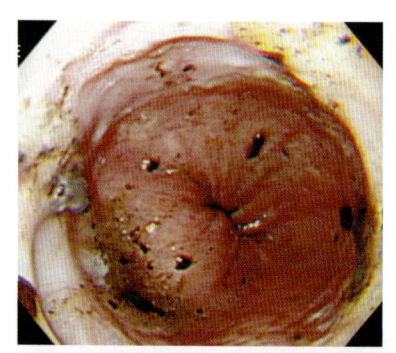

図1 Mallory-Weiss症候群

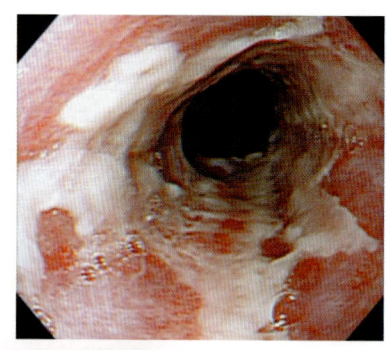

図2 逆流性食道炎

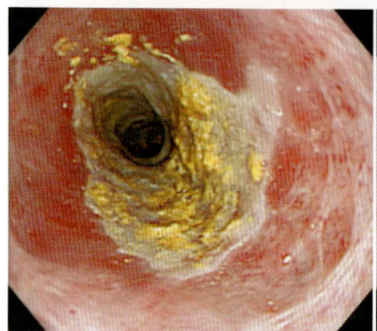

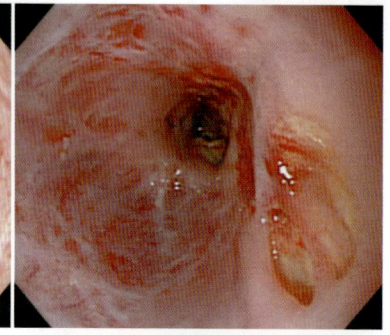

図3, 図4 カンジタ食道炎

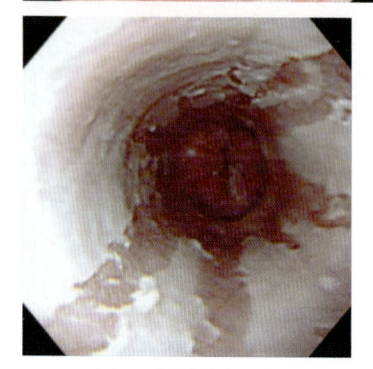

図5 剝離性食道炎

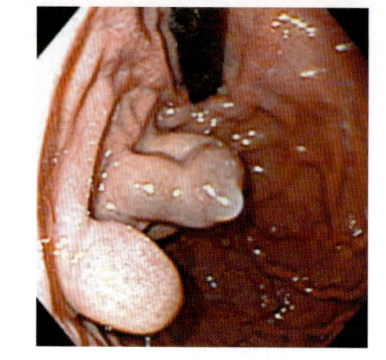

図6 胃静脈瘤

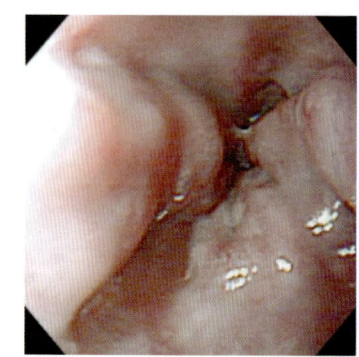

図7 食道静脈瘤

■ 症例呈示

症例 11 Mallory-Weiss症候群の一例

嘔吐時の急激な腹腔内圧，胃食道内圧上昇に伴う胃食道吻合部の裂傷による出血・吐血である[2]．飲酒による繰り返す嘔吐により引き起こされることが多い．通常は自然止血することが多いが，裂傷の程度により内視鏡的止血や輸血を要する重症例がある．

〈31歳，男性〉

【飲酒歴】26歳より焼酎4合/日飲酒．アルコール性肝障害で外来通院中に大量飲酒後に繰り返し嘔吐し，血性吐物を認めたため来院した．

【検査値】WBC 11400, HB 7.1, MCV 100, Plt 17.0×10⁴, TP 5.4, ALB 3.2, TB 3.0, AST/ALT 89/109, GGTP 626, BS 459, HbA₁c 6.3%．

内視鏡画像を示す（図1）．食道下部9時の方向に裂傷とコアグラを認める．内視鏡クリップで縫縮し，改善した．

症例 12 逆流性食道炎の一例

アルコールは，①下部食道括約筋（LES）圧の低下[3]，②食道蠕動運動の低下による排泄障害，③アルコールによる食道粘膜障害，④アルコールによる自律神経障害により逆流性食道炎を惹起す

るとされており，アルコール症ではその生活状態，大量飲酒による増悪がしばしば見出される．

<41歳，男性>
【飲酒歴】20歳よりワイン2～4L/日飲酒．飲酒して出勤を繰り返していた．嘔吐を繰り返し，食事が摂れなくなり入院した．
【検査値】WBC 6000，Hb 12.3，MCV 100，Plt $29.6×10^4$，TP 6.0，ALB 3.5，TB 0.6，AST/ALT 21/13，GGTP 89，BS 106，HbA_{1c} 3.6％．
内視鏡画像を示す（図2）．食道下部に全周性の潰瘍を認める．入院後PPIの内服治療により狭窄もなく改善した．

症例13　カンジタ食道炎の一例

癌の末期やAIDSのような免疫不全状態で観察されるカンジタ食道炎はアルコール症ではKodsi分類[4]のGrade I 程度の食道の白斑として10％程度の患者に認められる．通常は抗真菌剤の投与で改善する．重症例では潰瘍がカンジタに覆われていることがあり全周性病変から食道狭窄を引き起こす場合がある．

<55歳，男性>
【飲酒歴】30歳より日本酒3合/日飲酒．連続飲酒1ヵ月間したあと自宅で寝たきり生活となり，食事が摂れなくなり入院した．
【検査値】WBC 14900，Hb 15.2，MCV 113，Plt $28.3×10^4$，TP 5.7，ALB 3.9，TB 0.4，AST/ALT 19/10，CRP 6.08，GGTP 43，BS 127，HbA_{1c} 5.5％，β-Dグルカン139.2，カンジタ抗原10．
内視鏡画像を示す（図3）．食道中部に全周性の白苔をもつ潰瘍を認める．全身衰弱強く，IVHによる栄養管理をし抗真菌薬を投与したが高度の食道狭窄をきたし（図4）その後，拡張術を要した．

症例14　剥離性食道炎の一例

薬剤による腐食性食道炎などで稀に観察される粘膜過形成とその剥離を特徴とする食道炎がアルコール症でも見出される．断酒で改善・治癒する．

<48歳，男性>
【飲酒歴】35歳より日本酒1升/日を飲酒．外来通院中で自覚症状はない．
【検査値】WBC 5700，Hb 15.6，Plt $21.4×10^4$，TP 7.3，ALB 4.5，TB 0.7，AST/ALT 56/44，GGTP 80，CRP 3.4，BS 99，HbA_{1c} 4.86％．
内視鏡所見を示す（図5）．下部食道を中心に白色の粘膜の肥厚と線状に剥離した粘膜が観察される．断酒とともに改善・消失した．

症例15　食道・胃静脈瘤の一例

肝硬変や急激な肝障害による門脈圧亢進に伴う血行の側副路として食道・胃静脈瘤が見出される．食道静脈瘤出血では出血切迫の指標としてRC（red color）signがありEVL（endoscopic varicera ligation）の普及とともに治療が一般化してきた．胃静脈瘤出血では粘膜が厚いことよりRCsignがみられることが少なく，明確な出血の指標がなく，出血した際には食道静脈瘤と比較にならない出血量となるため治療可能な医療機関との早期からの連携が必要である．

<31歳，男性>
【飲酒歴】18歳より焼酎4合/日飲酒．黄疸，腹水を認めて入院．
【検査値】WBC 7600，Hb 12.0，MCV 98，Plt $13.7×10^4$，TP 6.7，ALB 3.1，TB 2.2，AST/ALT 299/93，GGTP 1117，BS 144，HbA_{1c} 4.7％．
入院時の内視鏡で吻合部に太い胃静脈瘤（図6）を見出された．治療目的で他院に転院した．

<56歳，男性>
【飲酒歴】16歳よりビール2L/日を飲酒．腹水，黄疸のため入院．
【検査値】WBC 7800，Hb 12.0，MCV 106，Plt $15.3×10^4$，TP 7.4，ALB 3.6，TB 3.3，AST/ALT 180/50，GGTP 583，BS 112，HbA_{1c} 5.3％．
入院時の内視鏡で中部食道に4条の太い食道静脈瘤（RC+）を見出された（図7）．内視鏡治療が必要と判断され転院した．

図8 AGML

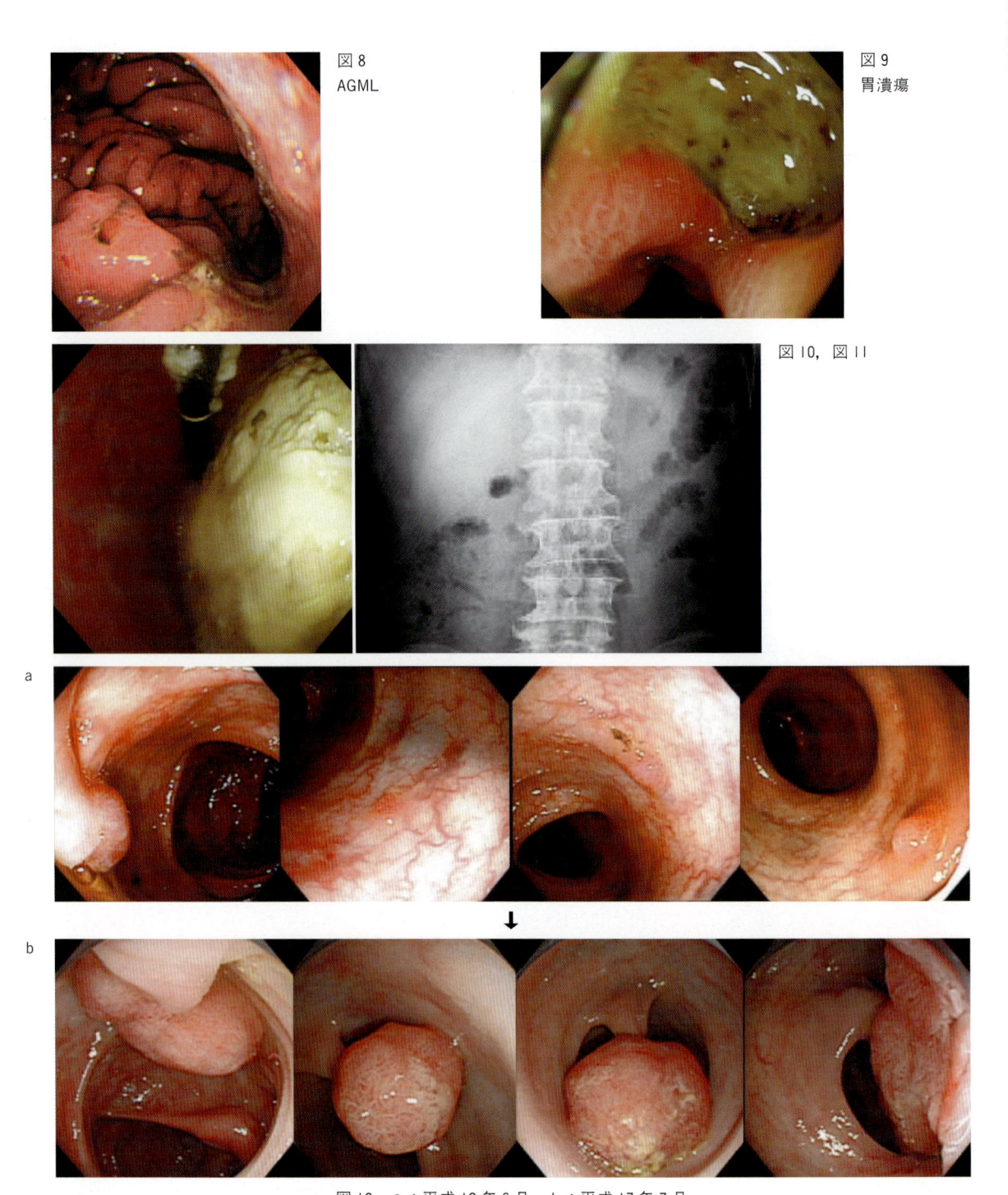

図9 胃潰瘍

図10, 図11

図12　a：平成13年6月, b：平成17年7月

| 症例 16 | AGML（急性胃粘膜病変）の一例 |

　精神・身体的ストレスや薬剤，アルコールで発生する出血性のびらんや急性潰瘍で急性胃粘膜病変（AGML）と総称される．Mucosal barrierの破綻による水素イオンの逆拡散が機序と考えられ[5]，最近ではプロスタグランジン，ロイコトリエン，血小板活性化因子，エンドセリンなどのケミカルメディエーターの関与がいわれている．重症

48

疾患との合併時に時に大量出血をきたし問題となる．

〈65歳，男性〉

【飲酒歴】30歳より焼酎4合/日を飲酒．家庭内ストレスより連続飲酒し体重が15 kg減少．胃痛があり血性吐物を認め入院した．

【検査値】WBC 18200, Hb 15.6, MCV 96, Plt 10.9×10^4, TP 5.6, ALB 3.5, TB 3.2, AST/ALT 73/42, GGTP 52, BS 312, HbA_{1c} 7.7%.

胃粘膜の発赤・腫脹，血性物の滲出を見る（図8）．断酒・安静で回復した．

症例 17　胃潰瘍の一例

アルコールは従来消化性潰瘍の危険因子とされてきたが，適量の飲酒では最近は否定的な報告も多い[6]，しかしながら強いアルコールや過度の飲酒は粘膜障害を引き起こすため消化性潰瘍例での断酒は重要である．

〈52歳，男性〉

【飲酒歴】18歳より日本酒4合/日を飲酒．腹水・黄疸・貧血を認め入院した．

【検査値】WBC 7500, Hb 6.7, MCV 92, Plt 20×10^4, TP 5.8, ALB 2.9, TB 3.8, AST/ALT 80/50, GGTP 750, BS 105, HbA_{1c} 5.2%.

入院時の内視鏡所見を示す（図9）．胃角部・前庭部に写真のような深い潰瘍の多発をみる．PPIの投与，栄養管理で改善した．

症例 18　消化管運動・消化吸収機能低下の一例

アルコール症では自律神経障害や消化管平滑筋・神経叢の障害により消化管の運動障害が生じる．またアルコールの膵外分泌機能の低下もありアルコール症入院患者の約半数の腹部レントゲンで通常では認められないはずの小腸ガスが認められる．

〈63歳，男性〉

【飲酒歴】18歳より日本酒4合/日飲酒．連続飲酒を数ヵ月続けた後，2ヵ月前より食欲不振・歩行不能となり入院した．

【検査値】WBC 6500, Hb 14.1, Plt 39.7×10^4, TP 6.5, ALB 3.1, TB 1.1, AST/ALT 17/11, GGTP 20, BS 146, HbA_{1c} 5.5%.

入院時の腹部レントゲン・腹部CTでは胃内容物の大量貯留を認めた．入院後の内視鏡所見を示す（図10）．大量の胃内容物を認めるが，潰瘍・腫瘍・狭窄など器質的病変を認めなかった．IVHによる栄養管理を行い一切の経口摂取を中止したが1ヵ月後の内視鏡画像でも胃内容物を認める（図10）．40日を過ぎ胃内容物が消失し，経口摂取が可能となり退院した．

〈60歳，男性〉

【飲酒歴】16歳より日本酒4合飲酒．軟便以外は特に自覚症状を認めないが，問題飲酒のため教育入院した．

【検査値】WBC 4400, Hb 16.5, MCV 100, Plt 18.8×10^4, TP 7.2, ALB 4.5, TB 0.4, AST/ALT 22/22, GGTP 20101, BS 135, HbA_{1c} 5.2%.

入院時の腹部レントゲンを示す（図11）．大量の小腸ガスが認められた．

症例 19　大腸腺腫の一例

アルコールと大腸腺腫・癌の関係は従来から報告があるが，久里浜アルコール症センターでのアルコール症患者1000例の大腸癌検診では55%の患者に大腸腺腫が認められ，6%の患者に大腸癌が見出された．

〈44歳，男性〉

【飲酒歴】26歳から焼酎4合/日を飲酒．連続飲酒となり，るいそう状態で入院．

【検査値】WBC 3700, Hb 11.4, MCV 84, Plt 7.7×10^4, TP 8.2, ALB 3.6, TB 2.5, AST/ALT 162/63, GGTP 927, BS 128, HbA_{1c} 3.6%.

入院時の大腸鏡で4〜6 mmの大腸腺腫が見出された（図12 a）．4年後の大腸鏡で20〜50 mmに成長した大腸病変を認め，同日にすべて内視鏡下に治癒切除をした．Carcinoma in adenomaであった（図12 b）．

文　献

1）Roggins GM, et al：Malabsorption in the chronic alcoholic. John Hopkins Med J 125：321, 1961

2）奥山山治：Mallory-Weiss syndrome. 臨床消化器内科 4：355-362, 1989

3) Hogan WJ, et al : Ethanol-induced acute esophageal dysfunction. J Appl Physiol **32** : 755-759, 1972

4) Kodsi B, et al : Candida Esophagitis : A prospective study of 27 cases. Gastroenterology **71**(5) : 715-719, 1976

5) Dinoso VP, et al : Effects of ethanol on the gastric mucosa of the Heidenhain poucbh of dogs. Am J Dig Dis **15** : 809, 1970

6) Friedman GD, et al : Cigarettes, alcohol, coffee and peptic ulcer. N Engl J Med **290** : 469-473, 1974

■ アルコール関連疾患

アルコール性肝疾患

髙橋　久雄*　奥山　啓二**　丸山　勝也***
たかはし ひさお　おくやま けいじ　まるやま かつや

- 長期間にわたる大量飲酒が肝障害の直接的な原因であり，さらに栄養因子，腸内細菌由来エンドトキシンなどが肝障害の増悪や進展に関与している可能性がある．
- 初期病変である脂肪肝，壊死炎症反応の強いアルコール性肝炎，炎症所見に乏しく線維化の進展が認められる肝線維症，終末像であり小結節性・薄間質性の肝硬変，など多彩な病型がある．通常，脂肪肝からアルコール性肝炎を繰り返しながら肝硬変に至ると考えられているが，肝線維症を経て肝硬変に至る例もあることが報告されている．
- 同じ飲酒量・飲酒期間であっても，肝障害の進展には個人差がある．また，女性は男性に比して少量かつ短期間の飲酒でも肝障害が進展しやすく，若年で肝硬変に至る例が稀でない．
- 飲酒中と断酒後では病像が著しく異なるため，一時点での肝生検所見あるいは肝機能検査だけで病態の全体像を把握するのは困難である．臨床経過を考慮したうえで診断することが望ましい．
- いずれの病型においても，治療の原則は完全断酒であり，そのうえで病態に応じた種々の治療を行う必要がある．飲酒を継続しながらでも治癒を可能とする薬剤は現在のところ知られていない．

Key Words　アルコール性肝障害，診断基準，症例提示

はじめに

アルコール性肝障害とは，長期にわたる過剰の飲酒が肝障害のおもな原因と考えられる病態であり，アルコールに起因する臓器障害のなかでも，もっとも高頻度かつ重篤な疾患である．アルコール性肝障害の病像はさまざまだが，わが国では文部省総合研究「髙田班」の診断基準に基づいて診断および病型分類がなされている（表1，表2）[1]．これらの疾患について，以下に自験例を提示し，おもな特徴に関して説明を加える．

■ 症例と解説

症例 20 アルコール性脂肪肝の一例

〈男性，32歳，会社員（営業）〉

【経　過】18歳初飲，入社後23歳頃より週に3回以上は飲酒，25歳頃よりほぼ毎日．飲酒量はビール2～3本．自覚症状はないが会社健康診断で肝機能障害の指摘を受けた．精密検査は受けておらず，飲酒量も減らしていない．2日酔による欠勤など他のアルコール関連問題はない．

【既往歴・輸血歴】なし．健康診断では尿酸高値，中性脂肪高値の指摘も受けている．

【理学所見】身長170 cm，体重75 kg，体温36.5℃，貧血・黄疸なし，口腔・咽頭異常なし，頸部異常なし，胸部打聴診上異常なし，腹部平坦軟・圧痛なし，肝腫大軽度，脾腫なし，下腿浮腫なし．

【血液検査成績】WBC（White Blood Cell）：4700/μl，Hb（Hemoglobin）：16.5 g/dl，PLT（Platelet）：25.8×10^4/μl，PT（Prothrombin time）：100%，TP（Total protein）：8.3 g/dl，Alb（Albumin）：5.2 g/dl，TB（Total bilirubin）：0.8 mg/dl，GOT：96 IU/l，GPT：59 IU/l，LDH：410 IU/l，ALP（Alkaline phosphatase）：250 IU/l，γ-GTP：205 IU/l，CHE（Choline esterase）：258 IU/l，IV-C（TypeIV collagen 7 S）：4.2 ng/ml，AFP（α-feto protein）：4.4 ng/ml，HBsAg（－），HCVAb（－）．

【エコー所見】肝は腫大し辺縁は鈍で，高輝度かつ深部減衰所見あり，脂肪肝に合致．

* 平塚市民病院　消化器科　　** 日本鋼管病院　内科　　*** 独立行政法人国立病院機構久里浜アルコール症センター　内科

表1　アルコール性肝障害診断基準

I．概念
　「アルコール性」とは，長期（通常5年以上）にわたる過剰の飲酒が肝障害のおもな原因と考えられる病態で，以下の条件を満たすもの
　A．「アルコール性」
　　1．常習飲酒家（1日平均3合以上）または大酒家（5合以上，5年以上継続）．ただし，女性およびALDH2活性欠損者ではより少量の場合あり
　　2．禁酒により血清GOT，GPT活性が明らかに改善し，4週以内にほぼ正常化
　　3．肝炎ウイルスマーカーは陰性
　　4．次の検査のうち，少なくとも一つが陽性
　　　1）禁酒による肝腫大の著明な縮小．4週でほぼ正常化
　　　2）禁酒による血清γ-GTP活性の明らかな低下
　　5．以下のアルコール性肝障害に特異的なマーカーが陽性なら，より確実
　　　1）血清トランスフェリンの微小変異陽性
　　　2）CTスキャンによる肝容量の増加
　　　3）アルコール肝細胞膜抗体陽性
　　　4）血清GDH，OCTが異常高値でGDH/OCT＞0.6
　B．「アルコール＋ウイルス性」
　　肝炎ウイルスマーカーが陽性で，上記Aの2を除き，上記Aの条件を満たすもの
　C．「その他」
　　上記の条件を満たさない場合は，大酒家であってもアルコール性肝障害と確診することは困難．ただし，アルコール性肝障害に典型的な組織所見が得られた場合を除く

（文部省「高田班」抜粋）

表2　アルコール性肝障害各病型の診断基準

1．非特異変化群
　肝機能検査に異常を認めるが，組織的には非特異変化，または正常
2．アルコール性脂肪肝
　肝小葉の1/3以上の脂肪化が主体で，その他の所見なし
3．アルコール性肝線維症
　種々の形状の線維化が主体で，炎症細胞浸潤や肝細胞壊死は軽度
4．アルコール性肝炎
　病変の主体が，肝細胞の変性・壊死で，小葉中心部の肝細胞の著明膨化，種々の程度の肝細胞壊死，マロリー体，多核白血球浸潤などを認める．臨床診断基準は，必須項目［飲酒量の増加を契機に発症または増悪，GOT優位の血清トランスアミナーゼの上昇，血清総ビリルビンの上昇（2 mg/dl以上）］と，付加項目［腹痛，発熱，白血球増加，ALPの上昇（正常値上限の1.5倍以上），γ-GTPの上昇（正常値上限の2倍以上）］のうち3項目以上を認めるもの
5．重症型アルコール性肝炎
　アルコール性肝炎で，肝性脳症，肺炎，急性腎不全，消化管出血，エンドトキシン血症などを伴い，多くは1ヵ月以内に死亡するもの
6．大（飲）酒家慢性肝炎
　門脈域の小円形細胞浸潤を伴う病変が主体
7．アルコール性肝硬変
　定型例では小結節性・薄間質性
8．大（飲）酒家肝癌
9．アルコール性肝障害（臨床的）
10．アルコール性肝障害（疑）

（文部省「高田班」抜粋）

【症例解説】アルコール性脂肪肝は，アルコール性肝障害の初期段階である．自覚症状はない場合も多く，あっても右季肋部の腫脹感や重圧感などのほかは，軽い嘔気や全身倦怠感など疾患特異性の低い症状しか認められない．多くの場合本例のように，無症状の段階で健康診断で肝機能障害を指摘され発見される．血液検査での肝機能障害のパターンは軽度のGOT，GPT上昇（GOT＞GPT）とγ-GTP上昇だが，飲酒による高尿酸血症や高中性脂肪血症を伴うことも多い．また，エコーによる脂肪肝の所見も診断に有用である．飲酒歴よりアルコール性脂肪肝が疑われ，会社の産業医から断酒や節酒を指示されている例が多いが，重病感がなく，いわゆる「仕事上の付き合い」といったような飲酒習慣を理由にアルコールが減らせず，結局，脂肪肝は改善しないことが少なくない．飲酒を継続した場合に，脂肪肝が将来どうなるかの予測は個々のケースについては難しいが，一般的には，そのまま脂肪肝が続くケース，アルコール性肝炎を発症するケース，そして後述する肝線維症を経由して肝硬変に至る可能性などが考えられる．脂肪肝は初期病変であるので，断酒あるいは飲酒量・飲酒回数を減らすだけで改善する例が多いが，この時点で肝障害に気づきながら節酒ができない人では，アルコールの依存性や耐性のために次第に摂取量が増加し，重篤な肝障害に進行する例が多い．しかしその進展には個人差があり，アルコール代謝に関係する酵素の遺伝子型をはじめ個体側の要因も何らかの関与をしているものと考えられている．

■ 症例と解説

症例 21　アルコール性肝炎の一例

〈51歳，女性，主婦〉

【経　過】初飲19歳．20歳代から友人との付き合いでしょっちゅう酒を飲んでいた．30歳代からは飲酒量も増加（具体量は不詳）．ここ1年は毎日飲

酒しており，ブラックアウトもあり，転倒や打撲もある．最近の飲酒量はウーロンハイ5杯位．
【既往歴】虫垂炎手術，5歳．輸血歴なし．
【理学所見】身長157.5 cm，体重63.2 kg，体温37.7℃，意識清明，貧血・黄疸あり，口腔・咽頭異常なし，頸部異常なし，胸部打聴診上異常なし．腹部膨隆軟，腹水あり，肝4横指触知，圧痛なし，脾腫なし，下腿浮腫あり．
【血液検査成績】WBC：18000，Hb：12.3，PLT：29.0，PT：90，TP：7.0，Alb：3.7，TB：4.3 GOT：255，GPT：96，LDH：955，ALP：905，γ-GTP：2585，CHE：108，HBsAg（-），HBsAb（+），HCVAb（-），IV-C：11.1，AFP：4.5．
【エコー所見】肝腫大著明・辺縁鈍，高度脂肪肝の所見，脾腫あり．
【CT】肝腫大，表面不整なし，高度脂肪肝の所見，脾腫なし．
【経　過】図1．
【症例解説】この症例は飲酒期間約20年程度の女性で，入院時には黄疸，腹水と著しい肝腫大を認めた．連続飲酒状態後の発症，黄疸，GOT＞GPTのトランスアミナーゼ上昇，発熱，白血球増多，ALP正常上限値の1.5倍以上上昇，γ-GTP2倍以上上昇の基準を満たし，臨床的にアルコール性肝炎と診断された．入院後，直ちに肝庇護剤，ビタミン剤の点滴を開始したが，断酒状態にあるのにもかかわらず，肝機能の改善は緩慢で，微熱，白血球増多が持続，低蛋白血症も続いた．発熱に対しての広範囲スペクトル・セフェム系抗生剤点滴にも良好な反応が得られないため，腸内細菌に由来するエンドトキシンの影響を抑える目的で経口的にカナマイシンを投与したところ，白血球数，CRP値の改善および解熱が見られ，肝機能も改善した．画像診断では肝腫大と著明な脂肪肝，そして脾腫が認められているが，アルコール性肝炎に合致する症例である．回復期のIV型コラーゲン上昇が明らかで，このような炎症状態を繰り返しながら肝硬変に進展していく過程がうかがえる．アルコール性肝障害，特にアルコール性肝炎の重症化メカニズムに関しては，従来より多方面の研究がなされてきているが[2]，有力な説の一つは大酒家では腸内細菌由来のエンドトキシンが腸管壁より門脈血中に進入しやすい状態にあり，さらに肝臓のクッパー細胞機能の低下のため，肝網内系で処理されず，エンドトキシン血症が生じ，これをトリガーとしたサイトカインの活性化を介して，広汎な肝細胞障害，さらには全身の多臓器障

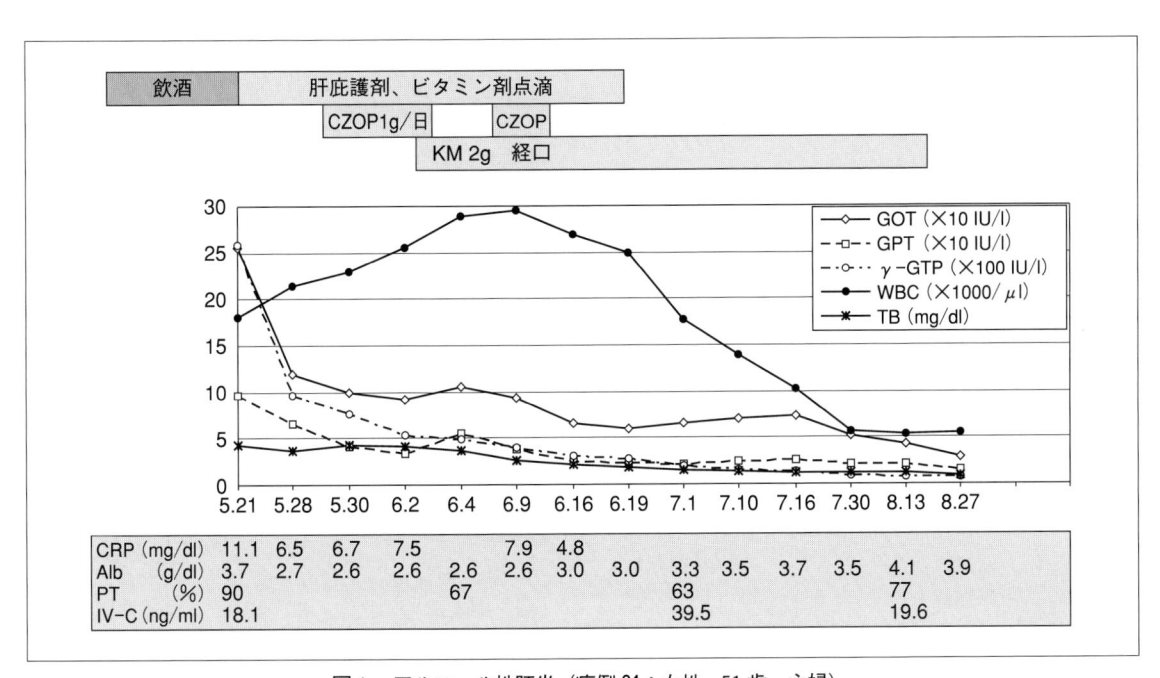

図1　アルコール性肝炎（症例21：女性，51歳，主婦）

表3 アルコール性肝炎の治療に用いられる治療法と薬剤

A．一般的なアルコール性肝炎の場合
 1．禁酒，安静
 2．高蛋白・高カロリー・高ビタミン食による栄養療法
  ・経口摂取が不十分な場合は高カロリー輸液
  ・肥満がある場合はカロリーを適宜減量
  ・肝性脳症が疑われる場合は，蛋白を制限し分枝鎖アミノ酸製剤で補充
 3．肝庇護剤
 4．その他の薬剤
B．重症例の場合は以下の治療法も考慮
  1）ステロイド剤
  2）インスリン・グルカゴン療法
  3）エンドトキシン血症に対する対策
  4）感染，消化管出血，腎不全，肝性脳症など合併症の予防
  5）血漿交換・白血球除去療法
  6）肝移植

害が生じるとするものである．こうした観点からカナマイシンやポリミキシンBなど腸内細菌に対する抗生剤の経口投与が行われる．ステロイドの有効性に関しては，重症型アルコール性肝炎の一部の病態に有効との報告があるが副作用に十分注意する必要がある．アルコール性肝炎に対する治療法[3,4]のおもな項目については，表3に簡単にまとめた．

■ 症例と解説

症例 22　アルコール性肝線維症の一例

〈47歳，男性，元秘書〉

【経　過】初飲18歳．20歳頃から常習飲酒開始，ウイスキー（720 ml）1本程度をしばしば飲んでいた．30歳代半ばからブラックアウトや昼酒あり．最近の飲酒量は缶ビール500 ml を4～8本程度毎日．
【既往歴】45歳時にアルコール性肝炎で入院．
【輸血歴】なし．
【理学所見】身長171 cm，体重73 kg，体温35.9℃．貧血/黄疸なし，口腔・咽頭異常なし，頸部異常なし，胸部打聴診上異常なし，腹部平坦軟，肝3横指触知，脾腫なし，下腿浮腫なし．
【血液検査成績】WBC：6000，Hb：14.9，PLT：26.9，PT：70，TP：6.9，Alb：4.4，TB：1.2，GOT：49，GPT：54，LDH：248，ALP：161，γ-GTP：548，CHE：230，HBsAg（－），HBsAb（＋），HCVAb（－），IV-C：5.7，AFP：4.6．入院5週間後に肝生検施行し，肝線維症と診断．
【エコー所見】肝腫大軽度，脂肪肝あり，脾腫なし．
【上部消化管内視鏡検査】食道静脈瘤 LiF$_1$CwRC（－）．
【症例解説】肝線維症はアルコール性肝障害全国調査[5]によれば，わが国においてもっとも多い病型とされており，わが国のアルコール性肝障害の多くは，脂肪肝からアルコール性肝炎を繰り返すのではなく，肝線維症を経て肝硬変に至る可能性が指摘されている．この意味で肝線維症は日本人のアルコール性肝障害の中心的な病像といえるが，肝線維症の診断は生検組織診断によってなされるものであり，アルコール性肝障害は飲酒時と断酒後の病像が著しく異なるという特徴を念頭に置く必要がある．肝線維症では，炎症性変化が乏しく，線維化を主体とした病変が認められる．その線維化は肝細胞の壊死炎症反応，細胞の脱落の結果生じるものとは異なった dense fibrosis（密線維化）が特徴とされており，何らかの機序で線維化自体が一次的に生じる可能性が考えられている．なお，アルコール性肝炎においても，断酒後ある程度時間が経過した時点で肝生検を実施した場合には，肝線維症と類似した線維化が主体で炎症性変化はわずかに残されているのみという場合もあり，肝線維症の症例が全経過を通して，常に壊死炎症反応を伴わずに経過しているかどうかについては，臨床的な経過を合わせて十分吟味する必要がある．肝機能検査においても，一時点の血液検査成績では一見正常に見える場合もあり，特にスクリーニング検査や健康診断項目のみでは異常が認められないこともあり得るので十分な注意が必要である．

■ 症例と解説

症例 23　アルコール性肝硬変の一例

〈40歳，男性，元コンピューター技師〉

【経　過】初飲19歳．20歳頃からすでにブラックアウトを経験，25歳頃の飲酒量はウイスキーボトルが1週間でなくなる程度でほぼ1日おきに飲ん

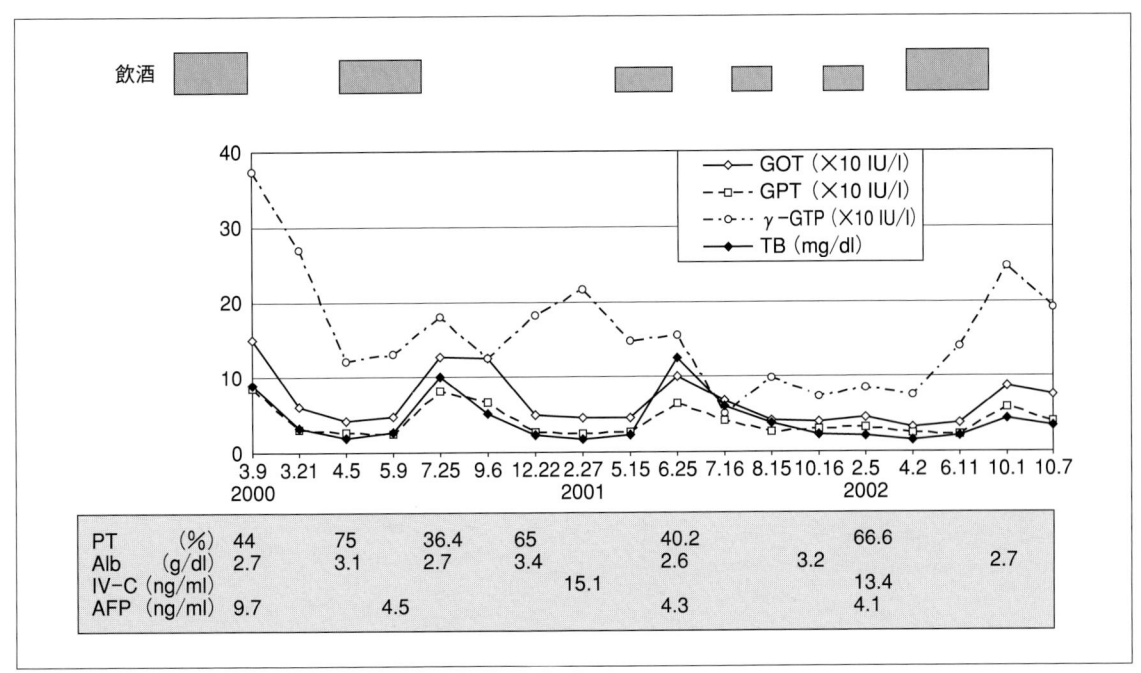

図2 アルコール性肝硬変（症例23：男性，40歳，コンピューター技師）

だ．37歳からは焼酎2～3合毎日，昼酒あり．平成12年3月，アルコール性肝炎の診断で総合病院に入院．治療中に主治医と断酒の約束をしたが退院後すぐに再飲酒．平成12年7月，黄疸の悪化，腹水のため再入院．約1ヵ月入院した後，当院に転院しアルコール依存症治療プログラムに参加した．退院後は以前より飲酒回数は減少したが，時折再飲酒し，連続飲酒状態となっては肝機能の悪化を招いて入退院を繰り返している．うつ状態の合併あり．輸血歴なし．

【理学所見】身長165.5 cm，体重63.7 kg，体温37.3℃，意識清明，貧血なし，黄疸あり，口腔・咽頭異常なし，頸部異常なし，胸部打聴診上異常なし，腹部膨隆・腹水あり，肝腫大あり，脾腫不明，下腿浮腫なし．

【血液検査成績（初回入院時）】WBC：9700，Hb：14.3，PLT：10.1，PT：58，TP：7.2，Alb：3.8，TB：4.8，GOT：88，GPT：73，LDH：744，ALP：652，γ-GTP：133，CHE：133，HBsAg（-），HBsAb（-），HCVAb（-），IV-C：25.4，AFP：5.7．

【腹部CT】高度肝硬変，腹水，脾腫．

【上部消化管内視鏡】食道静脈瘤 LmF₁CwRC（-）E（-），食道炎．2年後の内視鏡所見では静脈瘤は LmF₂C_BRC（-）で明らかに増悪していた．

【経　過】図2．

【症例解説】比較的若年男性のアルコール性肝硬変症例．常習飲酒開始より約18年，平均して日本酒換算5合程度の飲酒を継続してきている．アルコール性肝炎を繰り返しながら，肝硬変が増悪しており，このようなすでに肝予備能の低下した肝硬変状態の肝臓にさらに急激な肝細胞壊死を伴う肝炎が重複するような，いわゆる acute on chronic と呼ばれる病態は，HBV，HCV などのウイルス性肝炎に起因する肝硬変では稀であり，アルコール依存症者に生じるアルコール性肝硬変の特徴ともいえる．しばしばこのアルコール性肝炎合併時に肝不全が悪化し患者は死亡する．また飲酒継続時には門脈圧が亢進し，食道胃静脈瘤の破裂が多いので十分な注意が必要である．非代償期の治療はウイルス性肝硬変の場合と同様だが，完全断酒がその前提となる．アルコール性肝硬変の場合，断酒による改善は一般に比較的良好であり，ある程度の時期まではかなりの黄疸や腹水も速やかに消失し，肝機能検査値も改善するため，患者は飲酒による増悪を安易に考える傾向がある．なお内科医がしばしば行う，「アルコールを控えるように」

といった指導や「断酒の約束」は，アルコール依存症の段階にある患者にとっては，はなはだ不十分である．アルコール依存症の本質は，「コントロールを逸した飲酒行動」にあるのであり，「飲酒しても良いが回数や量を減らすように」という指導は，患者にとってはむしろ断酒よりも実現の難しい指示であること理解しておく必要がある．長期間の断酒が達成できた場合，アルコール性肝硬変では肝の線維化が著しく改善したとの報告がある．組織学的な治癒にまで至らなくとも，臨床的には治癒に近い状態が見られる例は決して稀でなく，アルコール性肝硬変における完全断酒は，いわばC型肝硬変においてインターフェロン療法が奏効しウイルスが消失した例に匹敵するような効果が期待できる．アルコール性肝硬変における肝細胞癌の発生は比較的少ないが，この点に関しては，実際に発生しにくいとする考えと，アルコール患者が早期に死亡するため，癌発生の十分な時間がないため，とする二つの見解がある．

　以上，代表的な4症例を提示したが，アルコール性肝障害はさまざまな病型をとり，特に飲酒状況によって病型間の移行もあることを念頭におく必要がある．わが国の診断基準は詳細で，病型も多岐にわたっているが，実際にはどの病型に含めるべきか迷う場合もある．アルコール性肝障害の病態の変動を考慮すると，診断上臨床経過を重要視する必要があり，また今後組織診断に関しては，hepatitis activity index（HAI）スコア[6]や新しい慢性肝炎診断基準[7]のような，壊死炎症の程度を表わすactivityと進展度の指標である線維化の程度を示すfibrosisのスコアを組み合わせた評価法も検討されてよいかも知れない．なお，このほかアルコール性肝障害を診療するうえでは，ウイルス性肝炎とアルコール性肝障害の重複や，精神安定剤・抗酒剤など大酒家がしばしば服用している薬剤に起因する肝障害についても留意する必要がある．

文　献

1）高田　昭，奥平雅彦，太田康幸，他：アルコール性肝障害に対する新しい診断基準試案の提案．肝臓 34：888-896, 1993

2）McClain CJ, Barve S, Deaciuc I, et al：Cytokines in alcoholic liver disease. Semin Liver Dis 19：205-219, 1999

3）高橋久雄：アルコールと肝臓疾患—アルコール性肝障害．Modern Physician 20：977-982, 2000

4）高橋久雄，石井裕正：アルコール性肝障害．臨床医 26（増刊号）：1100-1103, 2000

5）高田　昭，他：わが国におけるアルコール性肝障害の実態（その3）—1992年全国集計の成績から．日本消化器病学会雑誌 91：887-898, 1994

6）Knodell RG, Ishak KG, Black WC, et al：Formulation and application of numerical scoring system for assesing histological activity in asymptomatic chronic active hepatitis. Hepatology 1：431-435, 1981

7）市田文弘，小俣政男，辻　孝夫，他：慢性肝炎の新しい肝組織診断基準．第18回犬山シンポジウム記録「慢性肝炎の組織像・ウイルスマーカー・治療」．中外医学社，東京，pp 183-188, 1996

■ アルコール関連疾患

アルコール性膵疾患

丸山　勝也[*]　髙橋　久雄[**]　奥山　啓二[***]

- 膵炎の患者をみた場合，必ずアルコールの関与を考慮して酒歴を詳しく聴取することが重要である．
- アルコール依存症者では膵炎があっても，症状を訴えない場合があるので，常習飲酒者を診た場合，膵酵素を調べる必要がある．
- 常習飲酒者では血清アミラーゼが低値を示すことが多く，膵炎の診断にはリパーゼ，トリプシン，エラスターゼ-1などの検査を行う必要がある．
- アルコール性慢性膵炎の診断がついた場合，すでにアルコール依存症になっている場合が多いので節酒指導ではなく断酒指導が重要である．

Key Words　アルコール性膵炎，アルコール依存症，断酒指導，糖尿病，慢性膵炎，膵石

はじめに

わが国のアルコール消費量は昭和20年代より，経済成長，国民所得の増加，生活様式の欧米化などにより毎年急激な増加を示してきた．平成4年頃から全体として微増ないし横這いの傾向を示しているが，他の先進諸国が過去15年間で減少傾向にあるのに反して，わが国はいまだ減少がみられていない数少ない国である．また飲酒者数は平成8年度の健康づくりに関する意識調査（財団法人健康・体力作り事業財団）によると，成人の57.8%（約6000万人にあたる）という結果であった．さらにこのうち毎日飲酒している人は20.2%，週に「4〜6日」飲酒している人は8.9%であり，これらを合わせた常習飲酒者は30%にもなっていた．1日純アルコールで150m*l*（日本酒換算で約5合）以上を飲酒する人を大量飲酒者と呼ぶが，わが国ではこの数が約230〜250万人と推定されている[1]．

このような現状ではアルコール性身体疾患患者が多数存在するものと考えられるが，事実ある調査では，一般病院を訪れる外来患者のなかにはアルコール性という病名はついていないが，大量飲酒が原因と推測されるケースが約119万人という多数存在することと報告されている[1]．またアルコール性身体疾患にかかる医療費は約1兆1千億円で総医療費の約7%という大きな割合を占めているとも推計されている[1]．このようなアルコール性身体疾患患者のなかには多数のアルコール依存症患者やプレアルコホリックス[2]が存在するものと思われるが，治療者側にはその認識がないため単に身体疾患の治療のみを行い，一時的に飲めない身体をまた飲めるようにしてあげることとなり，その結果，再発，再燃を繰り返す悪循環が生じ，そのため莫大な医療費の無駄使いをしているのが現状と思われる．そしてこれらのアルコール性身体疾患の一つにアルコール性膵疾患が含まれているのである．本稿ではアルコール性膵炎の症例を提示し，その後アルコール性膵炎のもとにあるアルコール依存あるいは依存症を主体に解説する．

■ 症例呈示

症例24　膵石を伴うアルコール性慢性膵炎，糖尿病の一例

〈42歳，男性，会社員〉

【主　訴】アルコール依存症の治療を希望．

【現病歴】35歳時より飲酒量が増加し，焼酎4合およびビール1〜2本の習慣飲酒をしていたところ健康診断で肝機能障害を指摘された．近医を受診し，アルコール性肝障害の診断で約4週間の入院となった．入院中イライラ，不安・焦燥感，手の震え，不眠などの離脱症状あり，そのため隠れ飲みがみられた．断酒により肝機能は一時的に軽快し退院するも，退院後も飲酒は持続したため，肝

---
[*] 独立行政法人国立病院機構久里浜アルコール症センター　内科　　[**] 平塚市民病院　消化器科　　[***] 日本鋼管病院　内科

機能は再び悪化し，5年の間に4回も入退院を繰り返した．この間，糖尿病も発病し，40歳には糖尿病のコントロールのため1ヵ月入院をした．42歳の時には糖尿病および膵機能障害にて再び入院となった．この入院中に精神科受診しアルコール依存症の診断がなされ，入院中近くのアルコール依存症の専門クリニックに相談，退院後しばらく通院していたが，アルコール依存症の本格的な治療を受けるため国立アルコール症センター久里浜病院（現，独立行政法人国立病院機構久里浜アルコール症センター）に紹介され入院となった．

【飲酒歴】初飲は18歳．22歳より習慣飲酒（ビール大瓶2本と焼酎2合）開始．23歳より休日などに昼酒が始まる．25歳よりブラックアウト（深酒をした翌日，昨日飲酒した時のことが思い出せない）が見られるようになる．また30歳より正月など連休の時には連続飲酒（飲んでは酔っ払い寝て，目が醒めてはまた飲酒するという繰り返し）あり．現病歴に示す35歳の入院時には隠れ飲み（人にみつからないように隠れて飲酒する）があった．またこの頃より離脱症状（手の震え，不眠，寝汗，イライラ，幻覚）がみられた．

【既往歴】35歳時，肝機能障害．その後4回肝機能障害で入院．42歳時，糖尿病，膵機能障害で入院．

【入院時現症】身長170 cm，体重50 kg，血圧102/70，脈拍70/分，呼吸数12/分，体温35.8℃，意識；清明，眼瞼結膜；貧血なし，黄疸なし，頸部；リンパ節触知せず，甲状腺触知せず，クモ状血管腫認めず，手掌紅斑あり，胸部；心音異常なし，呼吸音；清，腹部；平坦，軟，筋性防御なし，圧痛なし，肝；右季肋部2横指触知，辺縁；鈍，弾性硬，下腿浮腫なし，手指振戦；軽度，膝蓋腱反射；亢進，病的反射なし，深部感覚の異常なし，眼振なし．

【入院時検査所見】
＜末梢血＞WBC 5000/μl，RBC 400万/μl，Hb 13.0 g/dl，Ht 40.0%，MCV 97 fl，MCH 32.2 pg，血小板15万/μl．
＜生化学＞TP 7.6 g/dl，ALB 4.2 g/dl，TC 150 mg/dl，TG 180 mg/dl，TB 0.5 mg/dl，DB 0.1 mg/dl，AST 60 IU/l，ALT 45 IU/l，LDH 205 IU/l，γ-GTP 225 IU/l，BUN 12.2 mg/dl，CRTNN 0.8 mg/dl，Na 140.0 mEq/l，K 4.6 mEq/l，Cl 103 mEq/l，FBS 186 mg/dl，HbA$_{1c}$ 7.2，AMY 78 IU/l，エラスターゼ-1 991 ng/dl，トリプシン 645 ng/ml，リパーゼ 8 IU/l．
＜検尿＞蛋白（-），糖（+），潜血（-），ケトン体（-），AMY 198 U/day，P-AMY 144 IU/day．
＜PFD試験＞49.7．
＜便キモトリプシン＞8.5 IU/g．
＜便Sudan III＞（-）．
＜腹部X線＞膵内の石灰化あり．
＜腹部超音波検査＞音響陰影を伴う膵内の高エコー像（膵石エコー）が描出される．胆石は認めない．
＜内視鏡的逆行性胆道膵管造影（ERCP）＞膵管内に膵石が多数認められ，主膵管はそれにより狭窄し，分枝膵管は不均一に不規則な拡張がみられる．

【診 断】アルコール性慢性膵炎，糖尿病．

症例25 膵石を伴わないアルコール性慢性膵炎の一例

〈46歳，男性，無職〉

【主 訴】アルコール依存症の治療目的．

【現病歴】42歳時，背部痛を主訴に近医受診し膵炎と診断された．以後外来通院にて内服加療を続けていたが，症状もないため半年で治療を中断した．45歳時，昼食にチャーハンを摂取したところ心窩部痛が出現し，その後さらに背部痛も出現するようになった．症状出現時には背を丸くしてうずくまるほどであり，日常生活にも支障をきたすようになった．疼痛を和らげるため疼痛時には飲酒を繰り返していた．そのため仕事も休みがちとなり退職した．しかし疼痛は持続しまたその痛みに耐えられなくなり，近医に入院した．禁食，点滴，鎮痛薬の投与にもかかわらず，疼痛が出現するため大学病院に紹介入院となった．入院後，各種治療により心窩部痛・背部痛は改善し，血清膵酵素も次第に低下したが，画像検査で膵石は認められないが，ERCPで慢性膵炎の診断がなされたため，基礎にあるアルコール依存症の治療が必須であると考えられ，国立アルコール症センター久里浜病院を紹介されアルコール依存症の治療のため入院となった．

【飲酒歴】初飲は17歳．20歳より習慣飲酒，飲酒

量は日本酒4合から5合．また週に2回から3回，つきあいで6合くらい飲むこともあった．ブラックアウトはみられない．26歳時より昼酒出現．連続飲酒発作は42歳時より，疼痛発作が出現した時は3日から4日間続くことがあった．
【既往歴】42歳時，十二指腸潰瘍．
【入院時現症】身長168 cm，体重50 kg，血圧110/70，脈拍95/分，呼吸数12/分，体温36.6℃，意識；清明，眼瞼結膜；貧血なし，黄疸なし，頸部；リンパ節触知せず，甲状腺触知せず，クモ状血管腫認めず，手掌紅斑なし，胸部；心音異常なし，呼吸音；清，腹部；平坦，軟，筋性防御なし，圧痛なし，肝；触知せず，下腿浮腫なし，手指振戦；著明，漆蓋腱反射；亢進，共同運動および歩行；異常なし．
【入院時検査所見】
　＜末梢血＞WBC 5500/µl，RBC 396万/µl，Hb 13.7 g/dl，Ht 40.1％，MCV 102 fl，MCH 35.0 pg，血小板 22.7万/µl，PT 114％
　＜生化学＞TP 6.6 g/dl，ALB 4.1 g/dl，TC 177 mg/dl，TG 80 mg/dl，TB 0.4 mg/dl，DB 0.1 mg/dl，GOT 25 IU/l，GPT 36 IU/l，LDH 159 IU/l，ALP 329 IU/l，γ-GTP 50 IU/l，UA 4.8 mg/dl，BUN 20.3 mg/dl，CRTNN 0.85 mg/dl，Na 142.0 mEq/l，K 4.6 mEq/l，Cl 105 mEq/l，FBS 90 mg/dl，HbA$_{1c}$ 5.7，AMY 49 IU/l，エラスターゼ-1 128 ng/dl，トリプシン 440 ng/ml，リパーゼ 10 IU/l．
　＜検尿＞蛋白（－），糖（－），潜血（－），ケトン体（－）．
　＜便キモトリプシン＞30.5 IU/g．
　＜腹部X線＞異常なし．
　＜腹部超音波検査＞主膵管の拡張と不整を認める．胆石は認めない．
　＜内視鏡的逆行性胆道膵管造影（ERCP）＞主膵管は3.5 mmと軽度拡張するとともに辺縁の不整を認める．末梢膵管もわずかに描出されると同時に副膵管も通常よりも拡張して描出される．膵腫大はない．以上より慢性膵炎に合致する像である．
【診　断】アルコール性慢性膵炎．

■ 解　説
　1．アルコール性膵炎の定義および診断
　急性膵炎および慢性膵炎の診断基準は他誌[3,4]を参照としていただくとして，そのなかでアルコール性膵炎を定義するとすれば，その狭義的な解釈では，胆石・膵奇形・高脂血症・副甲状腺機能亢進症などの他の成因による可能性が除外できるもので，典型的な腹痛発作があり，1日のアルコール摂取量が日本酒換算3合（エタノールで80 g）以上あり，かつ10年以上の飲酒歴がある慢性膵炎であると定義されよう．したがって膵炎の診断をし，その原因をアルコールに求める場合，胆石・膵奇形・高脂血症・副甲状腺機能などをチェックしてから診断する必要がある．そのうえで飲酒量・飲酒歴などを詳しく聞く必要がある．
　上記の症例24，25ともに腹部超音波で胆石は除外し，飲酒量は1日日本酒換算で3合以上あり・飲酒歴は10年以上あること，また高脂血症としてのTGも症例24が180 mg/dlとやや高値であるが膵炎を引き起こすほどの値ではないので，アルコール性の膵炎の診断を行った．急性膵炎なのか慢性膵炎なのかの診断については，症例24は膵石が認められたのでアルコール性慢性膵炎の診断が容易になされたが，症例25は腹部X線では膵石が認められなかった．腹部超音波検査やERCPが行われない場合は，アルコール性急性膵炎の診断がなされる場合があるので注意を要する．
　2．アルコール性膵炎の頻度
　アルコールと膵炎との関連は，1878年にFriedreich[5]がアルコール多飲者に慢性間質性膵炎を報告し，さらに1938年にWeinerら[6]が出血性膵炎の剖検例の66％に大量飲酒がみられたことを報告して以来明らかにされてきている．
　わが国における急性膵炎の頻度は男女比でみると約2：1であり，年齢分布は男性40代，女性60代にピークがみられる．成因別順位はアルコール性，特発性，胆石性の順でありアルコール性は約40％と報告されている．重症度判定により重症に限ってみると，さらに高頻度（46％）にみられ，日常の飲酒量が多い場合（501 g/週）や飲酒頻度が多い場合（週3日以上）に重症例や死亡例が多いことが報告されている．慢性膵炎の男女比は4：1で男性に多くみられる．その成因としてアルコールによる慢性膵炎の頻度はわが国のアルコール消費量とともに増加し，厚生省難治性膵疾患調査研究班による全国集計では1978年では50.7％，そして1995年の調査では55％と増加してきている．特

に男性においては1995年でアルコールが成因の67%という高率を占めていたが，2003年の全国調査では，さらにそれが76.7%と増加してきている[7]．

しかしアルコール性膵炎の成因に長期の大量飲酒が必要条件ではあるが，大量飲酒者がすべて慢性膵炎になるわけではなく個人差が大きい．Haberら[8]は上記の量および年数の大量飲酒者のなかから慢性膵炎を発症する割合は5%以下と報告している．またわが国では1%以下と試算するものもみられる．わが国における唯一のアルコール症の基幹施設である国立療養所久里浜病院におけるアルコール依存症者（日本酒換算5合以上の飲酒量で10年以上の飲酒歴の患者がほとんど）を対象とした調査では，入院中に膵炎発作が認められた症例は全体の1.4%であり，膵炎の既往を有する症例を含めても5.8%にとどまった[9]．一方，血清膵酵素に関して異常高値を示した割合は，アミラーゼ10.2%，リパーゼ29.1%，エラスターゼ1 42.7%，PSTI 16.0%であり，さらにいずれかが上昇している症例は53.5%にも達し，大酒家にはアルコール性膵障害が高頻度に生じている可能性があると考えられた．また，慢性膵炎の確定診断となる膵石陽性例は腹部X線で2.5%，腹部エコーで5.4%，腹部CTで13.6%，いずれかが陽性のものは6.1%とかなり高率であったが，準確診例に近い便中キモトリプシン活性低下例は入院時で31.0%とさらに高率に認められた．またアルコール依存症者における剖検例では臨床的に膵炎の診断がなされていない症例であっても，ほとんどに膵腺房細胞の萎縮と腺房構造の乱れ，脂肪変性が観察されたことより，大量飲酒者では無症状でも高率に膵の障害が生じているものと推測される[10]．また筆者らは，わが国における大量飲酒者のアルコール性膵炎の頻度を調査する目的で，大酒家であることが確かである全日本断酒連盟に所属している男子会員に対してアンケート調査を行ったが，アルコール性膵炎の頻度は17.4%と高率であった[7]．

したがって大量飲酒のある患者では急性膵炎の症状がなくとも膵障害の存在を考慮するとともに，今後慢性膵炎になる可能性が高いということを認識しながら診療することが必要であろう．症例24は当初は肝機能障害だけで，腹痛などは訴えなかったが，画像診断で膵石を認めた症例であり，まさにこれにあたるものといえよう．

3．アルコール性膵炎の特徴

アルコール性膵炎の特徴であるが，一般的に大量飲酒が10年以上続いている比較的若年の男性（わが国では40代男性のアルコール性急性膵炎が多いことが示されている）に発症し，断酒ができないため再発再燃を繰り返し，血液検査ではリパーゼ/アミラーゼ比が高値を示し，さらに画像検査では辺縁不整な比較的小さな膵石が見られ，糖尿病の合併が多くみられるなどの点があげられる．またアルコール性膵炎では非アルコール性膵炎に比し腹痛の頻度が高いともいわれている．そして急性膵炎を重症度判定により重症と中等度に限ってみると，その成因にアルコールが他の原因よりも高頻度（46%）にみられ，その致死率も20%にのぼっている．すなわちアルコールが原因で生じた急性膵炎では重症例が多いことが示されている．性差に関しては女性が男性よりもアルコールに対する感受性が高く，より少量の飲酒量で，しかもより短期間で発症すると報告されている（11±8年 vs 18±11年）[11]．

症例24および症例25は，前述のごとく一般的に大量飲酒が10年以上続いている比較的若年の男性であり，断酒ができない点はアルコール性膵炎の特徴的所見にあたる．さらに症例24では画像検査では膵石がみられ，糖尿病の合併もみられた点もアルコール性膵炎の特徴といえよう．ただリパーゼ/アミラーゼ比が高値であるという特徴は今回の症例が腹痛発作などの急性期の症状を示していないためか，これにあたらなかった．また腹痛発作がみられない症例もアルコール依存症患者では多数みられ，アルコール多飲者においては必ずしも腹痛発作がないからといって膵機能を検査しなくてよいことにはならないので注意を要する．

4．アルコール性膵炎の治療

アルコール性急性膵炎あるいはアルコール性慢性膵炎の急性期の治療としては他の原因による膵炎の治療と同様，①成因の除去として禁酒，②脱水の治療として輸液電解質の補正，③膵の安静として禁飲食および胃酸の分泌抑制としてのH₂ブロッカー，④抗酵素療法として蛋白分解酵素阻害薬の投与，⑤疼痛対策として鎮痛薬・鎮痙薬の投与，⑥糖代謝障害・アシドーシス対策としてインスリン投与，輸液などで補正を行う．また重症急

性膵炎の場合，特殊療法として抗酵素薬の併用療法，動脈内持続注入療法，血液浄化療法，選択的消化管除菌療法，感染壊死巣の除去なども行われる[12]．

ただアルコール性慢性膵炎患者における治療の原則は断酒の継続となる．たとえ臨床的に急性膵炎であっても基礎に慢性膵炎の存在があり急性発作を生じた状態であることが多く，そのような症例ではアルコール依存症になっている場合がほとんどであるからである．入院している間は断酒できていることが多いので治療は一時的には効を奏する．しかし退院後の長期的な断酒継続が困難であることが多く，しばらくするとまた飲酒を再開し膵炎発作を繰り返すといった悪循環に陥ることが多いため，その予後は不良なことが多い．したがって診療のなかで急性あるいは慢性にかかわらず，アルコール性膵炎患者を診た場合，以下のごとく断酒指導を徹底的に行うと同時に，あらかじめ家族同伴のもとで，もし経過観察中に再飲酒による膵機能の悪化をみた場合には，アルコール依存症の専門治療機関を受診させることを約束させておくことが重要である．

5．アルコール依存症の診断

アルコール性慢性膵炎の場合にはアルコール依存症を考慮しながらアルコール依存症の診断がなされるための二つの項目について，注意深く聞き出すことが大切である．一つはコントロールができない飲酒の仕方であり，もう一つは離脱症状である[13]．コントロールができない飲酒の仕方については，初飲年齢，習慣飲酒の開始年齢，ブラックアウトが始まった年齢，昼酒を飲み始めた年齢，隠れ飲みの開始年齢，連続飲酒開始年齢，などを聞くことが重要である．ブラックアウトや隠れ飲み，昼酒，連続飲酒などはアルコール依存症の進展過程でみられる偏った飲酒行動としてとらえることができるからである[14]．次に離脱症状であるが，早期離脱症候群と後期離脱症候群の2期に分けられることが多い．早期離脱症候群は飲酒を止めてから48時間以内に起こり，まず動悸，発汗，吐き気，食欲不振などの自覚症状や手指の振戦，頻脈，高血圧，けいれんなどの他覚症状それに精神症状として不安焦燥感，イライラ感，抑うつ，不眠などが現れる．後期離脱症候群はそれに引き続き48時間から96時間以内に起こり，発熱，発汗，頻脈を伴う自律神経興奮とともに幻覚，不穏，興奮，失見当識，意識障害などを伴う振戦せん妄が生ずる[15]．後期離脱症候群は肝性昏睡，糖尿病性昏睡，低血糖性昏睡，頭部外傷による意識障害，また重症急性膵炎による意識障害と鑑別する必要がある．

なお外来通院中のアルコール性慢性膵炎の患者にはアルコール依存症のスクリーニングテストであるKAST（久里浜式アルコール症スクリーニングテスト）を施行するのも有用である．KASTのなかには，上記のコントロールができない飲酒の仕方についてと離脱症状の他に，社会的・職業的機能の障害についての項目も含まれており，これらについてもアルコール依存症の診断に用いられている．日常診療の多忙ななかで容易にアルコール依存症を見分ける方法として，内科医としての筆者らは社会的な障害を含めた以下に示す指標を用いている[13]．

① 自己抑制のつかない飲み方をする．例えば飲んでつぶれてまた起きて飲むということが2日以上続くということがあったか否か．
② アルコールが原因となる身体疾患を認める．また身体疾患以外に，飲酒を止めたときに不眠，イライラ，手指の震えといった離脱症状があったか．
③ 家庭内あるいは職場でアルコールに起因する問題，飲酒運転などの社会的問題を起こし，家族や周囲の人が酒を止めさせたいと思っているか．

以上の3点が揃えば，ほぼアルコール依存症と思われる．

6．断酒の指導法

1）まず慢性膵炎がアルコール性であることを確認後，そのことについて患者に認識させ，それから断酒の指導を行う．

2）家族同伴のもと患者に4週間の断酒を指示する．その後2週および4週後に外来受診させ断酒の継続について問い正し断酒を確認する．同時に血清膵酵素を測定するが初診時であっても膵酵素は必ずしも上昇がみられないことがあるので，膵障害がアルコール性であるかの診断に異常頻度の高い肝機能検査値を利用する．すなわち初診時，異常高値を示していた血清GOT，GPT，γ-GTP値が，断酒により改善がみられた場合にアルコール性と診断する．なお各種血清膵酵素のうち，アミラーゼは飲酒中に低値を示し（食事摂取が少な

いため，唾液腺および膵からのアミラーゼの分泌が低下しているためと思われる）断酒により高値となることが多い[16]ので，断酒の有無の判断にはトリプシン，エラスターゼ-1，リパーゼを測定することが必須である．

3）患者が断酒したと主張するが，断酒による血清膵酵素や肝機能検査値の改善が認められない場合には家族に断酒の有無を問い正す．断酒継続が確認され症状の改善がみられた場合には，膵酵素や肝機能が改善しない場合でもアルコール性と診断する．

4）上記診断法（すなわち必ず4週間は断酒させる）によりアルコール性慢性膵炎と診断した場合には，患者に慢性膵炎がアルコールの多飲によるものであることを納得させる．同時にアルコール依存症になっている可能性やアルコール依存症についての説明（節酒ができない場合にはアルコール依存症者になっているなど）もしておく．

5）アルコール性慢性膵炎はアルコール依存症になっている場合がほとんどなので完全断酒が原則だが，断酒に対する抵抗が強い患者では1回のみ節酒ができるかを試すことも仕方がない．

6）その場合，節酒可能か否かは2週間ごとに外来受診をさせ，2週間あるいは4週間ごとに血清膵酵素および肝機能検査を施行し，悪化していないことを確認しながら経過観察を行う．

7）経過観察中節酒不可能の自己申告や，膵酵素あるいは肝機能検査値の悪化がみられた場合には，前述のごとくアルコール依存症者になっていることを納得させ，断酒しかないことを告げる．

8）以下に示す断酒方法（断酒の3本柱）について説明し，さらに手っ取り早く効率的な方法として，アルコール依存症者の専門施設への受診および入院があることを説明する．

9）専門施設への受診を拒否した場合にはそのまま外来で断酒継続を指示すると同時に，やはり不可能な場合には専門病院を受診するしかないことを了承させる．

10）また患者が納得した場合には専門施設に紹介する．この場合パンフレットにより専門病院における治療法などについても患者によく説明することが重要である．

11）一般的な断酒指導として「断酒の3本柱」といわれる三つの方法が提示される．それは，①断酒会やAA（Alcoholics Anonymous）などの自助グループ[17]のミーティングに参加する，②定期的に医師の診察を受ける，③抗酒剤[18]〔cyanamide（シアナマイド）とdisulfiram（ノックビン）〕を服用する，の三つである．断酒会やAAのミーティングに参加することは依存から回復している人の存在をみて励みとなる．しかしそこで行われる他人や自分の飲酒歴およびそれに付随したエピソードについて発表することについて，患者は同じことの繰り返しで無意味であると言うことがあるが，その場合その目的で参加するのでなく，"良い仲間作りもし，自分が再飲酒の危機に陥った時に救ってくれることを目的としたら"と説得するとよい．定期的な医師の診察に関しては，必ずしもアルコール専門医である必要はなく，定期的な診察をすることにより断酒の報告ができ，また定期的な検査をすることにより，断酒による検査値の正常化あるいは正常値の持続に安心あるいは満足することができる．抗酒剤服用に関しては毎朝家族の前で飲むように指導するが，その意味として自分自身に対して今日1日お酒を飲まないという決意をすることと，家族に対し患者自身が断酒の意思を持っていることを示すことにより安心感を与えることができる点があげられる．

おわりに

わが国におけるアルコール消費量の最近の状況をみる限り，アルコール性肝硬変の頻度が上昇していると報告[19]されているように，アルコール性慢性膵炎の患者数も増加するものと推測される．そのような状況では今までのように薬物療法のみの治療では医療費の無駄遣いとなるばかりでなく，アルコール依存症の説明や断酒指導などを行わないと，患者が亡くなってから家族から説明義務違反で訴訟を起こされることも考えられる．したがって多忙な診療のなかで大変であるとは思われるが，アルコール性慢性膵炎の治療は断酒しかないことの説明，および経過観察中の断酒継続の確認を診察のたびに行うようにしていただきたいと思う．

文　献

1）丸山勝也：最近のアルコール依存症の傾向と問題点．日本医事新報 4248：13-19, 2005

2）丸山勝也, 樋口　進, 久富暢子：プレアルコーリックの概念と治療．治療 87：2426-2431, 2005

3) 下瀬川徹, 正宗 淳, 木村憲治：急性膵炎―エビデンスに基づく診療ガイドライン―診断と重症度判定. 日本内科学会雑誌 93：10-15, 2004

4) 片岡慶正, 金光大石, 坂上順一, 他：慢性膵炎―臨床症状・診断基準. 日本内科学会雑誌 93：29-37, 2004

5) Friedreich N：Disease of the pancreas. Cyclopedia of the practice of medicine, in Ziemssen H ed., William Wood, New York, pp 549-630, 1878

6) Weiner H, Tennant RA：A statistical study of acute hemorrhagic pancreatitis (hemorrhagic necrosis of pancreas). Am J Med Sci 196：167-176, 1938

7) Maruyama K and Otsuki M：Incidence of alcoholic pancreatitis in Japanese alcoholics. Survey of male sobriety association members in Japan. Pancreas 34：63-65, 2007

8) Haber P, et al：Indivisual susceptibility to alcoholic pancreatitis：still an enigma. J Lab Clin Med 125：305-312, 1995

9) 高橋久雄, 丸山勝也, 海老原洋子, 他：アルコールと膵炎. Medical Practice 10：1495-1499, 1993

10) 海老原洋子, 石井裕正, 田代征夫, 他：肝障害を伴うアルコール依存症者における膵障害の病理学的検討. 胆と膵 77：287-295, 1986

11) Durbec JP and Sarles H：Multicenter survey of the etiology of pancreatic diseases. Relationship between the relative risk of developing chronic pancreatitis and alcohol, protein, and lipid consumption. Digestion 18：337-350, 1979

12) 成瀬 達：急性膵炎―エビデンスに基づく診療ガイドライン―急性膵炎の治療戦略. 日本内科学会雑誌 93：16-23, 2004

13) 丸山勝也, 高木俊和, 佐藤 潤, 他：アルコール依存症の診断と治療. 薬と知識 40：3-8, 1989

14) Jellinek EM：Phases of alcohol addiction. Quart J Stud Alc 13：573-684, 1952

15) 黒川達也：アルコール依存症. アルコール医療入門（白倉克之, 丸山勝也, 編）. 新興医学出版社, 東京, pp 62-65, 2001

16) 丸山勝也, 高橋久雄, 奥山啓二, 他：飲酒中のアルコール依存症者における血清アミラーゼは低値を示す. アルコールと医学生物学 Vol 22（アルコール医学生物学研究会, 編）. 東洋書店, 東京, pp 93-98, 2002

17) 村上 優, 小沼杏坪, 小田晶彦, 他：心理社会的治療. アルコール・薬物関連障害の診断・治療ガイドライン（白倉克之, 樋口 進, 和田 清, 編）. じほう, 東京, pp 41-56, 2002

18) 横山 顕, 丸山勝也：アルコール依存症と抗酒剤. アルコール医療入門（白倉克之, 丸山勝也, 編）. 新興医学出版社, 東京, pp 109-113, 2001

19) 堀江義則, 山岸由幸, 梶原幹生, 他：わが国における大酒家肝癌の推移. アルコールと医学生物学 Vol 22（アルコール医学生物学研究会, 編）. 東洋書店, 東京, pp 99-103, 2002

■ アルコール関連疾患

アルコール性糖・代謝疾患

奥山 啓二*　丸山 勝也**

- 肝におけるアルコール・アセトアルデヒドの代謝過程で補酵素 NADH/NAD 比の増大が生じ（redox shift），低血糖，高脂血症・脂肪肝，ケトーシス，アシドーシスや高尿酸血症・痛風などの代謝障害をきたす．
- これらの障害は飲酒後のエタノールの代謝に起因するため，原則的には断酒により速やかに改善し，投薬などを必要としないことが多い．
- アルコール依存症では，連続飲酒後に意識障害，脱水，低体温，低血圧，および治療抵抗性の低血糖・代謝性アシドーシスを伴い，ショックにより急死する症例（大酒家突然死症候群）が存在し，その診断・治療にはアルコール性ケトアシドーシス，乳酸アシドーシスとともに本症候群の存在を念頭におくことが重要である．
- アルコール依存症に合併した糖尿病患者では，網膜症は軽症だが，神経障害は重症化しやすい．
- 糖尿病を合併したアルコール依存症患者が問題飲酒を継続した場合，特に自律神経障害合併例では飲酒継続により急死することが多く，その生命予後は著しく不良である．
- 常習飲酒家では薬物代謝酵素（MEOS）が誘導されており，飲酒の有無が薬物代謝に大きく影響するため，経口糖尿病薬などの処方の際に注意を要する．

Key Words　アルコール依存症，redox shift，ミクロソームエタノール酸化酵素系（MEOS），アルコール性低血糖，アルコール性ケトアシドーシス（AKA），大酒家突然死症候群，高尿酸血症，糖尿病，薬物相互作用

■ 症例呈示

症例 26　連続飲酒発作後にアルコール性低血糖・ケトアシドーシスを合併した一例

〈56歳，男性，無職〉

【診　断】アルコール依存症，アルコール性低血糖・アルコール性ケトアシドーシス．

【主　訴】意識障害．

【既往歴】48歳肺炎，53歳頭部外傷（酩酊し転倒），53歳当院（現，独立行政法人国立病院機構久里浜アルコール症センター）第1回目入院（中途退院）．

【現病歴】第1回目退院後2ヵ月間は断酒し通院していたが，就職問題を契機に飲酒を再開し，その後連続飲酒となる．数日間食事を摂らずに飲酒（焼酎約6合）を続けた後，自室で嘔吐し倒れているところを家人に発見され，当院を救急受診した．

【現　症】意識レベル：JCS：III-300，瞳孔：sluggish，呼吸数：30/分，脈拍：118/分，血圧 136/54 mmHg，体温：36.5℃，アルコール臭（＋），身長 171 cm，体重 53.6 kg，BMI 17.1，貧血・黄疸なし，肺野清，腹部平坦・軟，浮腫なし．皮膚乾燥．神経学的には明らかな局所徴候なし．

【入院時検査所見】（表1）．

【入院後経過】低血糖に対し，50％ブドウ糖 60 ml，5％ブドウ糖 500 ml を投与し，脱水・代謝性アシドーシスに対し重炭酸Naおよび輸液にて補正したところ意識状態の改善を認めたが，その後も低血糖が遷延し，ブドウ糖補給の継続を要した．翌日以降は順調に経過し，アルコールリハビリテーションプログラムに参加していたが，アルコール依存症に対する否認が強く，再び中途退院となった．

症例 27　入院後に急性痛風性関節炎を発症した肥満・糖尿病・脂肪肝合併プレアルコホリックの一例

〈38歳，男性，事務系会社員〉

【診　断】糖尿病，アルコール性脂肪肝，高脂血

*日本鋼管病院　内科　　**独立行政法人国立病院機構久里浜アルコール症センター　内科

表1　入院時検査所見（症例26）

項目	値	項目	値
動脈血ガス分析		AMY	261　（IU/l）
pH	7.21	LIP	37　（IU/l）
PCO₂	38.3　(torr)	UA	13.3　(mg/dl)
PO₂	100.1　(torr)	BUN	37.1　(mg/dl)
HCO₃⁻	16　(mEq/l)	Cr	1.48　(mg/dl)
BE	−10.8　(mEq/l)	Na	145　(mEq/l)
O₂SAT	96.1　(%)	K	4.4　(mEq/l)
AG	23　(mEq/l)	Cl	106　(mEq/l)
末梢血		Ca	4.4　(mEq/l)
WBC	20800　(/mm³)	P	5.8　(mg/dl)
RBC	465　(10⁴/ml)	Mg	1.37　(mEq/l)
Hb	14.9　(g/dl)	Glu	19　(mg/dl)
Ht	43.3　(%)	HbA₁C	5.1　(%)
Plt	23.7　(10⁴/ml)	IRI	2.2　(μU/ml)
MCV	93　(μ³)	Blood Alc	0.72　(mg/ml)
MCH	32.1　(pg)	Fe	88　(μg/dl)
MCHC	34.5　(g/dl)	TIBC	355　(μg/dl)
凝固系		BTR	29.3
PT	153.2　(%)	BCAA	1290　(μmol/l)
aPTT	25.2　(sec)	Tyr	44　(μmol/l)
FNG	275　(mg/dl)	CRP	0.19　(mg/dl)
生化学		IV型collagen(7S)	4.6　(ng/dl)
TP	6.9　(g/dl)	免疫血清	
Alb	4.8　(g/dl)	HBsAg	（−）
A/G	2.29	HCV-Ab	（−）
TB	0.4　(mg/dl)	RPR	（−）
DB	0.1　(mg/dl)	TPLA	（−）
AST	147　(IU/l)	検尿	
ALT	41　(IU/l)	糖	（−）
LDH	518　(IU/l)	蛋白	（±）
ALP	273　(IU/l)	潜血	（±）
γ-GTP	91　(IU/l)	沈渣	異常なし
ChE	151　(IU/l)	尿中ケトン体分画	
NH₃	57　(μg/dl)	総ケトン体	2192　(μmol/l)
TC	210　(mg/dl)	アセト酢酸	234　(μmol/l)
HDL-C	103　(mg/dl)	βヒドロキシ酪酸	1958　(μmol/l)
TG	238　(mg/dl)	尿ケトン体比	0.11
CPK	132　(IU/l)		

表2　入院時検査所見（症例27）

項目	値	項目	値
末梢血		CPK	77　(IU/l)
WBC	5600　(/mm³)	UA	7.5　(mg/dl)
RBC	547　(10⁴/ml)	BUN	10.9　(mg/dl)
Hb	17.7　(g/dl)	Cr	0.8　(mg/dl)
Ht	52.2　(%)	Na	141　(mEq/l)
Plt	18.1　(10⁴/ml)	K	4.3　(mEq/l)
MCV	95.4　(μ³)	Cl	104　(mEq/l)
MCH	32.4　(pg)	Ca	4.2　(mEq/l)
MCHC	33.9　(g/dl)	P	3.8　(mg/dl)
凝固系		Mg	2.1　(mEq/l)
PT	125.5　(%)	Glu	120　(mg/dl)
aPTT	28.8　(sec)	HbA₁C	6.1　(%)
FNG	235　(mg/dl)	Blood Alc	0.04　(mg/ml)
生化学		Fe	127　(μg/dl)
TP	8.2　(g/dl)	TIBC	336　(μg/dl)
Alb	4.7　(g/dl)	BTR	8.3
A/G	1.88	BCAA	556　(μmol/l)
TB	1.0　(mg/dl)	Tyr	67　(μmol/l)
DB	0.3　(mg/dl)	CRP	0.04　(mg/dl)
AST	82　(IU/l)	IV型collagen(7S)	3.8　(ng/dl)
ALT	129　(IU/l)	免疫血清	
LDH	269　(IU/l)	HBsAg	（−）
ALP	343　(IU/l)	HCV-Ab	（−）
γ-GTP	284　(IU/l)	RPR	（−）
ChE	554　(IU/l)	TPLA	（−）
NH₃	22　(μg/dl)	検尿	
TC	296　(mg/dl)	糖	（±）
HDL-C	63　(mg/dl)	蛋白	（2+）
TG	413　(mg/dl)	潜血	（−）
AMY	96　(IU/l)	沈渣	異常なし
LIP	24　(IU/l)		

症，高尿酸血症，肥満．
【主　訴】二次健診．
【既往歴】27歳健診にて肝障害，33歳急性虫垂炎手術，この時肝障害，耐糖能障害を指摘．
【飲酒歴】缶ビール（350ml）2本＋ウイスキー水割り3〜5杯/日．
【現病歴】生来健康．大学入学後に機会飲酒開始．就職後職場のストレスから酒量が増加し寝酒開始．27歳時から健診で肝障害を指摘されたが放置．今回産業医の強い勧めにより受診，アルコール早期介入プログラムの適応と判断され1週間の予定で入院した．
【現　症】身長169.5cm，体重87kg，BMI 30.3，血圧125/86 mmHg，貧血・黄疸なし，肺野清，腹部平坦・軟，浮腫なし．
【検査所見】（表2）．
【経　過】入院後断酒に伴い生化学検査所見は改善したが，入院3日目から左第Ⅰ趾基節関節から足背にかけての発赤・腫脹・疼痛が出現，急性痛風性関節炎と診断し，コルヒチンおよび鎮痛薬を

投与し改善，アロプリノールを継続投与中である．

■ 症例解説

症例26はアルコール性低血糖にアルコール性ケトアシドーシス（alcoholic ketoacidosis：AKA）を合併した1例である．AKAの病態はアルコール摂取に伴う代謝障害の縮図といえ，図1にその病態生理を示す．

本症例での理学・検査所見において際立つ異常は低血糖であろう．エタノールの酸化に伴う補酵素 NAD（nicotinamide adenine dinucleotide）のNADH（還元型NAD）への偏位（redox shift）により，グリセロール，アミノ酸や乳酸からの糖新生は強く抑制されており，アルコール依存症患者にみられる連続飲酒発作時のように貯蔵グリコーゲンが枯渇した状態では容易に低血糖をきたす（アルコール性低血糖）．一方，空腹時〜飢餓状態ではインスリン分泌低下やグルカゴン分泌の亢進が生じ，肝・脂肪組織のホルモン感受性リパーゼ（hormone sensitive lipase：HSL）の促進，脂肪組織のリポ蛋白リパーゼ（lipoprotein lipase：LPL）の抑制を介して中性脂肪の分解が促進される．これに加え，連続飲酒発作後，特にアルコール離脱期には，血管内脱水や細胞外液量の低下により抗インスリンホルモンであるカテコールアミンやコルチゾール，成長ホルモンなどの分泌亢進も生じ，脂肪分解を促進する．

インスリン分泌の低下に伴い，脂肪酸合成の中間代謝産物であるマロニルCoA（malonyl-CoA）の生成が低下し，カルニチンパルミトイルトランスフェラーゼ（carnitine palmitoyltransferase：CPT）活性が増加，遊離脂肪酸（free fatty acids：FFA）のミトコンドリア内への輸送が高まり β 酸化が促進され，多量のアセチルCoAが生成される．グルコースの供給不足があると，ピルビン酸から生成されるオキザロ酢酸が減少するため，アセチルCoAはTCAサイクルに導入されず，肝臓でケトン体合成に利用され，主に脳や心筋・骨格筋のエネルギー源となる．この際 redox shift により，β ヒドロキシ酪酸優位のケトーシスとなり，ケトン体比（アセト酢酸/β ヒドロキシ酪酸）は低下する．

図1に示したように，肝ミトコンドリア内でエタノールの酸化と β 酸化は補酵素（NAD，CoA）の利用に関して競合している．飲酒中（エタノールの代謝中）には β 酸化は抑制され，ミトコンドリア内にFFAの蓄積が生じる．脂肪分解によって生じるグリセロールはNADH過剰の状態では糖新生に利用されず，脂肪酸の蓄積とあいまって中性脂肪・リポ蛋白（VLDL）合成が促進され，大酒家の脂肪肝・高脂血症の原因となる．

逆に何らかの要因（意識障害や入院による飲酒の中断など）によりこの抑制が解除されると，アルコール離脱期に著明な β 酸化の亢進が生じ，ケトーシス，さらにピルビン酸・オキザロ酢酸も糖新生やTCAサイクルで利用されずLDH（lactate dehydrogenase）の反応は乳酸の生成に傾き，anion gapの増大する代謝性アシドーシスをきたす．これに加えアルコール依存症患者に多くみられるビタミン欠乏状態では，ピルビン酸脱水素酵素（PDH：pyruvate dehydrogenase）の補酵素であり，好気的解糖に必要なビタミン B_1 の不足も乳酸の蓄積に関与する．

乳酸とピルビン酸，NADH，NAD，と H^+ との間には，

◆ [乳酸]/[ピルビン酸]＝k×[NADH]・[H⁺]/[NAD]（k：LDH反応の平衡定数）

という関係が知られている．anion gap は〔AG：$[Na^+]-[Cl^-]-[HCO_3^-]$，基準値：12.4 ± 4 mEq/l〕で，乳酸アシドーシスの診断基準については，① 血中乳酸値〔酵素法の基準値（早朝安静時の静脈全血）：4〜16 mg/dl，0.44〜1.78 mmol/l〕が全血で45〜54 mg/dl，5〜6 mmol/l 以上，② 血液 pH 7.35 以下とするのが一般的である[1]．

本症例ではアルコール依存症の診断歴がある患者の連続飲酒発作後の意識障害が主訴である．身体所見として皮膚の乾燥および BMI 17.1 kg/m² と，るいそうを認めた．検査所見では著明な低血糖および anion gap の増大した代謝性アシドーシス，脱水傾向，軽度の肝・腎機能障害，高尿酸血症，および白血球数の増加を認めた．血中 IRI は低値で，尿中のケトン体分画は総ケトン体および β ヒドロキシ酪酸の増加を示し，尿ケトン体比は 0.11 と低下しており，AKA と診断した．

代謝性アシドーシス，特にケトアシドーシスの鑑別診断として，① 糖尿病性ケトアシドーシス，② 飢餓状態，③ ショック，低酸素血症，敗血症など基礎疾患に伴うもの，④ ビグアナイド薬やサリ

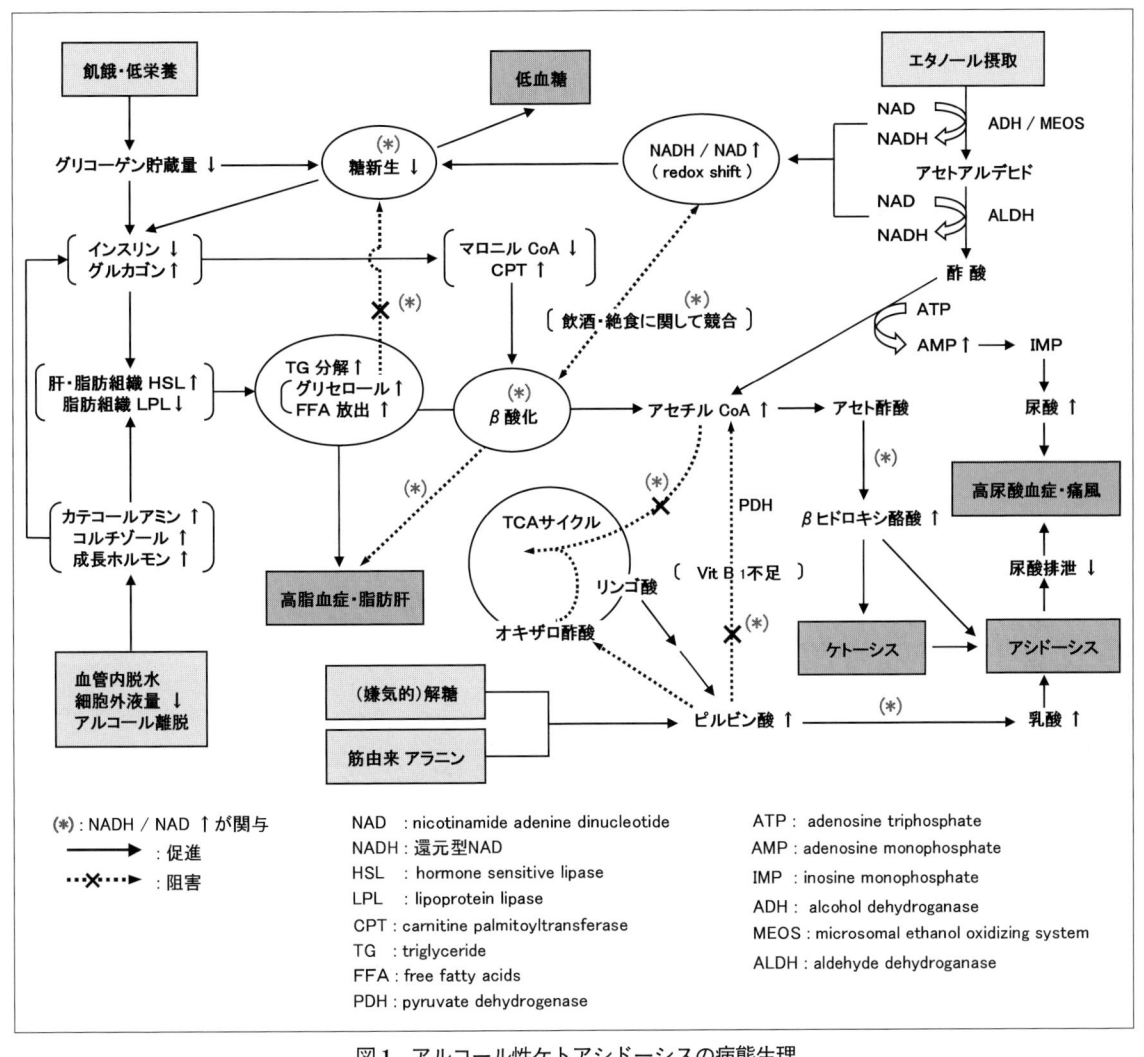

図1 アルコール性ケトアシドーシスの病態生理

チル酸中毒などアルコール以外の薬剤起因性，があげられる．搬送時には本人からの病歴聴取は困難なことが多いが，アルコール臭を認めることや，家族や救急隊からの情報が参考となり，飲酒の関与は比較的容易に認知される．診断には本疾患概念の存在を理解し，アルコール多飲者の低血糖・代謝性アシドーシスに際して本症を疑いケトン体の検索を行えば容易といえる．通常ケトン体の検索としては，尿中のアセト酢酸を検出するニトロプルシド法の試験紙が用いられているが，前述のようにAKAではredox shiftによるβヒドロキシ酪酸優位のケトーシス，ケトン体比の低下があるため，試験紙法では尿ケトン体が偽陰性と判定される可能性があり，血中ケトン体の分析が望ましい．

治療は脱水，低血糖・ケトーシスに対して，電解質・血糖値・動脈血ガス分析をモニターしながら生理食塩水，5％ブドウ糖液（500 ml/hr〜300 ml/h）を補給するとともに，代謝性アシドーシスに対して重炭酸ナトリウム（200〜100 ml/hr）を投与する．ブドウ糖投与により，内因性インスリンの分泌が刺激され，HSLによる脂肪分解・FFAの放出抑制，β酸化の抑制を介してケトン体産生が抑制される．さらに図には示していないが，ブドウ糖補給により，リンゴ酸-アスパラギン酸シャトルなどを介してオキザロ酢酸が供給され，アセ

チル CoA とともに TCA サイクルに導入され，ケトーシスの改善が期待される．なお，グルカゴンの投与は肝グリコーゲンが枯渇した状態では効果が期待できない．

通常 AKA では上記のような治療に対する反応は良好で，数時間〜1 日以内に臨床症状は改善することが多いとされるが，再飲酒により同様のエピソードを繰り返し死に至る症例もある．本症例のように断酒治療が中断した場合は AKA の再発が懸念され，可能なら外来での継続指導が望ましい．

基礎疾患に糖尿病があり AKA を合併した症例では，受診当初には低血糖でも，ブドウ糖補給後に高血糖となり強化インスリン療法を要することがある．いずれにしても経時的な血糖測定が重要である．また，乳酸アシドーシスが高度でショックや急性腎不全を合併し，呼吸・循環管理や人工透析などの集中治療を要する症例もあり，特に血中乳酸値が 10 mmol/l 以上の症例では死亡率が 60％以上と，依然として高いのが現状である[2]．

アルコール依存症患者の急死の原因の一部は前述の AKA や乳酸アシドーシスと考えられているが，これらの急死の死因を飲酒に伴う急性の代謝障害のみで説明するのは困難と思われる．杠ら[3]は，東京都監察医院における大酒家の急死例の経験から，解剖によって明らかな死因（消化管出血・虚血性心疾患・肺炎・脳出血・急性アルコール中毒など）を特定できるものがある一方，解剖しても脂肪肝程度の病理所見しか見られないものも多いことから，救急病院に搬送され死亡した症例の臨床データ収集を行い，「大酒家突然死症候群」という概念を提唱している．すなわち「① 大酒家の大量飲酒（食事を摂らずに飲酒していることが多い）から離脱期に見られる．② 臨床的に多くは意識障害を伴い，しばしば低体温，低血糖，代謝性アシドーシス，肝・腎機能障害などを呈し，ショック状態から急死する．③ 病理では，脂肪肝ないし脂肪性肝硬変が主要なまたは特徴的な所見であり，肝細胞には小滴性の脂肪滴が大滴性のものに混じって広範囲に出現する」というものである．その病態仮説は AKA と共通した臨床像が多く，横山ら[4]も救急搬送されたアルコール関連患者のケトーシス（alcoholic ketosis：AK）および AKA の検討から，AKA および AK がアルコール関連の救急外来搬送患者の 43％に及ぶ高頻度にみられ，決して稀な疾患ではないこと，さらに AKA と大酒家突然死症候群の病態の共通点を指摘している．AKA の重症化した終末像が大酒家突然死症候群なのか，死亡例では何らかの未知の因子が関与するのか今後の病態の解明がまたれるところである．

症例 27 は肥満・糖尿病・高脂血症・脂肪肝を伴う常習飲酒家に高尿酸血症・急性痛風性関節炎を合併した症例である．

飲酒が血中尿酸値を増加させ痛風発作の誘因になることはよく知られている．高尿酸血症は尿酸の産生および排泄のバランスのうえに成り立っており，飲酒による尿酸産生の増加には飲酒時の食事やアルコール飲料自体に含まれるプリン体摂取の増加，およびアルコール代謝過程におけるプリンヌクレオチド分解の亢進が関与し，尿酸排泄の低下にはアルコールの代謝により生じる乳酸の産生増加が関与している．

アルコール飲料のなかで醸造酒にはプリン体が含まれるが，このなかでもビールは大瓶 1 本に約 30 mg と他のアルコール飲料の数 10 倍多く含まれており，食事性の因子と比較しても無視できない量である．さらに飲酒時のつまみとしてプリン体を多く含む食品を摂る傾向もあり高尿酸血症が生じやすい．

ビールを含むすべてのアルコール飲料に含まれるエタノールは ADH（alcohol dehydrogenase），MEOS（肝ミクロソームエタノール酸化系：microsomal ethanol oxidizing system），カタラーゼなどの酵素によりアセトアルデヒドに分解され，さらに ALDH（aldehyde dehydrogenase）により酸化され酢酸になる．酢酸から ATP と CoA の存在下にアセチル CoA が合成されるが，この際に急速な ATP 消費に伴い多量の AMP が産生され，IMP（inosine monophosphate）→イノシン→ヒポキサンチン→キサンチン→尿酸へと代謝され血清尿酸値が上昇する（図 1）．常習飲酒家では酵素誘導により MEOS 活性が高まっており，エタノール代謝の第 1 段階で消費される NAD が節約されるため，第 2 段階のアセトアルデヒド→酢酸の反応が促進される結果，飲酒後の血中アセトアルデヒドおよび酢酸濃度がさらに高まり，ATP 分解が亢進することになる．なお，xanthine oxidase（XO）を介してヒポキサンチン→キサンチン→尿酸へと

代謝される際に，反応性に富む活性酸素であるスーパーオキサイド（O_2^-）が生じ，アルコール性肝障害の一因となる．

日本人のALDH（通常の血中濃度のアセトアルデヒドを代謝するALDH 2）の遺伝子型は，正常活性を持つALDH 2*1と非活性型のALDH 2*2の組み合わせにより，アセトアルデヒドが速やかに代謝されるALDH 2*1/ALDH 2*1（約58％），代謝速度の遅いALDH 2*2/ALDH 2*2（約7％），その中間のALDH 2*1/ALDH 2*2（約35％）の3型に分かれるが，この差によりプリンヌクレオチドの代謝に差があることが考えられる．実際，山中ら[5]は，痛風患者におけるALDH 2遺伝子型の検討を行い，痛風患者ではALDH2*1/ALDH2*1が対照に比し有意に多く，プリンヌクレオチド分解量も多いことを報告し，酒に強く多量に飲酒する人が高尿酸血症をきたしやすく，少なくともこれがアルコール性高尿酸血症・痛風発症の個人差の一部を説明し得ると述べている．

尿酸排泄の低下は，前述のredox shiftに伴い増加した乳酸が，腎の近位尿細管において尿酸排泄と競合することによるものとされている．

診断は常習〜大量飲酒家の発赤・腫脹を伴う関節の疼痛から，急性痛風性関節炎を疑い血清尿酸値を測定すれば容易である．この際，アルコール依存症患者の入院・断酒開始直後の急性関節炎発症が稀ならずみられ，尿酸値の異常高値を呈さない症例もあり注意を要する．

痛風性関節炎の急性期治療は，まず痛風発作の前兆があればコルヒチン1錠（0.5 mg）を投与，発作時には3〜6時間ごとに1錠，極期にはNSAIDsを短期間・比較的大量に投与して炎症を沈静化させる方法が一般的であり，軽快すれば中止する．痛風発作中は尿酸降下薬の投与により血清尿酸値が変動すると関節炎が増悪することが多く，発作中はこれらの薬剤投与は控える．すでに投与中の場合は原則として中止せずにそのまま継続し，上記の治療を行う[6]．

高尿酸血症は，①尿酸産生過剰型，②尿酸排泄低下型，③混合型に分類されるが，アルコール性高尿酸血症の病型は，その発症機序から産生過剰および排泄低下の両者が関与する混合型と考えられる．慢性期の高尿酸血症の治療にはXO阻害薬であるアロプリノール投与が適応であり，血清尿酸値を安定して6 mg/dl前後にコントロールする．急性関節炎の発作中はもちろん，その予防には飲酒や食事などの生活習慣の改善を指導することが重要である．すなわち節酒，飲酒回数の減少，特にビールは少なめとし，飲酒後には水分を補給し，プリン体の多い副食を避けるなどの指導が必要である．また，本症例のように肥満，高脂血症などの生活習慣病との関連も指摘されており，その意味でのカロリー制限も重要である．しかしアルコール依存症の診断がなされた場合は断酒しかない．

症例28　慢性膵炎・二次性糖尿病に末梢・自律神経障害を合併した一例

〈54歳，男性，運送業自営〉

【診　断】アルコール依存症，アルコール性慢性膵炎，糖尿病，糖尿病性神経症，アルコール性肝障害．

【主　訴】口渇・多飲・多尿，立ちくらみ．

【既往歴】30代より急性アルコール性膵炎にて数回入院．

【現病歴】40代より慢性膵炎・糖尿病を指摘．断酒を継続できず治療の中断を繰り返す．48歳からインスリン治療開始．52歳初診，第1回目入院（診断：アルコール依存症，アルコール性慢性膵炎・膵石症，糖尿病・糖尿病性神経症，起立性低血圧，アルコール性肝障害）．4週間のアルコール治療プログラムに参加し退院．約2ヵ月後より通院中断．1年間は断酒していたが年末・年始に再飲酒し，インスリンの処方も含めて治療中断，下痢・体重減少（−5 kg）も出現し，家人の説得に応じ当院外来を受診，入院となる．

【現　症】意識清明．脈拍：96/分，血圧：162/98 mmHg，体温：37.2℃，身長162 cm，体重40.2 kg，BMI 15.3，貧血・黄疸なし，肺野清，腹部：上腹部圧痛あり，平坦・軟，浮腫なし．神経学的所見：両膝以下の触覚・振動覚低下，両下肢腱反射消失．

【入院時検査所見】（表3）．

【腹部エコー・CT】膵萎縮・石灰化，慢性肝障害．

【入院後経過】1700 kcal/日の食事療法，30 Rインスリン：朝14単位，夕8単位より開始したが，間食などもみられ血糖コントロールは不良であっ

表3 入院時検査所見（症例28）

末梢血					
WBC	6500	(/mm³)	UA	2.8	(mg/dl)
RBC	381	(10⁴/ml)	BUN	11.0	(mg/dl)
Hb	12.9	(g/dl)	Cr	0.57	(mg/dl)
Ht	38.2	(%)	Na	138	(mEq/l)
Plt	37.1	(10⁴/ml)	K	3.6	(mEq/l)
MCV	100	(μ³)	Cl	96	(mEq/l)
MCH	33.9	(pg)	Ca	4.8	(mEq/l)
MCHC	33.8	(g/dl)	P	2.7	(mg/dl)
凝固系			Mg	1.44	(mEq/l)
PT	126.7	(%)	Glu	277	(mg/dl)
aPTT	26.9	(sec)	HbA₁c	10.9	(%)
FNG	426	(mg/dl)	IRI	2.0	(μU/ml)
生化学			Blood Alc	0.00	(mg/ml)
TP	7.3	(g/dl)	Fe	65	(μg/dl)
Alb	4.7	(g/dl)	TIBC	331	(μg/dl)
A/G	1.81		BTR	6.69	
TB	0.5	(mg/dl)	BCAA	348	(μmol/l)
DB	0.1	(mg/dl)	Tyr	52	(μmol/l)
AST	24	(IU/l)	CRP	0.6	(mg/dl)
ALT	14	(IU/l)	IV型collagen(7S)	7.6	(ng/dl)
LDH	347	(IU/l)	免疫血清		
ALP	396	(IU/l)	HBsAg		(−)
γ-GTP	274	(IU/l)	HCV-Ab		(−)
ChE	118	(IU/l)	RPR		(−)
NH₃	32	(μg/dl)	TPLA		(−)
TC	279	(mg/dl)	検尿		
HDL-C	84	(mg/dl)	糖		(3+)
TG	132	(mg/dl)	蛋白		(2+)
AMY	43	(IU/l)	潜血		(−)
LIP	3.0	(IU/l)	沈渣	異常なし	
CPK	127	(IU/l)			

た．入院中に起立性低血圧による失神・転倒が頻回にみられ，メチル硫酸アメジニウム（リズミック）を投与した．血糖コントロールは不良のまま経過したが，著明な自律神経障害（表3）のため低血糖症状が自覚されにくいと考えられ，30Rインスリン：朝20単位，夕14単位より増量せず，アルコール第2期治療に参加，次第に血糖もコントロールされ軽快退院した．

■ 症例解説

日本糖尿病学会の診断基準（1999）によれば，糖尿病の診断には慢性高血糖の確認が不可欠であり，持続的に糖尿病型を示すものを糖尿病と診断し，1）空腹時（静脈血漿）血糖値≧126 mg/dl，75 gOGTT 2時間値≧200 mg/dl．随時血糖値≧200 mg/dlのいずれかが，別の日に行った検査で2回以上確認された場合（1回の検査では「糖尿病型」と呼ぶ），また，2）糖尿病型を示し，かつ①糖尿病の典型的症状（口渇，多飲，多尿，体重減少）の存在，② HbA₁c≧6.5%，③ 確実な糖尿病網膜症の存在，のいずれかの条件が満たされた場合は1回の検査でも糖尿病と診断できるとされている．

アルコール依存症患者の糖尿病は二次性（肝性・膵性），および一次性（2型）に大別され，**症例28**はアルコール性慢性膵炎による二次性糖尿病（同診断基準では，「他の疾患に伴う糖尿病」に分類）の患者である．糖尿病の診断は既往歴，随時血糖高値（277 mg/dl），HbA₁c高値（10.9%）より容易である．本症例ではアルコール性膵炎の既往が先行すること，血清AMY・LIP低値，IRIの低値，腹部CT上，膵の萎縮・石灰化より慢性膵炎の診断は確実であり，二次性（膵性）糖尿病と診断した．

アルコールが糖代謝に及ぼす影響は複雑であり，前述のようにインスリン・グルカゴンを中心とする各種ホルモンの動態や糖代謝酵素活性，飲酒時の栄養状態，飲酒量，さらにアルコール依存症などの長期大量飲酒者では肝・膵などの臓器障害が大きな因子として加わっている．

入院などによる断酒中は病態の改善や安定化がみられ，つい一般の糖尿病患者と同様の治療を行い，厳格なコントロールを求めがちであるが，退院後，半数以上の患者は異常な飲酒行動を再開し，連続飲酒中は食事も摂らず，治療に対する判断能力も失われてしまう．このような状態では低血糖が起こっても症状が発現しにくく致命的となり得る．また本症例のように治療を全面放棄してしまう患者もしばしばみられる．このように治療コンプライアンスの低下したアルコール依存症患者の生活実態を知ると，厳格な強化インスリン療法や何10単位もの多量のインスリン投与は，その科学的根拠が失われているばかりか，医療行為が患者の死亡を早める可能性すらあると痛感させられる．

筆者らが行った1990年の国立アルコール症センター久里浜病院の予後調査[7]では，アルコール依存症患者が問題飲酒を継続した場合，もっとも予後不良なのは肝硬変患者と並んで糖尿病患者であった．1985年の退院患者の76%にあたる472名のうち，99例（21%）が平均51歳で死亡し，退院後

表4 自律神経機能検査（症例28）

◆ CV$_{R-R}$	0.60%	
◆起立試験	血圧（mmHg）	脈拍（/分）
安静臥位	150/86	86
起立直後	90/65	91
1分後	83/59	93
5分後	111/68	92

4.4年の時点での死亡例は85例で，その71%が入院前と同様の問題飲酒を続けて死亡しており，断酒していた患者は12%にすぎなかった．死亡例では糖尿病患者が31%，肝硬変患者が27%と多く，糖尿病または肝硬変患者は死亡例の半数を占めていた．肝硬変の患者を除き糖尿病の有無で比較すると，問題飲酒を続けた場合の4.4年生存率は糖尿病患者では26%と，非糖尿病患者の72%より極端に低かった．しかし断酒または節酒していた患者の生存率は糖尿病患者で90%，非糖尿病患者で94%といずれも良好であった．死亡99例の死亡状況では，肝硬変のない糖尿病患者では予期されなかった突然死が死亡例の56%と半数以上にみられ，肝硬変患者の多くが病院に入院して肝不全死していたのと対照的であった．糖尿病患者の死亡例の78%はインスリン治療を受けていた．

アルコール依存症に合併した糖尿病患者では，両下肢優位の感覚障害などの末梢神経障害や自律神経障害を早期から合併・増悪している症例が目立ち，網膜症や腎症は軽いという特徴がある．末梢・自律神経障害はアルコール依存症だけでも起こるが，糖尿病の合併によりさらに悪化しやすい．筆者らは，R-R間隔変動係数（CVR-R），QT間隔（QTc）および起立試験などの簡単な自律神経検査を離脱期後に行っている．自律神経障害を合併した糖尿病患者やアルコール依存症患者にはしばしば急死がみられ，アルコール性肝硬変患者でもQT延長例の多くが急死することが報告されており，筆者らの検討でもこれらの検査により自律神経障害ありと判断された患者が問題飲酒を続けると，生存率がきわめて低く急死したものが多かった[8]．

自律神経系は，低血糖，脱水，アシドーシス，消化管出血，肺炎などの緊急事態に際して，患者自身に早期に危機を自覚させるとともに，速やかな生態防御反応を働かせるうえで重要な役割を担っており，この機能の破綻は飲酒している患者では致命的となりかねない．本症例でも表4のようにCVR-Rは0.6%と50歳代の平均値を大きく下回り，起立性低血圧も認め，自律神経障害の合併は明らかであった．

このように，糖尿病を合併したアルコール依存症患者は再飲酒による急死のリスクが格段に高い特殊なグループであり，国立アルコール症センター久里浜病院の糖尿病教室では，①飲酒に関連して糖尿病が悪化している，②断酒ができなければ退院後短期間で突然死する可能性が高い，③インスリンを注射しながら飲酒していると，危険な低血糖になっても気が付かないことが多い，④断酒した患者の経過・予後は良好で，断酒を続けていると糖尿病が改善する，の4点を強調して指導している．また，外来では断酒・通院の継続を最優先し，断酒できる見通しがつくまでは，厳しい血糖コントロールを目標としていない．断酒後1年位は，飲酒欲求などの精神症状の影響もあり過食となることがあるが，生命予後の観点から断酒することを優先し，個々の患者に応じて妥協点を探りながら食事指導をせざるを得ない．

■ アルコール代謝と薬物相互作用

アルコール依存症患者の断酒指導に際してALDH阻害作用を持つdisulfiramやcyanamideが用いられるが，経口糖尿病薬のtolbutamide, chlorpropamideやcephem系抗生物質なども弱いながらALDH阻害作用を有するため，内服後の飲酒によりアセトアルデヒドの代謝が遷延し，顔面紅潮・心悸亢進・血圧低下・頭痛・悪心などのいわゆるフラッシング反応をきたすことがあり，処方の際にはあらかじめ説明が必要である．

糖尿病治療薬のビグアナイド薬（メルビン，ジベトスBなど）は肝での糖新生抑制作用および脂肪・筋組織におけるインスリン感受性の亢進により血糖降下作用を示すが，1970年代に乳酸アシドーシスの副作用が問題になり使用が制限されていた．近年，①高インスリン血症をきたさずに空腹時・食後の高血糖を降下させる，②低血糖をきたしにくい，③体重増加を起こさない，などの点でその臨床的価値が再評価され，使用頻度が高まっている．頻度は少ないもののこれらにおいても乳酸アシドーシスの発生例があり，特に重度の肝・腎障害を有する患者には禁忌で，高齢者や飲

酒者に対する投与には注意を要し，アルコール依存症患者への処方は避けたほうが無難である．その発生機序としては，①肝細胞における糖新生抑制作用により蓄積したピルビン酸からの乳酸産生亢進，②電子伝達系阻害によるNADHの増加に伴うTCAサイクルやPDH活性低下，cytosol内でのNADH/NAD比の上昇による乳酸産生の増加，③絶食や血中インスリン低下によるβ酸化亢進によるケトン体産生に基づくPDH活性低下などが考えられている[1]．

また肝で代謝を受ける種々の薬物にはMEOSにより不活化される薬物が多く，アルコール代謝の影響を受ける．この相互作用は，①飲酒中や飲酒直後（アルコール存在下）と，②常習飲酒家の非飲酒時とでは大きく異なる[9]．

1．アルコール存在下の相互作用

MEOSがエタノールを代謝している場合，MEOSによる薬物の代謝が拮抗阻害を受け，半減期が延長することにより薬効が増強する可能性がある．その程度は薬物の代謝にMEOSがどの程度関与するかにより異なってくる．この種の薬剤としてはSU系経口糖尿病薬，β遮断薬，抗凝固薬のwarfarin，diazepamなどの鎮静薬，抗精神病薬，抗けいれん薬など臨床上多用される薬剤が多い．

2．常習飲酒家の非飲酒時の相互作用

常習飲酒によりMEOS活性が誘導を受け著しく増加した場合，非飲酒時にはアルコールとの競合がないため薬物の半減期が短縮し薬効の減弱がみられる．前記の薬剤はすべてこの相互作用を起こし得るが，特に常習飲酒家に経口糖尿病薬や抗凝固薬を投与する場合の投与量の決定や，入院・断酒治療開始後の薬剤選択には注意を要する．

おわりに

アルコール関連代謝疾患のうち，アルコール性低血糖，アルコール性ケトアシドーシス，高尿酸血症，糖尿病につき概説した．また，アルコール代謝と薬物との相互作用についても簡単に解説を加えた．

文　献

1）川西浩一：特別講演　乳酸代謝と乳酸アシドーシス．臨床病理46：804-812，1998

2）石井邦英，神代龍吉，古賀郁利子，他：低血糖にて発症，急性腎不全，乳酸アシドーシスを呈するも救命しえた糖尿病合併大酒家肝障害の2例．アルコールと医学生物学（アルコール性諸臓器障害の発現機序とその背景因子）16：166-170，1996

3）杠　岳文：大酒家と急死—大酒家突然死症候群の提唱—．日本臨床55(特別号)：639-642，1997

4）横山雅子：救急患者におけるアルコール性ケトアシドーシスとアルコール性ケトーシスの検討．日救急医会誌13：711-717，2002

5）山中　寿：尿酸代謝異常．日本臨床55(特別号)：200-204，1997

6）高尿酸血症・痛風の治療ガイドライン作成委員会，日本痛風・核酸代謝学会：高尿酸血症・痛風の治療ガイドライン（ダイジェスト版）．4-9，2002

7）Yokoyama A, Matsushita S, Ishii H, Takagi T, Maruyama K, Tsuchiya M：The impact of diabetes mellitus on the prognosis of alcoholics. Alcohol Alcohol 29：181-186, 1994

8）横山　顕，高木俊和，石井裕正，他：アルコール依存症を合併した糖尿病患者における自律神経障害—RR間隔変動係数による検討．糖尿病34：395-402，1991

9）Lieber CS：Microsomal ethanol-oxidizing system (MEOS)：the first 30 years (1968-1998) - a review. Alcohol Clin Exp Res 23：991-1007, 1997

■ アルコール関連疾患

アルコール性心・循環器疾患

白木　裕人*

- アルコール性心筋症は，高血圧性心不全や拡張型心筋症との鑑別を要する．
- アルコール性心筋症は，断酒の維持がもっとも有効な治療である．
- アルコールは冠れん縮性狭心症を誘発することがある．
- アルコール性心筋症やアルコール誘発性冠れん縮性狭心症は突然死のリスクがある．
- アルコール性心疾患は飲酒との関連を疑って病歴聴取を慎重に行うことが重要．

Key Words　アルコール性心筋症，冠れん縮性狭心症，拡張能障害，アルコール関連突然死症候群

　近年1人あたりの飲酒量は増加の一途をたどっている．アルコールは適量摂取では，総死亡率が下がるなど良い効果も認められる一方で，飲酒量の増加に伴い，Jカーブと呼ばれるように，高血圧合併率が急激に上昇し，総死亡率も増加する．また，アルコールはさまざまな循環器疾患の発症にも関与する．そこで，アルコールの関連する代表的な循環器疾患について，症例呈示と解説を行っていく．

■ 症例と解説

症例 29　アルコール性心筋症の一例

〈43歳，男性，会社員（貿易会社・営業）〉

【主　訴】労作時呼吸困難，発作性夜間呼吸困難

【現病歴】平成18年1月感冒様症状が遷延するため，近医を受診．総合感冒薬を処方されるが，軽快せず．平坦な道を歩くと息切れがするようになってきた．平成18年3月5日から就寝後しばらくすると息苦しくなり目が覚めるようになってきたため，平成18年3月8日当院を受診．著しい高血圧と頻脈，胸部X線にて両肺野のうっ血と心拡大を認めたため，同日入院となった．

【既往歴】特記事項なし．家族歴：父親；大動脈瘤．

【嗜　好】喫煙：20本/日，25年．
　飲酒：ビール；大瓶2〜3本/日，焼酎；2〜3杯/日．

入社以降，接待など飲酒の機会が増え，現在の飲酒量になり12年前後となっていた．

【入院時現症】身長170 cm，体重90 kg，血圧208/131 mmHg，心拍数110/min 整，貧血（−），黄疸（−），眼球突出（−），顔面浮腫（−），甲状腺腫（−），肺野：湿性ラ音聴取　両側上肺野，心音S1（−），S2（−），S3（+），S4（+），心雑音（−），肝脾腫触知せず，腹水（−），両下肢浮腫（−）．

【検査所見】TB 1.28 mg/dl，AST 54 IU/l，ALT 88 IU/l，LDH 310 IU/l，ALP 321 IU/l，γ-GTP 220 IU/l，CK 94 IU/l，TP 6.9 g/dl，ALB 4.6 g/dl，BUN 16.9 mg/dl，Cr 1.57 mg/dl，UA 8.3 mg/dl，Na 142 mEq/l，K 4.0 mEq/l，Cl 103 mEq/l，AMY 58 IU/l，TC 228 mg/dl，TG 123 mg/dl，HDL-C 63 mg/dl，Glu 120 mg/dl，CRP 0.6 mg/dl，HbA$_{1c}$ 4.6%，WBC 115/μl，Hb 16.4 g/dl，PLT 19.1/μl，fT$_3$ 3.7 ng/dl，fT$_4$ 1.5 ng/dl，TSH 2.02 μU/l，Cortisol 24.4 μg/dl，BNP 1170 pg/dl，PRA 4.2 ng/ml/hr，PAC 12.4 ng/dl，ACE 12.2 IU/L，17-OHCS 9.4 mg/day，CA-3分画（蓄尿）NA 22.4 μg/day，Ad 241 μg/day，Dop 1100 μg/day，VMA（−），Vit B1 5.3 μg/dl，Vit B12 659 pg/ml，検尿：蛋白（3+），潜血（−），糖（−），腹部エコー：軽度の脂肪肝，心電図：図1，図2，図6，Holter心電図：図3，図4，図5．

---

* 稲城市立病院　循環器科

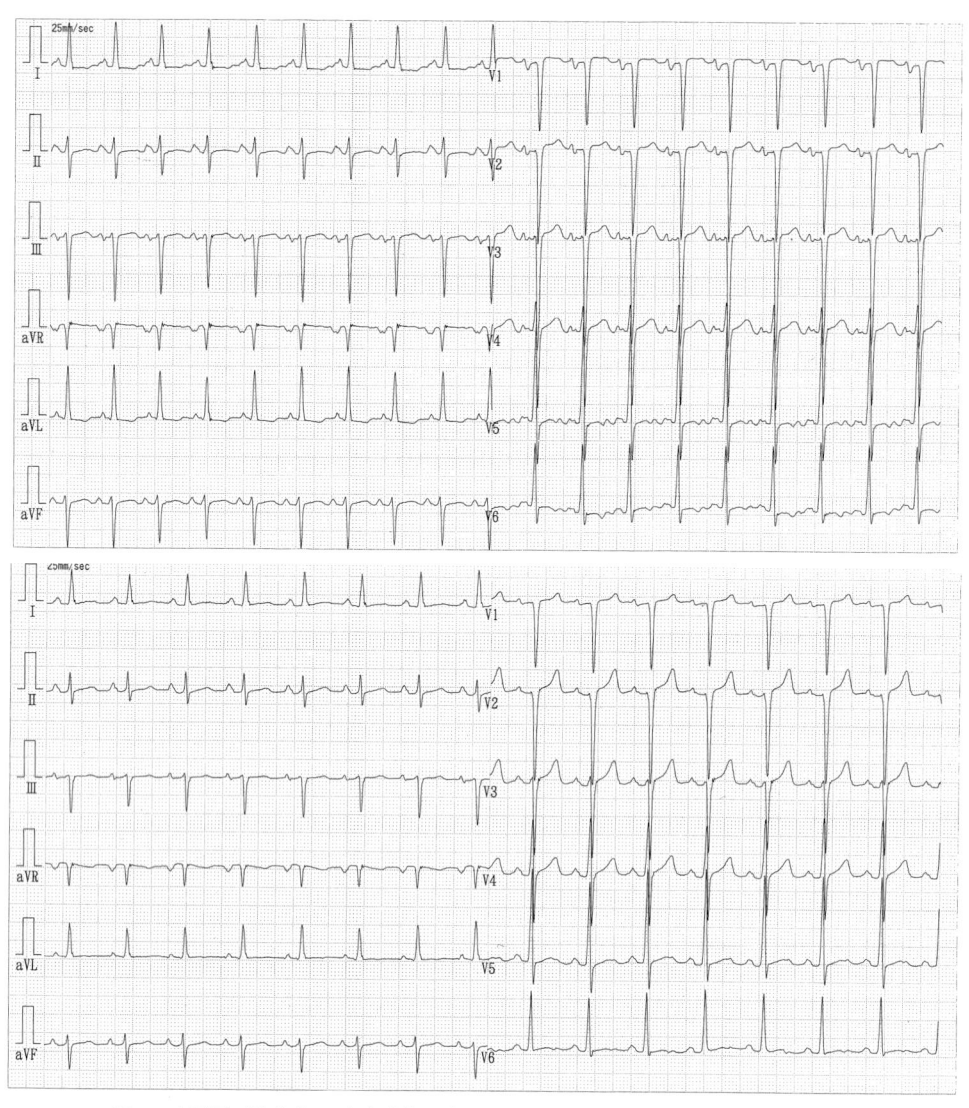

図1：心電図（治療前；3/8/06）（上図），図2：心電図（治療後；3/22/06）（下図）．
　入院時の心電図では洞性頻脈，前胸部誘導 V_1-V_3の poor R，V_5-V_6および肢誘導の ST-T 変化，左軸偏位（−41度），左房負荷を認めたが，洞性頻脈，左房負荷および左軸偏位（−29度）の改善と V_4の R 波の増高を認めている．左心機能の改善に伴う，左室拡張末期圧の低下と左房負荷の軽減，左室容量負荷および左室内伝導障害の改善を反映している．

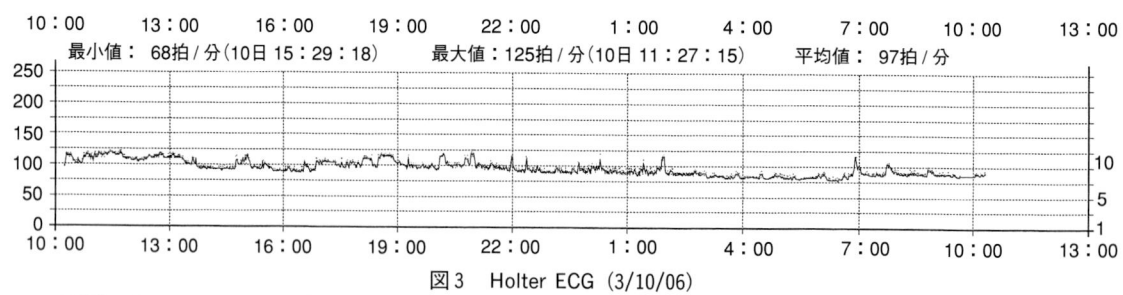

図3　Holter ECG（3/10/06）
　心拍数：徐々に低下し断酒（入院）後約60時間後にようやく100 bpm をきった．PVC，PAC を散見．PSVT や R on T を呈する PVC もみられた．

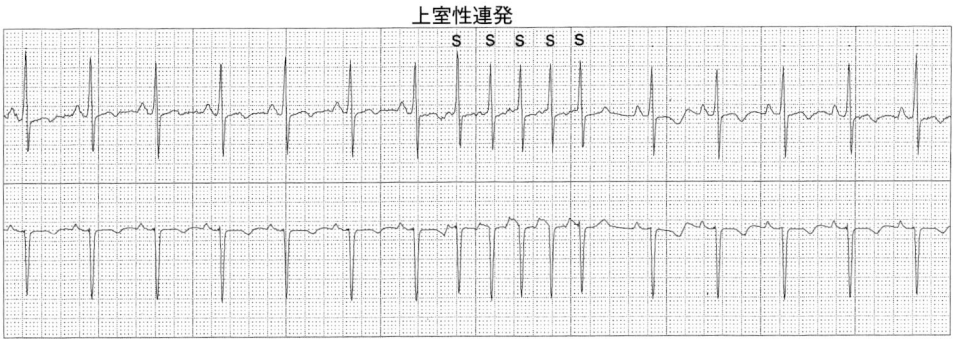

上室性連発　　　　図4　Holter ECG（実波形）-1
　　　S S S S S

PSVT（発作性上室性頻拍症）5連発を認める．

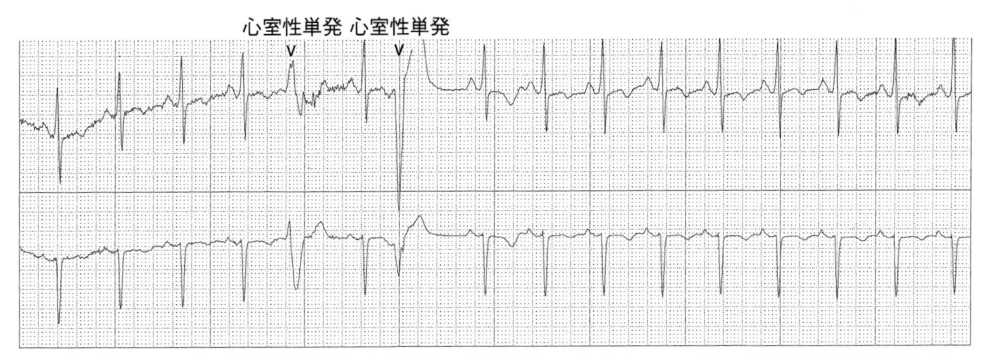

心室性単発　心室性単発　　　　図5　Holter ECG（実波形）-2
　　V　　　V

多形性のPVC（心室性期外収縮）を認める．後者はR on Tとなっている．QT時間の延長に伴って，Vf（心室細動）へ移行する可能性があるリスクの高い所見である．

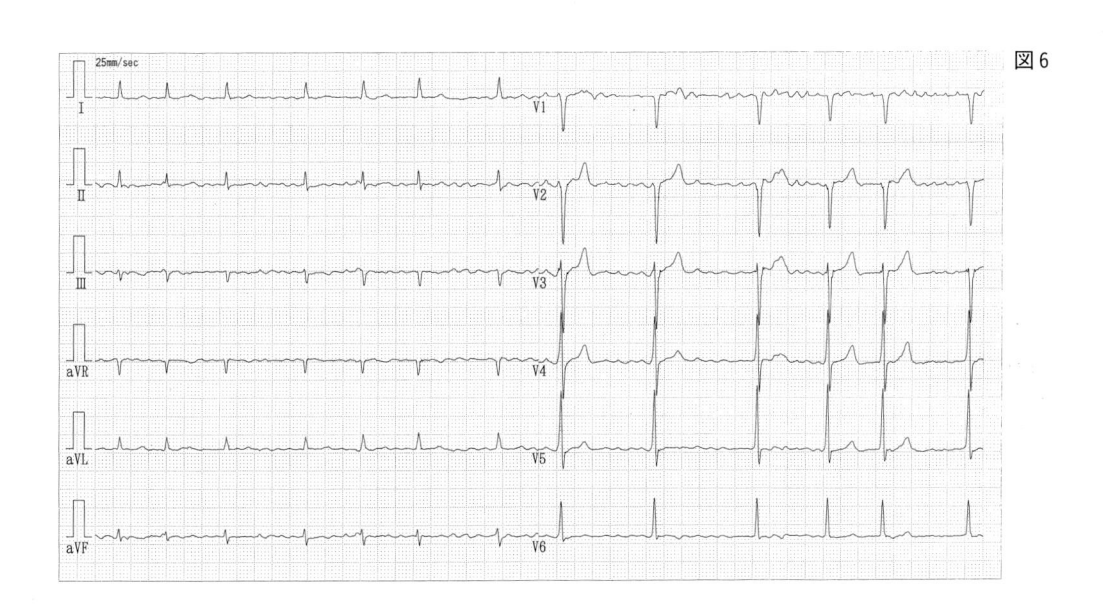

図6

25mm/sec

I　　V1
II　　V2
III　　V3
aVR　　V4
aVL　　V5
aVF　　V6

表1 BNPおよび肝機能指標の推移

		03/08/06	04/13/06	05/02/06	07/03/06	08/07/06	08/07/06	10/23/06
BNP	pg/mL	1170	54	469	341	164	104	85
AST (GOT)	IU/L	54	23	19	15	17	17	21
ALT (GPT)	IU/L	88	25	19	11	14	12	16
γ-GTP	IU/L	220	16	16	15	17	14	14

【入院後経過】高血圧性心不全が疑われ，Ca拮抗薬と利尿薬が投与された．高血圧の原因として，高血圧に加えて洞性頻脈が認められたため，甲状腺機能亢進症，褐色細胞腫，クッシング症候群などの二次性高血圧の鑑別診断が進められた．いずれも異常所見は認めず，否定された．心胸比は58％から50％まで縮小，心エコー検査でも左心機能の改善を認め，3月24日退院となった．

【退院後経過】外来での観察中に心胸比が再び増加．循環器科に依頼となり，大量飲酒が判明，アルコール性心筋症と診断された．その後も，完全断酒が難しく，飲酒量はビール大瓶1本程度に減ったものの，会社の接待などで飲酒が続いている．心不全の指標であるBNPも入院時1170 pg/ml と高値であったが，断酒により54 pg/ml まで低下した．しかし，再飲酒により469 pg/ml まで再上昇している．その後，節酒により徐々にBNPが低下してきている（表1）．

【症例解説】本症例は典型的なアルコール性心筋症の臨床症状を呈している．アルコール性心筋症の発症頻度は文献的には0.2％前後とされているが，心不全の症例のなかにはかなり潜在的に含まれている可能性がある．好発年齢は40〜60歳，男性に多くみられる．女性のアルコール性心筋症では男性に比べて少ない総飲酒量にて発症する．また，栄養状態は良く，社会的地位のある患者に多いのも本疾患の特徴である[1]．

アルコールの種類については，ビールの発泡剤として極微量混ぜられていたコバルトとの関連が指摘されているが，それ以外に明らかなものは報告されていない．

自覚症状としては，労作時の息切れや発作性夜間呼吸困難，動悸を訴えることが多い．典型的な発作性夜間呼吸困難では，就寝2〜3時間後に起坐位をとり呼吸困難を訴える．臥床により静脈還流量が増大し左室前負荷が増えるが，左心収縮能不全のため，その増加分に左室の駆出が追いつかず肺うっ血をきたすために生じる症状である．寝苦しくて夜間トイレに立つことがあるなどを訴える時には，発作性呼吸困難を疑う必要がある．

動悸を訴える症例も多い．Holter心電図を行うと，上室性期外収縮や心室性期外収縮を高頻度に認める．大酒家は週末に飲酒量が増えるため，週明けに強い動悸を訴えることがある．この症状をHoliday heart syndromeと呼び，休日の大量飲酒と関連して多種多様な不整脈が出現することを示している[2]．本症例は月曜日の受診の際に発作性心房細動を認めている（図6）．飲酒により心房細動のリスクが上がるかについては，これまでの臨床研究では一定の結論には至っていない．しかしながら，臨床の現場では，飲酒により心房細動が誘発されているのではないかと推定される症例を数多く経験する．コペンハーゲンで行われた大規模コホート研究において大酒家に心房細動の発症率が高いことが最近確認され[3]，飲酒が心房細動に対する危険因子であるというエビデンスが集積されつつある．

胸部X線では，左室の拡大を認め，さらに心不全症状が顕性化した症例では，肺うっ血像や胸水の貯留を認める．心エコーでは左室の拡大に加えて，左室壁の全周性の菲薄化と壁運動障害を呈する．このため，拡張型心筋症との鑑別を要する．心拡大は断酒により改善し心胸比は低下し肺うっ血は消失するが，アルコールにより容易に増悪し心胸比は増加する．こうした飲酒と関連した心拡大の変化はアコーディオンハートと呼ばれ，アルコール性心筋症の特徴的な臨床所見である．

心電図では1度房室ブロック，不完全右脚ブロック，非特異的心室内伝導障害，poor R progressionなど多彩な心電図異常を高頻度に認める．これはアルコールによる伝導障害と心筋の興奮過程の障害を反映したものである．また，再分極過程にも異常が見られ，非特異的ST-T変化，QT延長を高頻度に合併する．連続飲酒による低

表2　心エコーによる左室収縮能および拡張能の経時的変化

		03/08/06	03/16/06	03/23/06	04/13/06
LVDd （左室拡張末期径）	(mm)	54.7	60.6	60.6	56.4
LVDs （左室収縮末期径）	(mm)	46.3	52.6	48.4	46.3
%FS （左室内径短縮率）	(%)	15.4	13.2	20.1	17.9
EF （左室駆出率）	(%)	32.1	27.8	40.5	36.7

K血症，低Mg血症が関与する．特にQT延長はR on Tによる心室細動へ移行するハイリスク群であることを示唆する（図5）．これらの心電図異常所見も断酒により改善されることが大きな特徴である．本症例でも左脚前枝ブロック，poor R progression，QT延長，非特異的ST-T変化を呈していたが，2週間後には顕著な改善を認めている（図1，図2）．また，こうした心電図異常所見は心不全症状の顕性化していない早期のアルコール性心筋症から認められる．

アルコール性心筋障害の初期には，アルコールによる交感神経系の刺激により，左室壁は肥厚していく．本症例では高血圧を伴うことが多いため，高血圧性心不全と診断されることが少なくない．総飲酒量が多くなるにつれて，左室の拡大と壁の菲薄化が進み，高度な左心機能低下が現れてくる．心不全症状の顕性化したアルコール性心筋症でも，断酒後2～3週間より心陰影が縮小し始め左心機能の改善がみられる．完全断酒が続けば，ほぼ心胸比が正常化する症例も少なくない．非アルコール性心筋症では短期間に心機能が改善して心陰影が小さくなることは稀である．逆に，再飲酒で容易に心機能が低下し，心不全症状が顕性化する．このようにアルコール性心筋症は飲酒や断酒による左心収縮能の可逆性がみられることが最大の特徴であり，アルコール性心筋症の有力な診断根拠となる．これらの臨床所見は心エコー検査を用いると定量的に観察される（表2）．また，左室拡張能はさらに早期から顕著な改善を示す．断酒のために入院したアルコール性心筋症の症例を対象に，心エコー検査にて左室流入血流速度を計測しE/A比（拡張期早期流入血流速度/拡張期心房収縮期流入血流速度）を求めると，断酒7日目から改善がみられる．拡張能の短期間における改善は，アルコール性心筋症の特異的な所見である（図7)[4]．

このように，飲酒歴を含めた入念な現病歴聴取と経時的な心機能の観察はアルコール性心筋症の

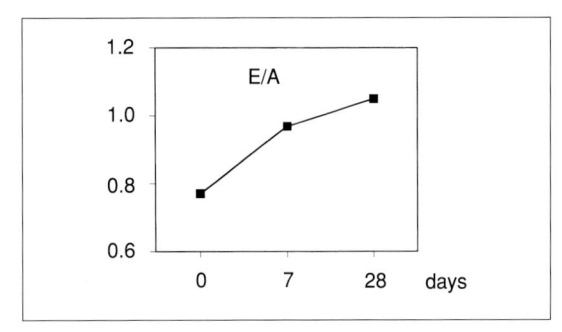

図7　拡張能指標E/A

診断にきわめて重要である．鑑別困難な症例では心筋生検による病理所見が有用である．光学顕微鏡による拡張型心筋症との鑑別は容易ではないが，電子顕微鏡では，アルコール性心筋症はミトコンドリアの腫大と変性，巨大化したグリコーゲン胞を認め，拡張型心筋症との重要な鑑別点となる．

■ アルコール性心筋症の成因

アルコール90 g/dayを15年以上続けると心不全症状を伴うアルコール性心筋症に進展すると考えられている．また，アルコール90 g/dayの飲酒を5年継続すると無症状ながら心機能低下を呈し始める．心筋障害の機序としていくつかのものがあげられている[6]．

1．心筋細胞の壊死・アポトーシス

アルコールにより心筋細胞数が減少することが以前より報告されており，アルコールに関連した心不全の成因の一つと考えられている．現在，アルコールによる心筋細胞数減少の原因は，心筋の壊死だけではなく，アポトーシス（programmed cell death）の誘導も関与することがわかってきている．

2．心筋細胞の筋小胞体やミトコンドリアのCa過負荷

心筋は収縮期にCaが筋小胞体から細胞質に移動し細胞質内のCa濃度が上昇することにより収縮蛋白であるアクチンがミオシンに結合し，架橋サ

イクル（cross-bridging）が生じる．この結果，細いフィラメントが太いフィラメント上を滑ることにより張力が発生し，心筋収縮が生じる．これに対して，拡張期には細胞質内のCaが筋小胞体に回収され，収縮蛋白からCaが解離することにより弛緩が生じる．アルコール心筋細胞内の筋小胞体やミトコンドリアのCa交換が傷害されCa過負荷の状態にあるため，まずは拡張期におけるCaの回収が傷害され，弛緩が妨げられるため，拡張能障害が生じる．また，アルコールの影響が遷延すると，収縮期におけるCa濃度の変化が小さくなるため収縮障害が生じてくる．心エコーにより左室流入血流速度を用いて，断酒後の拡張能の変化を追跡すると，断酒1週間より改善が見られ，約1ヵ月にわたって続くことが確認される（図7）[4]．

3．収縮蛋白の障害

ミオシン構成蛋白のβ-MHCがα-MHCに変化する．

4．交感神経系およびレニン・アンギオテンシン系の亢進による心筋障害および交感神経のdown-regulation

■ アルコール心筋症の治療

アルコール性心筋症の治療は，心不全，高血圧，不整脈の三点に集約されるが，まずは断酒が最優先である．本症例も再飲酒により心拡大とBNPの再上昇を認めている．アルコール離脱症候群による交感神経の過剰興奮による不整脈や高血圧，QT延長に対しては，いずれにおいてもβ遮断薬が第1選択である．また，心不全に対しては，飲酒による持続的な交感神経興奮から心筋を保護するうえでも，β遮断薬は有効である．投与量は高血圧のコントロールを目標に最大量まで増量可能である．連続飲酒などによる肝障害や肝代謝の変化を考えると，腎代謝，腎排泄である薬剤を選択するのが好ましい．連続飲酒中や非代償性心不全では，心不全を増悪させる可能性があり，投与量の減量が必要である．心不全非代償期では肺うっ血のコントロールが可能になった時点で，カルベジロールを少量（2.5〜5.0 mg/day）より投与開始する．β遮断薬は，突然の中止によりreboundを起こすことがあり，注意が必要である．Ca拮抗薬には，現在有効に筋小胞体のCa移送を調節し，Ca過剰負荷を抑制する薬剤は存在しない．しかし，実験的にはL-typeのCa拮抗薬がアルコールによる急性心筋障害を抑制することが報告されている．臨床的には心不全の改善や予防効果は期待できないが，高血圧や長期の頻脈による心筋障害を抑制する第2選択として有効である．心不全に対する利尿薬の投与は原則として，断酒ができているか，あるいは入院管理下に行うことが望ましい．ループ利尿薬は，容易に低K血症をきたすため，アルコールによる催不整脈作用を増強する．スピロノラクトンは，K保持作用があり有用である．心不全に対して，ジゴシンやドブタミンなどの強心作用のある薬剤は可能な限り投与すべきでない．アルコールによる細胞質内のCa過剰を増強し，リスクの高い不整脈を惹起する．

高血圧の治療については，β遮断薬，Ca拮抗薬，続いてACE阻害薬，アンジオテンシン受容体拮抗薬いずれも有用である．アルコールにより慢性的にレニンアンジオテンシン系が賦活化されており，ACE阻害薬やアンジオテンシン受容体拮抗薬の投与は合理的である．

不整脈に関しては，断酒ができていない状態での抗不整脈薬の投与はきわめて危険である．飲酒による代謝経路の変化や低K血症，QT延長などにより致死的不整脈に移行する可能性が高い．断酒が継続されれば，期外性収縮は改善されることが多い．期外収縮に対しては，上室性，心室性ともにβ遮断薬が有効な症例が多い．上室性期外収縮において，心機能正常例ではβ遮断薬が第1選択，プロパフェノン，ジソピラミド，シベンゾリン，フレカイニド，ピルジカイニドなどが第2選択となる．心機能低下例ではプロカインアミド，アプリンジンが第1選択となる．心室性期外収縮では，β遮断薬は心機能低下例には慎重に投与しなければならない．心機能正常例ではプロパフェノン，ジソピラミド，シベンゾリン，フレカイニド，ピルジカイニドが第1選択となる．心機能低下例ではメキシレチン，プロカインアミド，アミオダロンが順次選択となる．心房細動は一過性と慢性，さらに除細動（リズムコントロール）とレートコントロールについて分けて考える必要がある．まず除細動は，本症例のように，一過性のものは，心機能正常例では，プロパフェノン，ジソピラミド，シベンゾリン，フレカイニド，ピルジカイニドが第1選択，心機能低下例では電気的除細動を優先的に考慮する．慢性あるいは少なくとも48時

図8

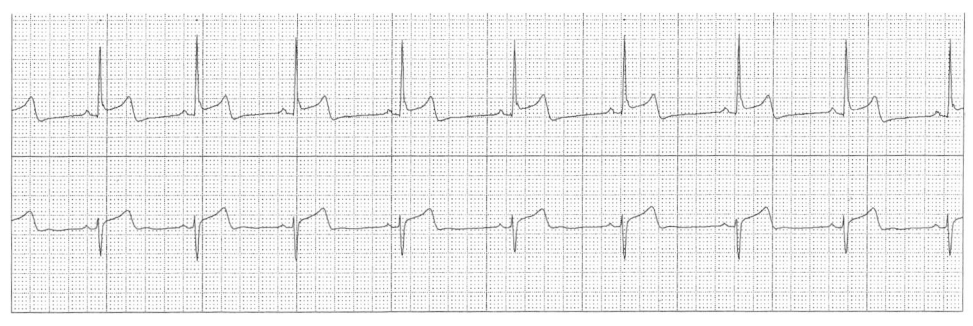

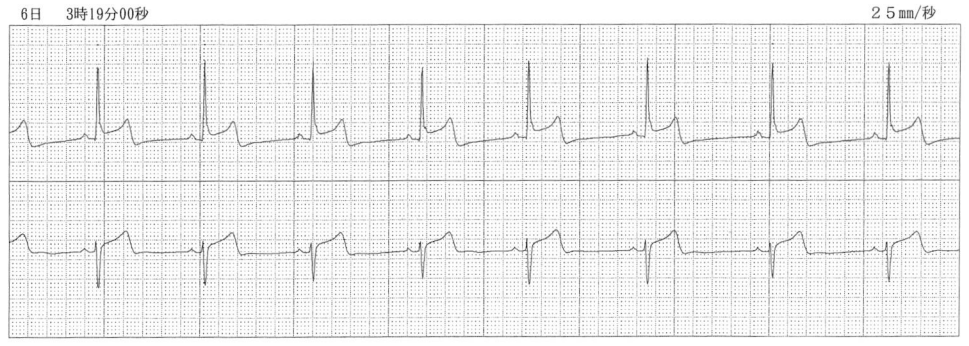

6日 3時19分00秒　　　　　　　　　　　　25 mm/秒

間以上持続している心房細動の場合には，β遮断薬やCa拮抗薬による心拍数のコントロール（レートコントロール）と脳梗塞の合併予防のためのワルファリンによる抗凝固療法を行う必要がある．頻拍発作の治療については，新たな抗不整脈薬の捉え方に基づく治療ガイドラインがまとめられており，治療法選択に有用である[5]．

■ 症例と解説

症例30 飲酒により冠れん縮性狭心症が誘発された一例

〈42歳，男性，運送・建築関係会社経営〉

【主　訴】就寝中の胸部圧迫感

【現病歴】平成15年頃から就寝前に缶ビール1本の寝酒をするようになっていた．平成18年5月頃より，午前3時ごろになると前胸部の圧迫感を感じ，目覚めるようになった．そのため，不眠傾向が続き，寝酒に焼酎の水割りなどを飲み足すようになっていた．平成18年7月6日午前2時半頃に強い胸部圧迫感を感じ，目が覚めるがいつもより症状が遷延し，冷汗を伴って約30分持続した．症状はその後軽快したが，同日当院循環器科を受診．不安定狭心症の疑いにて，同日入院となった．

【既往歴】特記事項なし．

【家族歴】特記事項なし．

【嗜　好】喫煙：30本/日，25年．
飲酒：缶ビール；1〜2本/日，焼酎（水割り）；1〜2杯/日．

【入院時現症】身長168 cm，体重84 kg，血圧186/102 mmHg，心拍数　88 bpm整，貧血（−），黄疸（−），眼球突出（−），顔面浮腫（−），甲状腺腫（−），肺野：清明　両側上肺野，心音S1（−），S2（−），S3（−），S4（−），心雑音（−），肝脾腫触知せず，腹水（−），両下肢浮腫（−）．

【検査所見】AST　33 IU/l，ALT　53 IU/l，γ-GTP　72 IU/l，CK 120 IU/l，TP　7.3 g/dl，BUN　12.4 mg/dl，Cr　0.93 mg/dl，UA　8.7 mg/dl，Na 142 mEq/l，K 4.3 mEq/l，Cl 106 mEq/l，TC 170 mg/dl，TG 433 mg/dl，HDL-C　42 mg/dl，WBC　114/μl，Hb　15.3 g/dl，PLT 24.7/μl，検尿蛋白（−），潜血（−），糖（−），腹部エコー：脂肪肝．

【入院後経過】入院当日から翌日にかけてHolter心電図を施行．午前3時過ぎから5〜8分ほどのST上昇を繰り返し認めた（図8）．患者はこの際，胸部症状を訴えていない．またST上昇も亜硝酸剤を使うことなく自然寛解している（図9）．翌入院2日目に心臓カテーテル検査を施行．造影検査では有意狭窄を認めず．続いてアセチルコリン（Ach）

79

図9

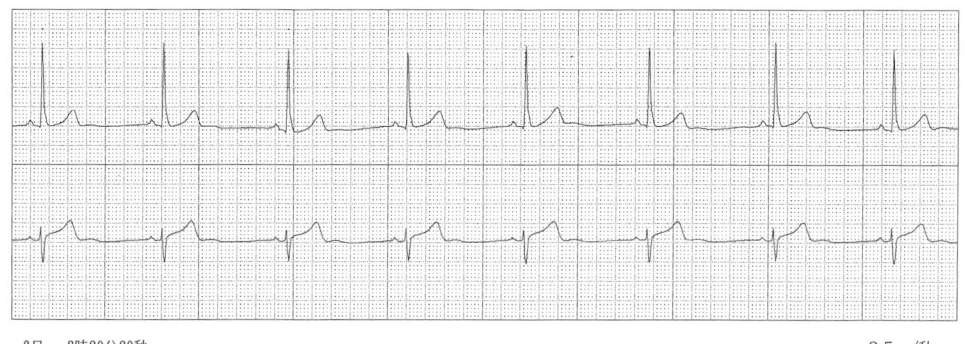

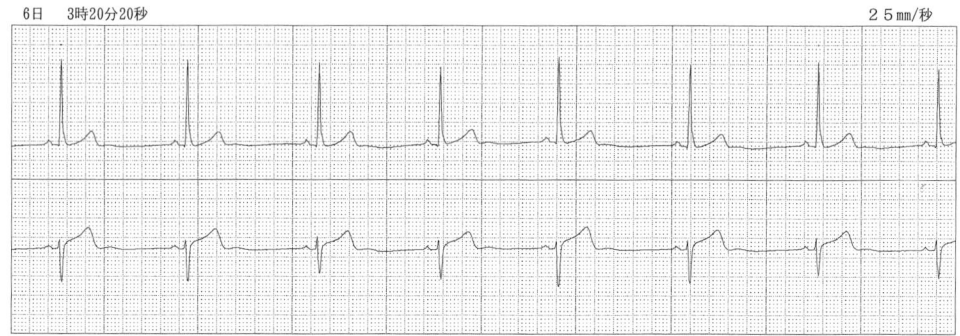

6日 3時20分20秒　　　　　　　　　　　　　　　　　　　　　　　　　　　　　　　　2 5 mm/秒

負荷試験を施行．右冠動脈内に Ach 50 μg を冠注したところ，胸痛を訴え，冠れん縮とともに ST 上昇と洞停止が出現．あらかじめ挿入していた一時的ペースメーカーが作動（図10）．ニトログリセリンの冠注により，ST 上昇と胸痛は改善した．以上から，入院前の胸痛発作は冠れん縮によるものと判断し，Ca 拮抗薬と亜硝酸剤の経口投与を開始．以後，胸痛発作は消失，心電図モニターでも ST 上昇は認められなくなった．退院にあたり禁酒を指導したが，仕事関係の集まりで飲酒をし，その深夜に発作が出現している．断酒後には症状はみられなくなり，その後の Holter 心電図でも ST 上昇は認めていない．

【症例解説】本症例はアルコールにより冠れん縮発作が誘発された症例．アセチルコリン負荷試験陽性であり，夜間の胸痛発作は冠れん縮性狭心症と診断された．飲酒は冠れん縮性狭心症の代表的な誘発因子である．アルコール負荷試験を行わなかったため，アルコールにより冠れん縮が誘発されたか入院中には証明されていないが，入院前の飲酒と発作時間のタイミング，退院後の発作のエピソードから飲酒と冠れん縮発作の関連が強く疑われる．慢性のアルコール摂取により血管内皮細胞からのNO 産生の抑制と血管内皮依存性弛緩反応が低下することが報告されており，アルコールによる直接的な内皮障害が冠れん縮を誘発すると考えられている[7]．冠れん縮性狭心症は，東洋系の人種に多く，交感神経系より迷走神経系が優位となる夜間帯に発作が出やすいこと，飲酒や喫煙により発作が誘発されることが特徴としてあげられる．

アルコール性冠れん縮は飲酒量とは必ずしも関連しない．本症例のように，晩酌の習慣はあるもの，飲酒量の多くない症例にもよくみられる．アルコールの代謝産物であるアセトアルデヒドは aldehyde dehydrogenase（ALDH）という酵素により分解されるが，一般にお酒が弱いという人は，この酵素活性が低い．特に日本人では ALDH type 2 の欠損例が多い．おもしろいことに，冠れん縮発作を起こす症例ではこの ALDH-2 欠損例が多いとの報告がある[8]．

■ 飲酒と関連した冠れん縮性狭心症の治療

治療は，まず断酒．冠れん縮をきたす症例はすでに血管内皮障害が生じているため，断酒を継続できても発作が起きる可能性があるので，冠れん縮の予防が必要である．亜硝酸剤と必要に応じてCa 拮抗薬の投与を行う．また，高コレステロール血症を有する場合には，HMG-CoA 阻害薬も有用である．多面的効果を示し，血管内皮の保護作用があるためである．また，就寝中に発作を起こす可能性があるため，必ず，ニトロ舌下製剤を複数

図10

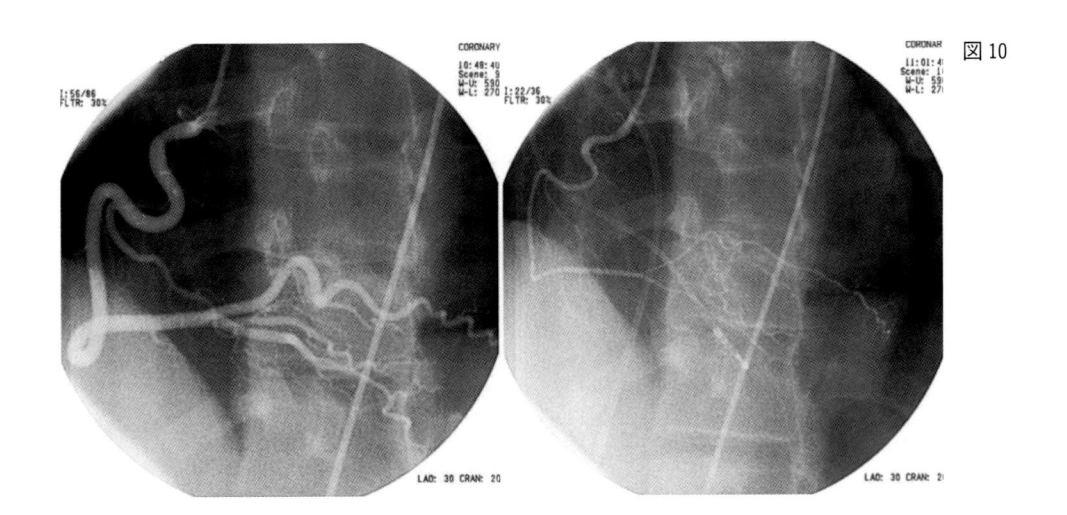

表3 アルコール関連突然死症候群の病態

心室細動：QT延長に伴う催不整脈作用
冠れん縮　就寝中の突然死の原因：飲酒後のST上昇
急性心不全：大量飲酒による急性心筋障害
脳血管疾患
アルコール性ケトアシドーシス
アルコール性ケトーシス

枕元に置くよう指示することが重要である．飲酒をしてしまったときには，飲水をするように指導する．飲水により，アセトアルデヒドを早期に体外へ洗い出すことにより発作を防ぐためである．

日本人には以前から就寝中に突然死する疾患群の存在が知られており，ぽっくり病と呼ばれてきた．現在，Pokkuri diseaseと訳され，突然死の一群をなす疾患群として世界的に認知されており，冠れん縮性狭心症はその原因疾患の一つにあげられている．また，大量飲酒者にも突然死が多いことが知られており，アルコール関連突然死症候群と称されている[9]．これにはさまざまな病態の関与が考えられている（表3）が[10]，本症例のようなアルコール誘発性冠れん縮も重要な病態である．冠れん縮性狭心症自体が就寝中に好発時間帯を示すこと，飲酒から数時間経過しアセトアルデヒドの血中濃度が上昇する時間帯に発作が誘発されること，飲酒により熟睡しているために胸部症状を訴えにくいことなどから，発作への患者自身さらには家族の対応の遅れが予想され，アルコールにより誘発される冠れん縮性狭心症は通常の冠れん縮性狭心症に比べ，突然死につながるリスクをさらに高めている可能性がある．しかし，突然死した症例において，原因疾患が生前に診断されている頻度はきわめて低く，アルコール性冠れん縮と突然死に関するエビデンスは十分に蓄積されていない．本症例の入院中のように，非飲酒期にも狭心症発作を起こしていることがあり，慎重な病歴聴取とHolter心電図により，飲酒と関連した冠れん縮性狭心症の存在を疑って検索を進めることが重要である．本疾患は断酒指導と冠危険因子のコントロールおよび適切な内科的治療により治療可能であり，飲酒に伴う不幸な転帰を回避することができるであろう．

文　献

1) Braunwald E : A Text book of Cardiovascular Medicine. 7 th ed. Philadelphia, Saunders Company, 2005

2) Ettinger PO, Wu CF, De La Cruz, et al : Arrhythmias and the "Holiday Heart". alcohol-associated cardiac rhythm disorders. Am Heart J 95：555-562, 1978

3) Mukamal KJ, Tolstrup JS, Friberg J, et al : Alcohol consumption and risk of atrial fibrillation in men and women. the Copenhagen City Heart Study. Circulation 112：1736-1742, 2005

4) Shiraki H, Onishi S, Akaishi M, et al : Ventricular Relaxation Performance in Chronic Alcoholics without Overt Heart Failure Time-course Analysis after Abstinence. Circulation 92(suppl I), 1995

5) Guidlines for Drug Treatment of Arrhythmias. Circ J 68: 981-1077, 2004

6) Piano MR: Alcoholic cardiomyopathy: incidence, clinical characteristics, and pathophysiology. Chest 121: 1638-1650, 2002

7) Hatake K, Wakabayashi I, Kakishita E, et al: Inhibitory effect of ethanol on endothelium-dependent vascular responsiveness. Eur J Pharmacol 168: 277-283, 1989

8) Seki T, Okayama H, Isoyama S, et al: The role of alcohol dehydrogenase 2 and aldehyde dehydrogenase 2 genotypes in alcohol-induced vasospastic angina. Tohoku J Exp Med 187: 311-322, 1999

9) Yuzuriha T: Alcoholic and sudden death: a proposal of sudden alcoholic death syndrome. Nippon Rinsho 55(Suppl): 639-642, 1997

10) 横山雅子, 堀 進悟, 青木克憲, 他: 救急患者におけるアルコール性ケトアシドーシスとアルコール性ケトーシスの検討. 日救急医会誌 (JJAAM) 13: 711-717, 2002

■ アルコール関連疾患

アルコール性中枢神経疾患

杠　岳文*
（ゆずりは　たけふみ）

- 多量飲酒者には高頻度に種々の脳神経症状を認める．このため神経学的診察は必須である．
- 酩酊者の診察においても患者の心理を読みとり，受容的に丁寧に行う．多量飲酒者には脳血管障害や頭部外傷も多く，疑われるときには直ちに頭部の画像検査を行う．
- 多量飲酒者には脳萎縮を高頻度に認めるが，脳萎縮と知的機能低下との関連は必ずしも明らかでなく，また多くは可逆性とされている．
- 多量飲酒者での低 Na 血症の補正は，中心性橋髄鞘融解を予防するためにゆっくりと行う．

Key Words　多量飲酒，中枢神経疾患，脳萎縮，中心性橋髄鞘融解

■ 症例と解説

症例 31　泥酔した患者に認めた脳出血の一例

〈56 歳，男性，元電気工事士〉

50 歳時に妻と離婚し，以後は単身生活．30 歳頃より日本酒 4 合/日程度の飲酒を続けており，51 歳頃からは連続飲酒を繰り返すようになり，仕事も失い生活保護を受給しながら生活をしていた．アルコール問題に気付いた福祉事務所の担当者がアルコール専門医療機関受診を勧め，当院を受診した．

受診時は泥酔状態で，待合室で大声を上げ興奮していたが，受容的な関わりで医師の診察には素直に応じ，「寂しいから飲む」とも答えた．血圧は 176/114 と高く，神経学的には，左上下肢深部腱反射の亢進と左上肢のバレー徴候を認め，バビンスキー反射は両側陰性であった．歩行は不安定で顔面と頭部には数カ所の打撲痕を認めた．頭蓋内の病変を疑い頭部 CT スキャン検査を行ったところ，右被殻から内包前脚にかかる新鮮な出血巣を認めたため，緊急入院となった．

【解　説】長期多量飲酒者あるいはアルコール依存症者に高頻度に種々の脳神経障害がみられることはよく知られている．しかしながら，実際の臨床場面では患者が診察時に酩酊状態にあったり，離脱症状を呈していたりすると，十分な診察がなされず，これらの脳神経疾患を見逃し，症状が重篤さらには致命的になってから気付かれている例もままある．ここに示した症例では，神経学的診察で頭蓋内の病変の存在が疑われ，頭部 CT 検査で脳出血を認めたが，多量飲酒者では脳神経障害は非常に高頻度に出現を認めるため，神経学的診察はどのような場合にあってもまず必須のものである．

例示した患者は，受診時には泥酔状態にあり興奮していたが，受容的な関わりと説得によって医師の診察には素直に応じた．酩酊して受診する患者は，しばしば微小な自己像を隠すために飲酒しており，この患者のように孤独感を抱いている者も多い．酩酊者の診察では，こうした飲酒者の心理を読み取りながら高圧的にならず，易刺激的な患者に対してもできるだけ受容的に優しく対応し，身体的診察を行うことが大切である．また，酩酊時には軽度の意識障害の存在の把握も難しいことが多いことから注意を要する．ただし，酩酊者によっては，まったく診察に応じず，粗暴で周囲の患者に迷惑となる言動をする者もあるため，こうした患者では，「酒に酔って公衆に迷惑をかける行為の防止等に関する法律」に基づき警察官に保護を依頼するなど毅然とした態度をとることもあるが，この場合でも，酔いが醒め身体面の異常があれば，再度診察に応じるなどの配慮と連携が重要である．

* 独立行政法人国立病院機構肥前精神医療センター　精神科

表1 多量飲酒に関連して見られる脳神経障害

① アルコール自体の神経への直接の作用（毒性）によるもの
  ・急性アルコール中毒（単純酩酊，複雑酩酊，病的酩酊）
  ・アルコール依存症
    →アルコール離脱症候群（振戦，けいれん発作，振戦せん妄など）
② 多量飲酒に付随してみられる栄養障害，ビタミン欠乏，電解質異常がアルコール自体の神経毒性より重視されているもの
  ・Wernicke脳症
  ・ペラグラ脳症
  ・中心性橋髄鞘融解（central pontine myelinolysis）
  ・アルコール性ニューロパチー
  ・アルコール性ミオパチー
  ・亜急性連合性脊髄変性症
  ・低血糖脳症
③ アルコール自体の神経毒性の可能性を含めた複合的な要因が考えられるもの，あるいはいまだ発症機序が明確でないもの
  ・Marchiafava-Bignami病
  ・アルコール性層性皮質硬化症
  ・アルコール性小脳変性症
  ・アルコール性脊髄症
  ・脳萎縮
④ アルコール症者に合併する他の臓器障害の影響によるもの
  ・肝性脳症
  ・糖尿病性ニューロパチー
  ・糖尿病性昏睡
  ・脳血管障害（脳出血，クモ膜下出血，脳梗塞）
⑤ その他
  ・頭部外傷（脳挫傷，慢性硬膜下血腫など）

多量飲酒と関連した中枢神経疾患を表1に示したが，酩酊した患者では脳血管障害や頭部外傷の存在を常に疑っておく必要がある．多量飲酒は，脳梗塞，脳出血，クモ膜下出血のいずれも増加させることが，数多くの疫学調査で明らかになっており，多量飲酒が動脈硬化を促進し，高血圧をもたらすことが脳血管障害の要因と考えられる．多量飲酒者に認める頭部外傷の合併頻度について赤井ら[1]は，1534名のアルコール依存症患者の0.6％に慢性硬膜下血腫を認めたとしており，筆者ら[2]も大酒家の行政解剖例について調査したところ，頭部外傷以外の死因で死亡した者の9％に慢性硬膜下血腫や陳旧性脳挫傷などの外傷性病変を肉眼的に認めている．多量飲酒者や酩酊した患者では，転倒や転落による頭部外傷の可能性を常に念頭に置いて診察することが重要である．

■ 症例と解説

症例 32　多量飲酒者に認めた脳萎縮とその回復がみられた一例

〈45歳，男性，会社員〉

20歳頃より焼酎3合/日の多量飲酒を続けており，40歳時には内科で肝硬変の診断を受けている．内科医から断酒を勧められていたが断酒できず，内科入院中には振戦せん妄も出現していた．内科医からアルコール専門医療機関受診を勧められ当院を受診．アルコール依存症の診断で入院となり，3ヵ月のアルコール依存症社会復帰プログラムに参加した．入院中は，離脱症状の影響もあり幾分ぼんやりした印象ではあったが，知的機能の評価（WAIS-R）では，IQ 106と正常であった．入院中の頭部CTでは，図1aに示すような脳萎縮を認めた．退院後は，断酒会に通い，外来にも定期的に受診し，断酒が継続できていた．外来で年に1回の間隔で頭部CTの追跡を行ったところ，

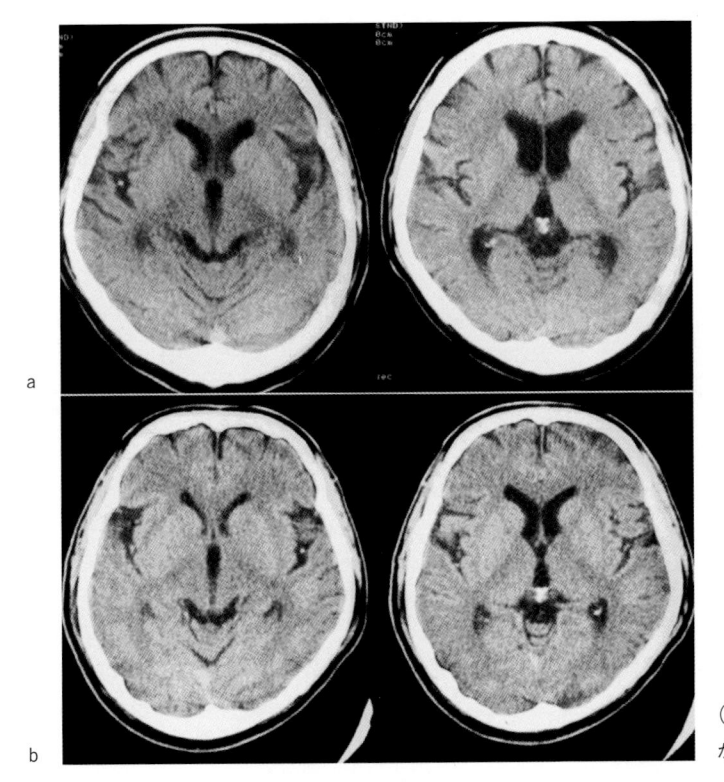

図1　脳萎縮の可逆性を示す1例
症例32で3年前に入院時の頭部CT画像（a）と3年間断酒後のもの（b）である．明らかな脳萎縮の回復を認めることができる．

毎年徐々に脳萎縮の改善が見られ，退院して3年後に撮影した頭部CTでは図1bのような所見であった．

【症例解説】多量飲酒者に脳萎縮を認めることは，気脳写が用いられた時代から知られていたが，近年CTやMRIが出現してからは多数の報告がある．ただ，多量飲酒者の脳萎縮については，アルコール自体の神経毒性によるものか栄養障害によるか，あるいは神経細胞の脱落を伴うものか，いまだその機序は明らかではない．また，多量飲酒者の脳萎縮については，ここで示した症例のように可逆性があること，すなわち断酒後徐々に脳萎縮が改善されることが認められている．このため萎縮とは呼ばず，収縮（shrinkage）あるいは仮性萎縮（pseudoatrophy）ということもある．筆者自身が6ヵ月以上断酒できた12例について頭部CT画像を断酒前後で比較したところ，4例に明らかな脳萎縮の改善を認めた．この結果は，脳萎縮の可逆性を示す一方で，非可逆的な脳萎縮の存在も混在していることを示唆した．したがって，多量飲酒者が示す脳萎縮のなかには，可逆的なものだけでなく，Harperら[3]が指摘したように神経細胞脱落を伴うもの，すなわち非可逆的なものがある可能性もおさえておく必要がある．また，脳萎縮の可逆性からも示唆されるように，脳萎縮を認める症例で必ずしも知的機能低下を認めるものではない．多量飲酒に伴う脳萎縮は患者にも関心が高くわかりやすいものであり，その回復可能性からも，筆者は，肝機能障害と同様に患者の断酒への動悸付けに利用している．

■ 症例と解説

症例33　多量飲酒者に認めた脳幹部の脱髄巣の一例

〈44歳，男性，自営業〉

30歳頃より日本酒4合/日程度の多量飲酒を続けており，38歳頃には連続飲酒から仕事も休みがちになり，40歳時に離婚し，単身生活となる．単身生活となってからはさらに酒量も増え，時々訪れる姉が食事の世話をしていたが，徐々にやせが目立っていた．たまたま訪れた姉が，意識が混濁し動けなくなっている本人を見つけ，救急病院を受診した．受診時，意識障害のほか明らかな神経学的異常は認めず，血液検査では，低栄養状態と

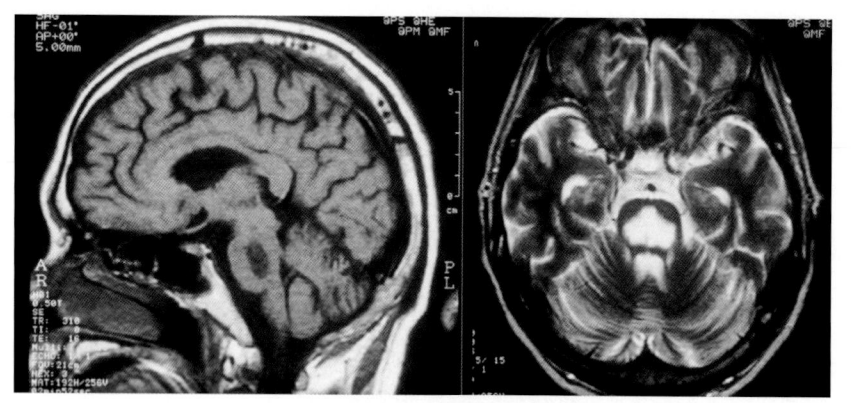

図2 中心性橋髄鞘融解のMRI画像
橋中心部にT1強調画像（a）で低信号，T2強調画像（b）で高信号を呈する病変として認める．

肝機能障害を示す検査所見に加え，血清ナトリウム値が110 mEq/lと低値であった．このため，生理食塩水にブドウ糖液と混合ビタミン剤を加えた点滴を受け，血清ナトリウム値は第3病日には139 mEq/lに補正されていた．第6病日頃から痙性四肢麻痺と構音障害や嚥下障害など仮性球麻痺症状が出現し，さらに一時は閉じ込め症候群（locked-in syndrome）の状態にもなったが，約1ヵ月の経過で症状は徐々に改善され，軽度の痙性歩行を残した状態で，アルコール依存症治療のため当院に転入院となった．入院直後に頭部MRI検査を行ったところ，図2に示すように橋中央部に広汎な脱髄巣と思われる病変が見られ，中心性橋髄鞘融解（central pontine myelinolysis）と診断された．橋以外には明らかな病巣は認めていない．その後，6ヵ月後に再検査した頭部MRIでは，橋の病変は初回検査時と変化なく，臨床症状は改善しているものの軽度の下肢の麻痺は残存していた．

【症例解説】中心性橋髄鞘融解は，以前は剖検でしか確認されなかったが，最近の画像診断技術の進歩とともに，CTやMRIで診断される例も増えてきている．特にMRIが普及してからは，この症例のように橋中央部にほぼ対称的な病変が，T1強調画像で低信号域，T2強調画像で高信号域として明瞭に認められるため，その診断は，病歴と併せて比較的容易になった感がある．鑑別すべきものとして脳梗塞があげられるが，その鑑別には，他の部位での動脈硬化性の病変の存在や，飲酒歴，発症時の状況，治療内容などの把握が重要となる．病理学的には，橋中心部にほぼ対称性の脱髄巣を認める．症状は病巣の広がりによって異なるが，通常，痙性四肢麻痺，仮性球麻痺，意識障害（初期）をみることが多く，この症例のように，閉じ込め症候群に進展することもある．また，脱髄病変の広がりによっては，眼球運動障害や小脳症状を呈することもある．また時に，橋以外の視床，基底核にも同様の脱髄病変を認めることがあり，橋外髄鞘融解（extrapontine myelinolysis）と呼んでいる．

中心性橋髄鞘融解の臨床報告例は多量飲酒に関連したものが目立つが，Endoら[4]は連続剖検1000例を検索したところ，このうち37例に中心性橋髄鞘融解を見出し，この基礎疾患は，悪性腫瘍16例，呼吸器疾患10例，腎不全で透析中5例の順に多く，多量飲酒に関連したものは1例のみであったと報告している．

中心性橋髄鞘融解の発症機序についていまだ不明の部分もあるが，この症例で見られたように低Na血症の急激な補正が関与していると考えられており，1日に12 mEq/l以上のNaの急速な補正は危険とされる．

中心性橋髄鞘融解の転帰についてMengerら[5]の報告では，平均8.4ヵ月の追跡で，34例中32例が生存し，11例はほぼ寛解，11例はわずかな神経症状を残すものの自立した生活を送っており，10例は介護を要するものであったとしている．また，MRI画像上明らかな改善を示したものは1例であり，臨床症状と画像所見の乖離を指摘している．

文 献

1) 赤井淳一郎, 樋口 進, 村松太郎, 他：アルコール症にみられた慢性硬膜下血腫について. 精神医学 29：105-109, 1987

2) 杠 岳文, 中村俊彦, 庄司宗介, 他：飲酒と急死―東京都監察医務院における飲酒関連急死者の調査より―. アルコール研究と薬物依存 28：95-119, 1993

3) Harper CG, Kril J, Daly J：Are we drinking our neuron away？BMJ 294：534-536, 1987

4) Endo Y, Oda M, Hara M：Central pontine myelinolysis. A study of 37 cases in 1000 consecutive autopsies. Acta Neuropathol (Berl) 53：145-153, 1981

5) Menger H, Jorg J：Outcome of central pontine and extrapontine myelinolysis (n＝44). J Neurol 246：700-705, 1999

■ アルコール関連疾患

アルコール性末梢神経・筋障害

真先　敏弘[*,**]
まさき　としひろ

- アルコール依存症に伴うポリニューロパチー，慢性ミオパチーの頻度はきわめて高い．
- アルコール性ポリニューロパチーの原因はアルコール毒性と低栄養である．
- アルコール性慢性ミオパチーの原因はアルコール毒性である．
- アルコール性ポリニューロパチーでは手足の疼痛・しびれ感がADLを低下させる．
- アルコール性ポリニューロパチー，慢性アルコール性ミオパチーとも断酒以外に根治療法はない．

Key Words　アルコール性ポリニューロパチー，慢性アルコール性ミオパチー，しびれ感，アルコール毒性，低栄養，断酒

　アルコール性末梢神経・筋障害は，中枢神経障害に比べて一見目立たないが，実際の頻度はきわめて高く，多くの患者のADLを低下させているという点で重要である．以下に順を追って解説していく．

■ アルコール性末梢神経障害

　アルコール性末梢神経障害としては，アルコール性ポリニューロパチー（alcoholic polyneuropathy）がもっともよく知られている．ポリニューロパチーとは通常，末梢神経の遠位部，すなわち手や足の指に分布する運動神経や感覚神経の末端の部分がびまん性に障害されてくる病態を指し，アルコールはポリニューロパチーをきたす原因のなかではもっとも頻度が高く重要なものである．当院のデータでは，アルコール依存症患者の実に7割近くの者にポリニューロパチーが存在していた．アルコール性ポリニューロパチーの症例を呈示する．

症例34　アルコール性ポリニューロパチー（低栄養あり）の一例

〈37歳，男性，無職〉
【家族歴】特記すべきことなし．
【既往歴】16歳；けいれん発作．タバコ40本/日．
【現病歴】28歳頃から，焼酎300 ml〜900 ml程度を毎日飲むようになった．約2年前（35歳）から焼酎1000 ml/日に増加．食事摂取量がこの頃から減少した．約1年前（34歳）から足のびりびりしびれる感じや痛みを自覚するようになった．入院前の2年間で体重が70 kgから46 kgに減少した．入院する少し前から下肢の力が入りにくく，階段を昇るときに手すりが必要になった．また，足の疼痛のため夜覚醒することが多くなった．2001年4月9日，アルコール依存症の治療のため，当院に入院した．

【入院時現症】身長173.1 cm，体重45.9 kg（BMI 15.3），体温36.5℃，血圧119/82，脈拍150整，皮膚クモ状血管腫（±），手掌紅斑（±），眼球結膜，貧血（−），黄疸（+），胸腹部は肝腫大以外は正常，浮腫（−）．

【神経学的所見】意識清明，MMSE 20点（認知症あり）．脳神経系：特記すべき異常なし，深部腱反射：上肢正常，PTR亢進，ATR正常，運動系：下肢近位筋に萎縮（+），MMTで下肢腸腰筋4と低下．感覚系：四肢手袋靴下型の温痛覚低下，特に足は痛みをまったく感じない（analgesia）．しかし下腿以遠のびりびりしびれる異常感覚があり，電気が走るような神経痛様の痛みが時にある．歩行時に足底の痛みが強いため，歩行が困難である．振動覚は正常；小脳系に明らかな異常なし．自律神経系：明らかな排尿障害，発汗障害，起立性低血圧なし．

---

* 元　独立行政法人国立病院機構久里浜アルコール症センター　神経内科，** 現　The Rockefeller University, Laboratory of Bacterial Pathogenesis and Immunology

【検査所見】一般血液生化学検査では，黄疸・肝障害・高尿酸・高脂血症あり．頭部MRI：軽度の脳萎縮のみ．神経伝導速度検査：（運動神経）；右正中神経 53.5 m/s, 9.85 mV，右腓骨神経 41.9 m/s, 12.7 mV（感覚神経）；右正中神経 51.7 m/s, 5.82 μV，右腓腹神経 43.2 m/s, 4.12 μV.

【入院後経過】入院後，黄疸・肝障害・高尿酸・高脂血症は徐々に軽快．足の疼痛は入院後，むしろ悪化し ifenprodil，ビタミン B_{12} など投与したがまったく効果はなかった．下肢の筋力は徐々に改善した．7月10日退院．現在（2002年7月）まで外来通院しており，ほぼ断酒を継続できている．この時点で退院時に比して足の疼痛は若干改善しており，普通に歩行可能となっている．しかし，依然として足の疼痛はかなり強く，患者の主訴となっている．

症例 35　アルコール性ポリニューロパチー（低栄養なし）の一例

〈52歳，男性，無職〉

【家族歴】特記すべきことなし．

【既往歴】47歳：肝硬変，51歳：アルコール性てんかん，52歳：食道静脈瘤破裂．

【現病歴】25歳頃より，日本酒3〜4合を毎日飲んだ．入院1年前（51歳）頃から，足のびりびりするしびれ感を自覚．2001年6月12日，アルコール依存症の治療のため，当院に入院した．

【入院時現症】身長 173.5 cm，体重 80.1 kg（BMI 26.6），体温 37.0℃，血圧 143/98 脈拍 79 整，皮膚クモ状血管腫（−），手掌紅斑（−），眼球結膜，貧血（−），黄疸（−），胸腹部正常，下腿浮腫（＋）．

【神経学的所見】意識清明，MMSE 23点（軽度認知症あり）．脳神経系：特記すべき異常なし．深部腱反射：上肢正常，PTR 亢進，ATR 消失．運動系：正常．感覚系：下肢靴下型の温痛覚低下．下腿以遠のびりびりしびれる異常感覚がある．振動覚は軽度低下，小脳系に明らかな異常なし．自律神経系：明らかな排尿障害，発汗障害，起立性低血圧なし．

【検査所見】一般血液生化学検査では，T. bil 1.2, γ-GTP 227 と軽度上昇あるのみ．頭部MRI：軽度の脳萎縮のみ．神経伝導速度検査：（運動神経）；右正中神経 41.0 m/s, 2.39 mV，右腓骨神経 37.8 m/s 7.0 mV，（感覚神経）；右正中神経 45.8 m/s 2.60 μV，右腓腹神経 37.7 m/s, 0.4 μV.

【入院後経過】足の疼痛は入院後若干軽減したものの，1日中不快感あり．ifenprodil, ビタミン B_{12} など投与したがまったく効果はなかった．

【解説】今回，呈示した症例は2例とも典型的なアルコール性ポリニューロパチーの患者である．アルコール性ポリニューロパチーは本症例のように，通常手指ないし足趾のしびれ感によって自覚される（手袋靴下型の分布）．このしびれ感はびりびりするようなしびれと表現される場合が多いが，焼けるような感じと訴えられる場合もある．電気が走るような神経痛様の痛みを伴うことも多い．進行するとこれらの異常感覚の範囲は徐々に近位側に拡大してくる．これらの異常感覚は患者の quality of life をもっとも低下させる症状である．疼痛は歩行時に強くなり歩行障害の原因となる．また，痛みのために不眠となったり，夜痛みのために目が覚めるといった症状も多い．足が冷えやすいという訴えも多く，逆に足がほてって困るという場合もある．こういった異常感覚の発生機序の詳細はいまだ不明であるが，断酒をした後も長期間持続するのが特徴である．断酒後の持続期間や程度の変化は人によってさまざまであり，3ヵ月程度の間に相当の改善を示す例もあれば，上記に呈示した症例のように1年間断酒してもなかなか良くならない例も少なくない．

一方，アルコール性ポリニューロパチーでは筋萎縮・筋力低下を呈することは少ない．症例34において階段が手すりなしに昇れないという症状とともに下肢近位筋の筋萎縮・筋力低下がみられているが，これはいわゆるアルコール性ミオパチーと考えられる（これについては後述する）．すなわちアルコール性ポリニューロパチーは感覚優位の症状を示すことがほとんどであり，感覚障害の種類として上記のような異常感覚に加え，温痛覚鈍麻・温痛覚過敏・深部覚（振動覚，位置覚）低下がみられる．神経伝導速度では，臨床症状に対応して，運動神経より感覚神経に異常がみられる頻度が高く，感覚神経活動電位振幅の低下がもっとも顕著であり，感覚神経伝導速度は比較的保たれる．以上のような結果は，アルコール性ポリニューロパチーにおいて感覚神経優位に軸索変性が起こっ

てくるためと考えられている．当院の調査では，神経伝導速度検査において上下肢4本の神経の伝導速度ないし活動電位振幅（計8個のデータ）のうち二つ以上異常値を示したものは68%にのぼった．一方，四肢の異常感覚を自覚している者は11%にすぎない．残りの57%のほとんどの者はポリニューロパチーを自覚していない．要するに感覚鈍麻や軽度の感覚過敏があるだけなので気付かないのである．

以上のような所見の例外として，アルコール依存症患者のなかで急速に上下肢の筋力低下が進行して歩行不能に陥る症例が時にみられる．当院でも年間に1例程度こういった症例を経験するが，一見ギランバレー症候群と区別がつかない症状を呈する[1]．こういった症例は本当にギランバレー症候群なのか，アルコールに関連したものなのかは今後の検討課題である．後にも少し触れるが，ビタミンB_1欠乏のときに亜急性の筋力低下がみられることがあるという報告があり，ビタミンB_1欠乏との関連があるかもしれない．

またアルコール性ポリニューロパチーでは，自律神経症状としての起立性低血圧や排尿障害が主訴になることは比較的稀である．よくみられるのは，足の皮膚の変色や浮腫であり，これらは自律神経障害が関与している可能性があるが，詳細な機序は不明である．

蛇足ながら，アルコール性ポリニューロパチー患者の認知機能は，ポリニューロパチーのないアルコール依存症患者に比べて有意に低下しているというデータがあり，当院においてもアルコール性ポリニューロパチーの診断とMMSEの成績は負の相関を示した．この理由はおそらくは大脳の認知機能の障害と末梢神経障害はいずれも生涯飲酒量に相関しているためであろうと推測している．

アルコール性ポリニューロパチーの原因としては古くからの研究があり，アルコールの直接毒性によるという説と低栄養（特にビタミンB_1の不足）が原因とする説がある[2,3]．おそらくこれら二つがともに関与していたであろうと考えられる例として**症例34**を呈示した．一方，低栄養や血中ビタミンB_1の低下がなくともアルコール性ポリニューロパチーをきたした症例は日常的に経験するものであり，BMI正常の例として**症例35**を呈示した．当院における調査でも，BMIないし血中ビタミンB_1が正常下限以下を示す割合は，いずれも13%（7〜8人にひとり）にすぎず，これらが正常でもアルコール性ポリニューロパチーをきたしている患者は多々みられる．しかしながら，統計的な検討をしてみると，生涯飲酒量および習慣飲酒年数は感覚神経活動電位やアルコール性ポリニューロパチーの診断と強い相関がみられる一方，BMIや血中ビタミンB_1の低下は感覚神経活動電位振幅や下肢の振動覚と有意に相関していた[4]．こういったことから考えると，アルコール性ポリニューロパチーの原因はアルコールの直接毒性が基本にあって，低栄養やビタミンB_1不足が増悪因子となっていると考えるのが妥当であろうと思われる．1964年のFennelyの報告によるとアルコール性ポリニューロパチー患者の大部分にビタミンB_1の低下がみられる[5]．現在ビタミンB_1の測定に用いられているHPLC法は当時はなかったので，測定法の精度に問題があると思われるが，Fennelyらの結果と当院での結果の違いは，やはりその時代は今に比べて栄養状態が悪かったのだろうと想像される．やや古い文献を読んで当院のデータと異なっていると感じるもう一つの点は，下肢遠位部の感覚障害とともに筋力低下がしばしばみられるという記述である[6]．少なくとも当院の入院患者において下肢遠位部の明らかな筋力低下を伴うアルコール性ポリニューロパチー患者は非常に少ない．ビタミンB_1欠乏性ポリニューロパチーが運動障害（筋力低下など）優位の症状を呈するという事実からは，やはり一昔前まではビタミンB_1欠乏が多かったために，アルコール依存症患者における下肢遠位部の筋力低下がしばしばみられたのではないかと思いたくなるが，これについてはもう少し臨床研究をして調べてみたいと思っている．

アルコール性ポリニューロパチーの根本的な治療は，断酒と栄養補給しかない．5年間断酒すると相当の回復が期待できるという報告はある[7]．神経栄養因子はnerve growth facter, brain derived neurotrophic factor, fibroblast growth factor, glial cell derived neurotrophic factorなど多数のものが同定され，末梢神経の再生を促すことにより治療に役立つのではないかとの期待があるが，残念ながら現状では実用化されたものはない．ビタミンB_{12}は，長期的な追跡データはないが，神経障害の回復を促進する作用があると考えられてお

り，広く使われている．

　症例に呈示したようにアルコール性ポリニューロパチーに伴う疼痛は患者にとってもっとも困った症状であり，厄介なことには非ステロイド系消炎鎮痛剤を含め通常使用される鎮痛剤はほとんど効果がない．Carbamazepine, mexiletine, amitriptyline などが使われるが，経験的にいって，ある程度の効果はあるものの強い痛みを訴える患者に著効は期待できない．欧米で糖尿病性ニューロパチーの疼痛に capsaicin が有効であったという報告があるが，capsaicin に発癌性があるという報告があり，この点が問題になる．最近，ifenprodil がアルコールラットの痛覚過敏に有効であったという報告があり，当院でこの薬を試験してみたところ，残念ながら本邦での常用量ではあまり効果がないということが判明した．以上のようにアルコール性ポリニューロパチーの疼痛の治療は今後に残された大きな課題であり，臨床的な試みを続けるとともにその機序の解明と治療法の開発に向けて基礎的研究の進展が望まれる．

■ アルコール性ミオパチー

症例 36　慢性アルコール性ミオパチーの一例

〈61歳，男性，無職〉

【家族歴】特記すべきことなし．
【既往歴】57歳，高血圧．
【現病歴】もともと日本酒6合/日くらい飲む大酒家であったが，定年（60歳）後，毎日昼酒を飲むようになり，酒量が増加．食事摂取は徐々に減少した．入院4ヵ月前頃から足腰に力が入りにくく，歩行障害が出現．その後徐々に進行し，入院1ヵ月前から歩行不能となった．2001年2月19日アルコール依存症の治療のため，当科入院．
【入院時現症】身長160 cm，体重42.4 kg，体温35.8℃，血圧89/69，脈拍108整，皮膚クモ状血管腫（+），手掌紅斑（+），眼球結膜，貧血（−），黄疸（−），胸腹部は肝腫大以外は正常，浮腫（−）．
【神経学的所見】意識清明，MMSE 22点（軽度の痴呆）．脳神経系：特記すべき異常なし．深部腱反射：上肢正常，PTR 正常，ATR 消失．運動系：四肢全体特に下肢近位筋の著明な萎縮（+）；MMT deltoid 4, 4 biceps 5, 5 triceps 5, 5 wrist ext/flex 5/5, 5/5 Iliopsoas 4, 4 quadriceps および hamstring 5⁻, 5⁻ tibialis anterior および gastrocnemius 5, 5 extensor hallucis longus 5⁻, 5⁻．感覚系：温痛覚・振動覚・位置覚の明らかな異常（−）；歩行不能，坐位保持可能だが椅子から立ち上がることはできない．Squatting 不能．明らかな自律神経症状はなし．
【検査所見】一般血液生化学検査では，肝障害・高脂血症あり．Albumin 3.3, Choline esterase 105（100＞）と低栄養あるが比較的軽度．CK は97と正常．
【筋肉 CT・MRI】四肢，特に下肢近位筋の著明な萎縮あり．
【入院後経過】四肢筋力は入院後徐々に改善した．入院2日目にはつかまり歩きが可能となった．入院3週目には手を使えば squatting ができるようになった．入院2ヵ月後の筋肉 CT・MRI で下肢近位筋萎縮の著明な改善を認めた．約3ヵ月後の退院時にはほぼ正常に歩行可能となったが，squatting はやはり手を使わないとできない状態であった．
【解　説】アルコール性ミオパチーは，急性ミオパチーと慢性ミオパチーに分類される．

1．慢性アルコール性ミオパチー

　後でも触れるが，この疾患についての臨床的データは世界的にみて蓄積に乏しく，筋原性ではなくむしろ神経原性の病気ではないかと疑っている研究者も少なくない．しかし，経験的に下記のような症状を呈する患者が大変多いという点でアルコールに関連するミオパチーのなかでは重要な疾患である[8]．

　慢性アルコール性ミオパチーの典型例を**症例 36**に示した．呈示したように数週間から数ヵ月の間に徐々に進行する四肢近位部の筋力低下として自覚される．筋痛は通常みられない．当院でのデータでは，程度としては上肢よりも下肢の方に強くあらわれ，椅子から立ち上がるのが困難，階段を昇るときに手すりが必要，重いものが持ち上げられないといった自覚症状がある．検査所見として**症例 36**では施行していなかったが，針筋電図で筋原性変化を検出できるのは，当院のデータでは3例に1例程度であり，過去の欧米のデータと一致する結果であった．また，呈示症例にみるように，血清 CK は上昇する例もあるが正常範囲にとどまる例の方が多い．上昇する場合でも 500 IU/*l* 以下

の場合がほとんどである．筋生検では，タイプ2線維萎縮がみられる．筋壊死が高率にみられたという報告もある．一方で高津のように神経原性変化を認めたという報告がある[9]．実際，アルコール性ミオパチーという名前はついているが，筋原性なのか，神経原性なのかといったことですら結着はついていないのが現状である．

病因として，Fernandez-Sola らのグループはアルコールの生涯摂取量と筋力が負の相関を示したと報告している[10]．しかし，世界的に慢性アルコール性ミオパチーの臨床的研究は非常に少なく，本邦でもいまだきちんとした疫学的データはない．当院での臨床研究は現在進行中であるが，明らかな下肢近位筋筋力低下を示す患者は大部分が60歳以上であり，高年齢層に明らかに多いように思われる．単に低栄養のために筋肉の量が減ってきているだけではないかという疑問はあるが，前述のFernandez-Sola らのグループの報告では，低栄養と筋力は相関しなかったとしている[10]．

治療は断酒とバランスのとれた栄養摂取に尽きるが，断酒によって比較的急速に改善する例が多い．ただし，**症例36**のように重症例ほど回復は悪く，入院後3ヵ月くらい経過しても筋力が十分回復しない場合がある．

2．急性アルコール性ミオパチー

通常，アルコール依存症患者の多量飲酒直後に生じ，四肢の一部ないしは全体の筋痛，腫脹，圧痛を伴う筋力低下をきたす．いわゆる急性筋壊死を生ずるので高CK血症，ミオグロビン尿症は必発であり，血清CKは，急性筋壊死の程度を反映すると考えられるが，高度に上昇することが多い．腎障害がもっとも重要な合併症である．治療は断酒と栄養補給により，回復を待つしかない．腎不全のある場合はそれに対する治療を行う．

一方，低K血症を伴って急激に四肢筋力低下をきたすタイプのものもある．このタイプの場合，通常，筋痛や筋腫脹，ミオグロビン尿症は欠如するとされる．血清Kは2.0 mEq以下の場合が多い．Kの補充により，急速に改善する．

文献

1) Mochizuki H, Masaki T, Kamakura K, et al：Acute axonal polyneuropathy associated with alcoholism. Eur Neurol 50：183-184, 2003

2) Victor M： Polyneuropathy due to nutritional deficiency and alcoholism. In Peripheral Neuropathy, Dick PJ, Thomas PK, Lambert EH and Bunge RP eds., WB Saunders, Philadelphia, pp. 1899-1940, 1984

3) Monforte R, Estruch R, Valle-Sole J, et al：Autonomic and peripheral neuropathies in patients with chronic alcoholism. A dose-related toxic effect of alcohol. Arch Neurol 52：45-51, 1995

4) Masaki T, Mochizuki H, Kamakura K, et al：Association of Ethanol Toxicity and Malnutrition with Alcoholic Polyneuropathy. A cross-sectional study. In Neurotoxicity Syndromes, Nova, Science Publishers, pp. 83-94, 2007

5) Fennely J, Frank O, Baker H, et al： Peripheral neuropathy of the alcoholic：I, Aetiological role of aneurin and other B-complex vitamins. Brit Med J 2：1290-1292, 1964

6) 高橋和郎：アルコール性ニューロパチーとビタミンB1欠乏性ミューロパチー．脳神経36：729-735, 1984

7) Hillbom M, Wennberg A：Prognosis of alcoholic peripheral neuropathy. J Neurol Neurosurg Psy 47：699-703, 1984

8) 真先敏弘，鎌倉恵子：慢性アルコール性ミオパチー．骨格筋症候群（下巻）日本臨牀別冊（領域別症候群シリーズ No. 36) pp 394-395, 2001

9) 高津成美：Chronic alcoholism における neuropathy と myopathy について．神経内科13：517-531, 1980

10) Urbano-Marquez A, Estruch R, Navarro-Lopez F, et al：The effects of alcoholism on skeletal and cardiac muscle. New Engl J Med 320：409-415, 1989

■ アルコール関連疾患

アルコールによる消化管癌

横山　顕*

- アルコール依存症男性では食道ヨード染色などの消化管癌検診によって，口腔咽喉癌（1.2％），食道癌（4.2％），胃癌（1.4％），大腸癌（1.5％）が驚異的な高頻度で診断される．
- アルデヒド脱水素酵素2欠損型とアルコール脱水素酵素1B非活性型が，口腔咽喉・食道の癌の危険因子であり，両者の組み合わせはリスクを相乗的に高める．
- 若い頃，少量の飲酒で顔が赤くなる体質があったかどうかを問診することで，発癌リスクをある程度評価できる．
- 口腔咽喉癌や食道癌を診断されたアルコール依存症患者には，2次癌発生の可能性が高いので，6ヵ月ごとの内視鏡検診を受けるよう勧める．
- アルコール依存症患者には，断酒，検診，喫煙，食生活に関する教育による癌予防が必要である．

Key Words 消化管癌，食道ヨード染色検診，アルデヒド脱水素酵素2

■ 症例と解説

症例 37 飲酒で赤くなる体質と発癌（食道癌）をきたした一例

〈男性，65歳〉

　初飲年齢は18歳だが，ごく少量の飲酒で顔がまっかになり，どきどきする体質であった．そのため「郵便ポスト」というあだ名をもらい，酒席は苦手であった．大学時代も時々しか飲酒しなかった．就職して営業部門に配属されると，接待や付き合いで飲酒機会が多くなり，酒好きの職場の先輩に鍛えられてだんだん強くなり，「酒をおいしく飲めるようにしていただいたのは○○さんのおかげです」とよく感謝したものだった．習慣的に飲むようになったのは26歳で，28歳になると飲んでも顔は赤くならず，どきどきすることもなくなった．結婚後は晩酌もするようになり，仕事のストレス発散のためにも飲むようになり，30歳代には毎日日本酒4合は飲んだ．飲酒しながら吸うたばこは格別においしく感じるため，20歳から始めたたばこも毎日30本吸うようになった．40歳になると経済的に余裕ができ，洋酒のウイスキーをロックで飲むようになり，毎日ボトル半分は飲んでいた．51歳で仕事上の失敗がきっかけで朝1杯飲んでから出勤するようになり，その頃から飲んで記憶のなくなるブラックアウトを時々経験するようになった．60歳で定年退職すると，1日中だらだら飲酒する連続飲酒状態が頻回となり，61歳で国立アルコール症センター久里浜病院（現，独立行政法人国立病院機構久里浜アルコール症センター）を受診し入院した．入院時に外来医から，アルデヒド脱水素酵素2（Aldehyde dehydrogenase-2：ALDH 2）の遺伝子型の検査についての説明を受け，入院後の講義で，飲酒で赤くなる体質のアルコール依存症者はのどや食道の癌にきわめてなりやすいという話を聞かされかなりショックを受けた．入院中に全員に行われている食道ヨード染色を併用した上部消化管内視鏡検診を受け，食道に多発する食道ヨード不染帯が見られ，うち二つの食道ヨード不染帯が癌を示唆するpink color sign陽性で，多部位の生検で，その2病巣のみ癌の診断を受けた．内視鏡的粘膜切除で癌病巣は切除され，食道癌の深達度はm1とm2であった．早期治療で治癒してほっとしたのもつかの間，医師からALDH 2ヘテロ欠損者であることを告げられ，今後3年以内に別の食道癌が複数発生する可能性は60％もあることの説明を受け，6ヵ月ごとの食道ヨード染色検診を勧められた．アルコール依

---

* 独立行政法人国立病院機構久里浜アルコール症センター　臨床研究部

存症の治療プログラムを終了して退院してからは断酒した．喫煙は止められず20本に減らした．6ヵ月ごとに食道ヨード染色検診を受け，63歳，65歳と新たなm1の食道2次癌の発生があったがいずれも内視鏡的粘膜切除で治癒している．

【症例解説】

1．アルコール依存症者を診たら癌を強く疑う

　アルコール飲料が発癌性を有することは，多くの疫学研究から明らかであり，口腔，咽頭，喉頭，食道，肝臓の癌の原因となることは確実である．さらに大腸癌と欧米では女性の乳癌の原因となることも十分な証拠がそろいつつある．胃癌は関係ないとする考え方が一般的である．アルコール依存症者では，喫煙者が多く，衰弱するまでの栄養不良の合併も多く，発癌危険因子は飲酒だけではない．アルコール依存症男性では，無症状であっても，口腔咽喉癌，食道癌，胃癌，大腸癌を強く疑う．国立アルコール症センター久里浜病院では，食道ヨード染色検診と検便による大腸検診を行っているが，食道癌は一般検診の100倍の4.2％，胃癌と大腸癌は10倍の1.4％と1.5％，口腔咽喉癌は一般検診がないので比較できないが1.2％と多い．40歳以上の男性のアルコール依存症患者を診たら，この臓器の癌を疑って診断すべきである．

2．若い頃，アルコールですぐ赤くなったひとが特に危ない

　本例のように，若い頃はアルコールに弱く，飲むとすぐ顔が赤くなるフラッシング反応が出たが，種々の理由で鍛えて強くなり，今は顔に出ないという患者では口腔咽喉，食道の発癌率が約10％にもなる．アルコール依存症になったひとでは，本例のように多くは2〜3年で耐性を獲得している．飲酒で顔がすぐ赤くなるのは，東アジア人特有の現象であり，飲酒後に発生したアセトアルデヒドを分解するALDH2活性の遺伝的欠損による．日本人の7％はホモの欠損型，35％はヘテロの欠損型であり，正常型のひとと比較して，1合程度のアルコール量の飲酒実験ではそれぞれ19倍，6倍のアセトアルデヒド血中濃度が生じ，フラッシング反応によってアルコールに弱い体質となる．しかし，ヘテロの欠損者では飲酒習慣によって耐性が生じ，飲めるようになるひともいる．アルコール依存症患者でも13％がヘテロ欠損者である．1970年代のアルコール依存症患者では2.5％しかヘテロ欠損者がいなかったが，"いっき飲み"の流行や，酒席が仕事の延長にあるなど，ここ数十年の弱いひとにも酒類を強いる社会的な傾向が，"本来下戸の大酒飲み"というひとたちを増加させたと思われる．したがって，初診時の問診に「若い頃，ビールコップ1杯程度ですぐまっかになる体質がありましたか」という質問は，アルコール依存症の外来では必須である．しかし，母集団の9割弱がALDH2正常者であるために，この質問で赤くなる体質があると答えたひとの約半分が，ALDH2正常者である．また赤くなったことがないと答えたひとでも約5％はALDH2欠損者であり，精度は遺伝子解析には到底及ばない．しかし，この質問法は簡単に行えるという利点がある．アセトアルデヒドは動物実験で発癌性が証明されており，アセトアルデヒドが蓄積するALDH2欠損のアルコール依存症者では，約20％に口腔咽喉癌や食道癌がみつかる．そのため，赤くなった体質と答えたひとでは約10％にみつかることになる．

3．食道ヨード染色は全例に施行すべきである

　内視鏡医のなかには，食道ヨード染色なしでも，経験を積めば極初期の食道粘膜癌（m1：上皮内癌，m2：粘膜内癌）の診断が十分できるという考えをもったひともいる．食道ヨード染色をルーチンに施行していない通常の内視鏡検診では，アルコール依存症男性からの食道癌診断率は0.7％と報告されている．食道ヨード染色を用いた場合はこの6倍の頻度になる．食道ヨード染色で診断した食道癌の約8割は内視鏡的粘膜切除単独または放射線療法併用で治療可能であった．内視鏡挿入前に，義歯を外した状態で口底，歯肉，舌の側縁もよく観察する．筆者は初診時の診察でも，口腔内を入念に観察するようにしている．また挿入時と抜去時に特に下咽頭をよく観察する．下咽頭と外喉頭で作られるくぼみが，アルコール依存症患者では，もっとも発癌しやすい場所である．粘膜の褪色や発赤から診断される早期咽頭癌に対しては，全身麻酔下で行う内視鏡的粘膜切除術も試みられてきている．

4．Pink Color sign（PC sign）の有用性

　大きさ5mm以上，不整形，内部に染色島がみられる，くっきりとした黄白色の不染帯といったヨード不染帯所見が食道異形成や癌を疑わせる．アルコール依存症者では"まだら不染帯"と呼ば

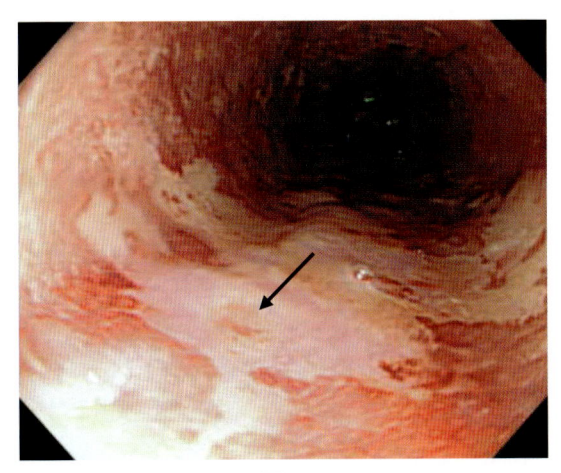

図1

れる不染帯が多発する症例が多く，生検部位の選択にしばしば迷う．特に本例のようにALDH2欠損者では不染帯は多発するのが普通であり，このような場合，Pink Color sign（PC sign）が有用である．癌の不染帯では，ヨード染色後2分程度の時間経過とともに，黄白色の不染帯の中にピンク色の色調変化を起こす．筆者らはこの内視鏡所見をPC signと命名し，その診断精度を最近報告した（図1）．特に9mm以下の微細な病変では，PC signによる癌の診断感度は93％，特異度は100％であり，生検組織診断に匹敵する診断精度であった．

5．2次癌の危険性

本例のように食道癌や口腔咽喉癌が一度診断された患者では，口腔咽喉，食道，胃に異時性に2次癌が発生する危険性が高い．この現象は食道癌や口腔咽喉癌の一般患者にもあてはまるが，アルコール依存症者では顕著であり，特にALDH2欠損者では3年で半数以上のひとに2次癌が発生している．2次癌についての十分な説明と，6ヵ月ごとの内視鏡による厳重な経過観察が必要である．この現象は断酒しても長期間にわたって継続するようである．香港の疫学研究で，5～9年断酒すると普通の飲酒家では食道癌のリスクはしっかり低下するが，大酒家ではこの傾向は鈍く，16年以上断酒してもリスクが残ると報告されている．アルコール依存症者ではさらに長期にわたるリスクが予測される．これは断酒に先立って，すでに癌の芽のようなものがこの臓器に発生している可能性

を示している．したがって，癌を一病巣診断したら，他にもあるのではと考えて入念に観察することも重要である．

6．癌の予防――断酒，検診，喫煙食習慣

癌がないと診断された多くの患者で，食道ヨード不染帯が観察され，生検で食道異形成と診断される．この癌化の可能性のある腫瘍性食道ヨード不染帯は，断酒しても消失しないため，将来の癌の予防が重要である．当院では，遠方から入院精神療法を受けにくる患者も多いため，患者自身に，近くの病院を受診し，「私は以前，酒たばこをかなりやっていたので，食道とのどの癌が心配です．1～2年に1回は，食道ヨード染色でみてください．のども内視鏡でよくみてください」と依頼するように教育している．特に，食道ヨード不染帯の性状，大きさ，多発の有無，生検結果から危ない不染帯のある患者，不染帯がなくてもALDH2欠損を遺伝子型で確認した患者，遺伝子診断はしなかったが若い頃赤くなる体質であった患者，濃い酒類を好む患者，30本以上の喫煙者には，断酒しても高いリスクが続くことを説明し，1年ごとの厳重な経過観察を勧めている．

喫煙習慣をどうするかは非常に難しい問題である．アルコール依存症男性の多くは喫煙者でもあり，20本以上のヘビースモーカーも半数にみられる．断酒後に起こる生活習慣の変化として多くの患者は喫煙本数の増加と甘い物への過剰な嗜好を経験する．断酒からくる精神的不安定性に対してバランスをとるための適応症状と考えられる．断酒も禁煙も同時に達成することは非常に難しく現実的な目標とならないばかりでなく，断酒という最重要目標から考えると，ひとによっては禁煙自体が良いかどうかもわからない．しかし喫煙指導がなければ本数が増加するので，当院では，30本以上の喫煙者では，食道癌リスクが4倍になるという検診結果に基づいて，20本以上のひとには20本以下，それ以外のひとには現状以下の喫煙目標を指導している．しかし，2～3年断酒できて精神的に安定したら，できたら禁煙も考えましょうと説明している．

さらに疫学的に予防効果が確認されている緑黄色野菜と果物を毎日食べることも勧めている．アルコール依存症患者の食生活は，一般に食事回数や量が少ないだけでなく，野菜果物の摂取が少な

く，このような食習慣も極端な発癌リスクの上昇の一因と疑われている．

■ 症例と解説

症例 38　胃切除後アルコール依存症をきたし食道癌が見つかった一例

〈男性，42歳〉

　初飲年齢は18歳で，最初から飲酒で顔が赤くなることはなく，同世代のなかでは酒に強いのが自慢であった．高校卒業後就職し，20歳からほぼ毎日チューハイを3杯飲んでいた．28歳で胃潰瘍から胃穿孔を起こし胃亜全摘を受けた．術後半年は飲酒しなかったが，特に外科医から飲酒についての注意もなく，飲酒を再開した．再開直後は酒に弱くなったように感じたが，その後短期間で，どんどん強くなっていくらでも飲めるような気になり酒量が増えた．術後3年で焼酎5合は飲むようになった．食事もパンやご飯におつまみ程度のおかずと偏食がひどくなった．30歳代後半から飲酒中の記憶がなくなるブラックアウトの回数が頻回になり，手指振戦やイライラ，不眠といったアルコール離脱症状も出現し，42歳で国立アルコール症センター久里浜病院を受診した．ALDH2遺伝子型の検査の説明や，飲酒で赤くなる体質と発癌の講義を受けたが自分には関係ないことだろうと思っていた．しかし，遺伝子解析ではALDH2ヘテロ欠損であり，内視鏡検査では，下咽頭と食道に表在癌が見つかり驚いた．下咽頭癌は放射線化学療法で消失し，食道癌は内視鏡的粘膜切除を受けた．アルコール脱水素酵素2（alcohol dehydrogenase-1B：ADH1B，旧名ADH2）の遺伝子型解析では非活性型であり，このことによって，アセトアルデヒドが溜っても赤くならない体質が作られていた．

【症例解説】

1．胃切除はアルコール依存症になりやすい体質を作る

　アルコール依存症患者では16％ときわめて高い頻度で胃切除の既往がみられる．飲酒歴を詳細にきいてみると，本例のように胃切除前は，普通の飲酒家だったが，胃切除後数年でアルコール依存症を発症増悪したひとが多い．胃切除後にはアルコールが速やかに小腸に到達するため，飲酒後の血中アルコール濃度の上昇が急峻で高くなる．そのため，アルコールへの耐性依存性が獲得されやすいと考えられている．血中濃度が予想外に上昇するためブラックアウトも経験されやすい．胃切除術の際には，術後の重大な合併症の一つとして飲酒問題の発生についても十分説明することが望まれる．

2．赤くなる体質がなかったALDH2欠損者がもっとも危険

　本例のように自他ともに認める酒に強い体質のひとのなかにもALDH2欠損者がおり，このタイプのひとはアセトアルデヒドに高度に曝露されても，その自覚がないので発癌リスクが著しく高い．この現象はADH1Bが非活性型であることと関連している．ALDH2欠損者を特定するためのエタノールパッチテストは，そもそもアルコール依存症患者では信頼性がきわめて低く使えないが，ADH1Bも非活性型であると，健常者でもエタノールパッチテストは偽陰性となる．皮膚や体内で急激なアセトアルデヒド濃度の上昇が起こることが，生体防御機構として赤くなる反応を含むフラッシング反応の引き金をひくと考えられる．筆者は，ADH1Bが非活性型であると，最初のアセトアルデヒドの発生が緩やかなため，この引き金がひかれないまま皮膚や生体がアセトアルデヒドに馴染んでしまうのではないかと考えている．実際，ALDH2欠損型とADH1B非活性型の両者を有する，食道癌になったアルコール依存症者に，フラッシングの質問をしてみると，52％ものひとが赤くなった経験がないと答えている．アルコール依存症者のなかでの食道癌や口腔咽喉癌のリスクはALDH2欠損単独では，それぞれ11倍，17倍だが，そこにADH1B非活性型が加わると，それぞれ40倍，122倍にもなる．現時点では遺伝子解析以外の方法で，このフラッシング反応の起きないALDH2欠損者を特定する簡便な方法は確立していない．

文　献

1）横山　顕，大森　泰：アルコールと口腔咽喉および消化管癌．日本アルコール薬物医学会雑誌 36：551-66，2001

2）Yokoyama A, Omori T：Genetic polymorphisms of alcohol and aldehyde dehydrogenases and risk for esophageal and head and neck cancers. Jpn J Clin Oncol 33：111-121, 2003

3）横山　顕，大森　泰，横山徹爾：咽頭・食道の発癌リスク．消化器内視鏡 18：1348-1354, 2006

4）横山　顕，大森　泰，横山徹爾：大酒家の食道扁平上皮癌におけるアルコール代謝酵素の関連からみた多発癌および口腔咽頭と胃の他臓器重複癌．胃と腸 38：339-348, 2003

■ アルコール関連疾患

歯科領域におけるアルコール関連疾患

井上　裕之*
いのうえ　ひろゆき

● アルコール依存症では，不潔への順応，身体の衰弱などにより口腔環境が悪化しやすい．
● う蝕や歯周疾患の有病率が高く，咬合が崩壊し摂食機能が低下していることが多い．
● 咬合を再構築し食機能を回復することが，アルコール依存症からの脱却の第一歩である．

Key Words　咬合の崩壊，歯頸部う蝕，歯周炎，口腔衛生，食機能の回復

　アルコール依存症者の口腔内状況が劣悪であることは，アルコール医療関係者であれば経験的に認識されていると思われる．現実にアルコール依存症者に対する歯科臨床にたずさわると，歯痛，疼痛の出現はもちろんのこと，転倒や打撲による歯牙の破折や脱臼，肝硬変などによる異常な歯肉出血，不潔による口臭，歯牙の欠損や咬合の崩壊による摂食機能低下の訴えはもとより，長期にわたる連続飲酒により咀嚼筋群が機能低下し開口障害を引き起こすなど，枚挙に暇がない．歯科施設のない病院などでは，このような歯科的愁訴に手を焼いている施設も多いのではないだろうか．そこで本稿ではアルコール依存症者の咬合が崩壊する過程をいくつかの症例を通じ紹介し，口腔内の実態を解説し，断酒要因としての歯科医療の必要性を考察したい．

■ 口腔内状況の実態

症例 39　末期的状態を呈している一例

〈30歳代後半，男性〉

【主　訴】ぼろぼろで咬めない．見た目が悪い．
【所　見】10年以上歯科治療経験がなく放置されたためか，歯冠部がほとんど消失しそのため咬合も崩壊されている（図1）．歯頸部（歯冠の付け根）は歯髄にも近接しており，このような状態になると通常では激しい疼痛が出現すると考えられる．しかし，酩酊により疼痛を緩和させ続けたという症例である．さらに，このまま放置していれば，いずれ残根は抜歯対象となり40代にして総義歯というか可能性もある症例である．
【解　説】歯頸部う蝕により歯冠が崩壊した状態（図1①）．歯頸部直下にはエナメル質とセメント質の境界があり（図2②参照．白色のエナメル質と茶変部のセメント質の境界），この部分がう蝕になるとセメント質までが罹患する．セメント質はエナメル質と比較し軟らかいためう蝕の進行が早い．そのため強度が低下し，最終的に歯冠部が破折，崩壊し，実質欠損の大きいう蝕になると考えられる．例にたとえると，木を伐採するときは付け根を斧で削り細くして倒すが，それと同様のことが歯で起こっているわけである．
　図1②では咬合を少し浮かして撮影しているが，実際には下顎前歯部や臼歯部が直接上顎残根部および歯肉と咬みあっている状態である．

症例 40　アルコール依存症者に出現する典型的症状を有する一例

〈40歳代前半，男性〉

【主　訴】前歯が折れた．その他多くの虫歯がある．
【解　説】本症例は，アルコール依存症者に出現するさまざまな症状をほぼ網羅しているといえる．これらの症状が単独に，多くは重複して出現する場合が多い．これら諸症状について簡単に解説する．

1．歯頸部う蝕の存在

　上顎前歯が歯頸部より破折しているが（図2①），このように実質欠損が大きい症例が多い．下顎右側犬歯，臼歯も同様に歯根だけの状態であり

* 独立行政法人国立病院機構久里浜アルコール症センター　歯科

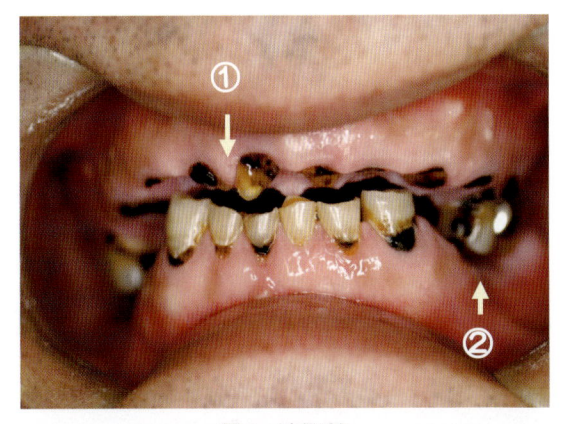

図1　症例39

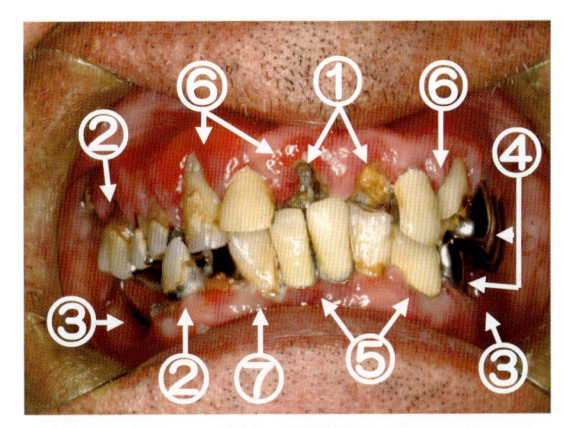

図2　症例40

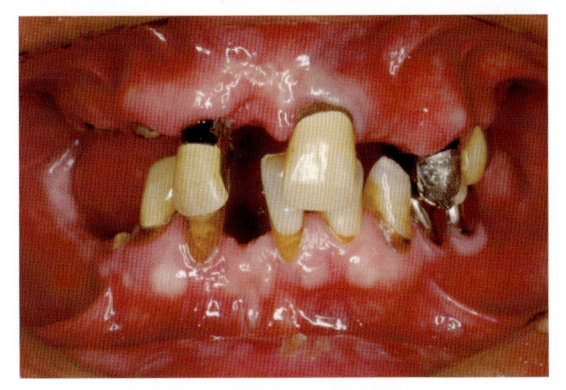

図3　症例41：義歯装着前

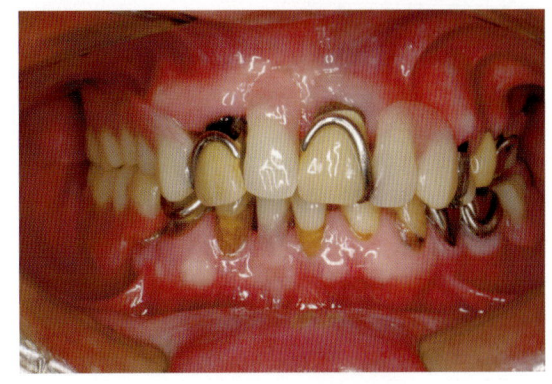

図4　症例41：義歯装着後

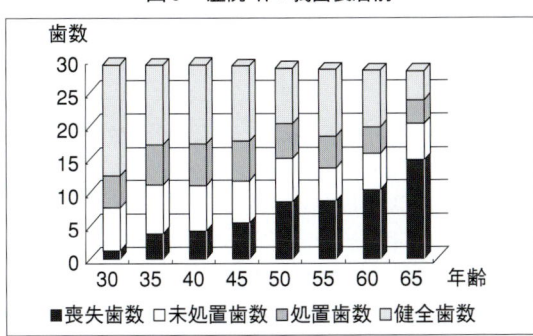

図5　アルコール依存症者の口腔内状況（n＝407）

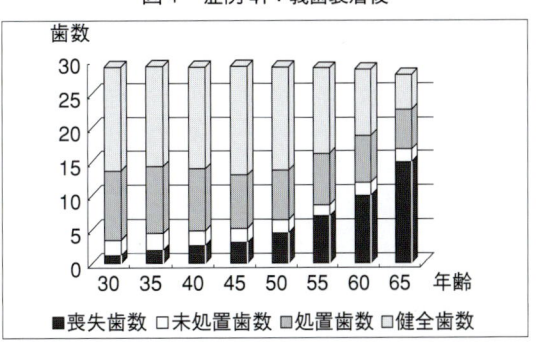

図6　平成11年度歯科疾患実態調査結果

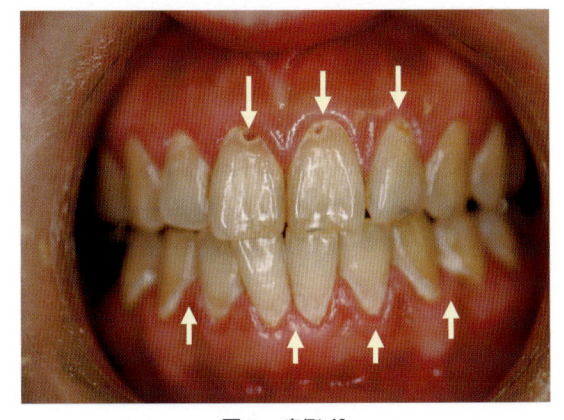

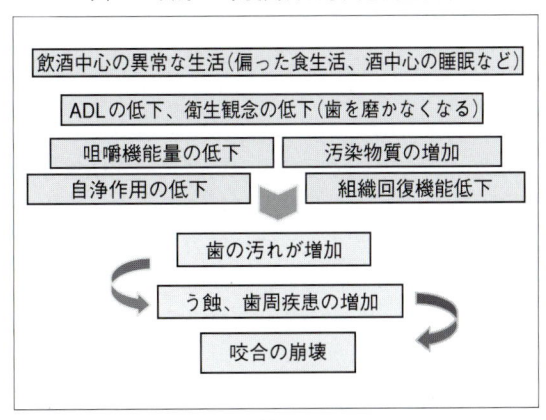

図7　症例42

飲酒中心の異常な生活（偏った食生活、酒中心の睡眠など）

ADLの低下、衛生観念の低下（歯を磨かなくなる）

咀嚼機能量の低下　　汚染物質の増加

自浄作用の低下　　組織回復機能低下

歯の汚れが増加

う蝕、歯周疾患の増加

咬合の崩壊

図8

根尖病巣の存在も疑われる．また，前歯部は転倒，暴行などにより破折するケースもしばしば認められる．

下顎右側小臼歯の歯頸部，近心にう蝕が認められる（黒くなっている部分）．上顎右側第一大臼歯に茶色に変色した歯根部セメント質が確認できる（図2②）．

2．欠損部の存在

下顎左右大臼歯部が欠損したままの状態である．また，残根状態で放置されていることも多い（図2③）．

3．咬合機能の低下

上下顎が正常に咬合している部位は3ヵ所あるが，実質左側小臼歯部上下4歯だけである（図2④）．

4．下顎前歯部う蝕の存在

下顎左右中切歯，左犬歯が歯冠修復（いわゆる差し歯）されている（図2⑤）．下顎前歯部6歯はう蝕抵抗性が強く，う蝕に罹患しにくい部位で60歳以降に症状が出るのが普通とされている．そのためこの年代での罹患は歯科的にハイリスクな患者であると判断できる．

5．重篤化する歯周炎の存在

歯周炎による発赤，歯肉腫脹が認められる（図2⑥）．一般的な歯石，歯垢，ヤニの付着は当然のこと，口腔清掃の不足により歯の表面の汚染も顕著なことが多い．同様に今回は紹介していないが舌苔の付着も多く，これら不潔による口臭の出現も多い．

歯周炎はしばしば腫脹や疼痛を伴う膿瘍を形成し，それに伴う黄色の排膿が確認される（図2⑦）．排膿は日常的に継続しているわけで，それを毎日飲み込んでいることとなる．このような化膿性疾患の存在は，古くは心内膜炎，腎炎などの発症，近年では動脈硬化との関連も報告されている[1]．

このような状態で受診する患者は一部に限ったものではなく，この程度の病状の受診者は決して少なくない．もちろん，すべてのアルコール依存症者がこのような多くの歯科疾患を有しているのではなく，きちんと治療している患者もあれば，歯石，歯垢にまみれながらう蝕がない患者もある．

これらアルコール依存症者に対する治療は，飲酒状況，疼痛の有無，精神症状により異なってくる．一般開業歯科医において酒臭をさせ受診する患者は通常では考えられないが，飲酒時では麻酔やユニットの上下動による血圧変動，出血傾向などを考慮し原則抜歯などの観血的処置は控える．同様に入院直後の離脱症状の影響が考えられる場合も，最小限の除痛処置にすべきである．断酒中であれば特に問題はなく，よほどの精神科的内科的合併症がなければX線で症状確認後，歯周治療，抜歯，根管治療などを施し，補綴治療により咬合を回復させるという，通常の歯科診療が施術可能である[2]．以下にその例を示す．

症例41　義歯装着前後を示す一例

〈40代前半，男性〉

【主　訴】食べ物が咬めない．見た目が悪い．

【解　説】歯石除去など歯周処置が一段落したが，歯頸部う蝕や右上下顎に残根が認められる（図3）．咬合は3ヵ所のみ，しかも前歯部は歯肉に当たっており，実質左側1ヵ所だけである．そのため通常はう蝕処置，抜歯などを施術してから義歯を作成するが，咀嚼能力の回復のため早急に義歯を作成した症例．このように残根上に義歯を先に作成し，後から抜歯することはアルコール依存症者ではよくあるケースである．

義歯装着後の状態（図4）．咬合が復元し咀嚼機能が回復され，審美的問題も解決され，一応の回復を見た症例である．

■ 咬合の崩壊と飲酒状況の関連性

1．口腔内の一般的な実態

口腔の変貌は，歯牙の喪失状態が大きな指標となるわけだが，事故などを除き健全歯が急に喪失することはなく，う蝕や歯周疾患の進行により徐々に減少していき最終的には無歯顎になっていく．無歯顎に近づくにつれ当然のことながら咀嚼能力の低下が起きる．義歯では健全歯の30％程度の力しか発揮できない．そのため栄養低下を含む全身状態の悪化を引き起こす可能性もある[3]．とりわけ高齢者では生活のうえでの楽しみの第一が食事であり，義歯ではなく自分自身の歯により咀嚼して食事を摂ることができれば全身の健康，QOLにとり非常に重要である[4]．そのため健康日本21においてもう蝕と歯周疾患を生活習慣病と位置づけ，高年期でのQOLの向上やそれを支える障害の減少

のため咀嚼能力の保持が求められている。現在8020運動[5]を中心に，学校教育，地域保健，老人保健などさまざまな場面から口腔衛生活動が推進されている。その結果，厚生労働省による歯科疾患実態調査では1人平均現在歯数（その人が保有している歯数）が平成5年度15.0歯，平成11年度15.7歯と増加し，特に55歳以上では喪失歯が減少し現在歯数の増加が顕著になってきている。また，40歳未満の1人平均う蝕歯数も減少してきており，その成果が得られている。このように口腔衛生に関する関心も高まり，現在歯数が増加し，う蝕歯数，喪失歯数が減少するなか，アルコール依存症者における口腔内状況の実態はどうであろうか。

2．アルコール依存症者の口腔内の実態

現在当センターにはアルコール依存症での入院患者が130〜140名程度あり，そのうちの40名以上が常時歯科受診している。なかには歯科治療のために入院してきたのではないかと思えるほどう蝕や歯周疾患の有病率が高い。平成10年にアルコール依存症男性患者407例に対し入院時検診を実施した結果，う蝕治療を必要としないものはわずか52例（12.8％）にすぎないほどであった。また重篤なケースも多く，3ヵ月のARP（アルコールリハビリテーションプログラム）入院期間中に治療が終了しない場合も多い。

平成10年の調査結果から以下のようなアルコール依存症者の口腔内の実態が示された（図5）。まず特筆すべきは未処置歯数の多さである。いずれの年齢層においても歯科疾患実態調査（図6）での平均未処置歯数2歯と比較し，アルコール依存症者では6歯とその3倍の有病歯数であった。さらに喪失歯を加えると，35歳から45歳代で10歯，50歳以上では14歯が咬合に関与できていないおそれがあることが示された。そのため50歳以上では半数の歯が咬合に寄与しておらず，慢性的な咀嚼能力の低下が危惧された。また，歯科疾患実態調査と比較するとアルコール依存症者の口腔内状況は35〜45歳で一般の60歳，50歳では65歳と同等であることが判明した。

3．う蝕の初期所見

どのような経過で，う蝕が重篤化し咬合が崩壊していくのであろうか。おそらく，飲酒当初から口腔内に影響がすぐさま出現するとは考えにくい。やはり異常な飲酒パターンによる精神的身体的侵襲の強弱，時間の経過などとともに次第に重篤化していくと思われる。そこで，症例39に至る以前の当初の口腔内状況を紹介したいが，初期のアルコール依存症の受診者が少なく症例写真がない。そのため，摂食障害で過食嘔吐を伴う過食症患者の口腔内写真を呈示した。摂食障害なかでも過食症はアルコール依存症を併発しやすく，頻回の過食嘔吐や罹病期間の長期化により，症例40，症例39と同様な過程で咬合が崩壊していくため，口腔内状況の変化が近似しているため参考症例とさせていただいた。

症例42 アルコール依存症初期の口腔内状況を推察する一例

〈20歳代前半，女性，摂食障害（過食症）〉

【解説】下顎歯頸部にう蝕の前段階である白濁した脱灰層，いわゆる「C_0」の段階が確認できる（図7）。この脱灰層を放置していると，上顎中切歯に見られる実質欠損「C_1，C_2」へと進行する。前歯部は自分自身で視認可能なうえ，審美的にも見栄えが悪い。さらに，放置することにより疼痛が激化するという認識も十分持っていると思われる。そのため，早期に治療し「事なきを得る」というのが一般的，健康的な考え方であろう。この程度の段階での受診の有無，疼痛に対しどのような自己防御手段を用いるのかが，精神症状の悪化，飲酒量の増加と関連していると考えられる。

これまでに摂食障害患者の初期症状として前歯部，特に下顎前歯部病変や歯頸部病変の存在が重要なメルクマールとなり，本稿と同様な経過をたどり咬合が崩壊していくことを報告してきた[6,7]。アルコール依存症者の咬合が崩壊する過程から推察しても，初期症状の重要な所見となると考えられる。いずれの疾患も早期発見，早期介入が回復への重要なポイントとなるため，視診にて観察可能な部位であり，治療者，患者にとり理解しやすい所見であることから，この臨床症状を是非観察していただきたい。

■ 飲酒が口腔内環境に与える影響

アルコールが直接歯を溶かすことはないため，飲酒環境が大きく影響することはいうまでもない。われわれがいわゆる適正飲酒量で生活していくうえで，このようなう蝕罹患状況に陥ることは稀で

あろう．しかし，紹介した症例のように，**症例42，症例40，症例39**の順で重篤化し，咬合が崩壊し，一般と比較し早期に重篤化する現実が示された．この間，う蝕や歯周疾患が進行する過程で必然的に発生する疼痛をアルコールにより回避していることが予想される．多くの方々にう蝕や歯周疾患の罹患経験があり，人が感じる疼痛のなかでも我慢のできるものではないことは自覚可能と思われる．さらに，この疼痛は歯痛であるなら歯髄壊死，歯周炎であれば膿瘍の自壊まで継続するので，かなりの期間継続し激化する．これを抑制するためにはかなりのアルコール量摂取，大量飲酒を余儀なくされると思われる．

このような歯科的要因によりアルコール依存症が発症する機会は少ないと思われるが，再飲酒の要因としてしばしば耳にする現実である．いずれにせよ大量飲酒からアルコール依存症へと進行していく場合，不規則で飲酒中心の生活へと大きく変化してしまう．飲酒中心の生活になると次のような理由で口腔環境が悪化して行き，さまざまな歯科疾患が発症していくと考えられる（図8）．

① 飲酒時間が次第に延長され，う蝕発生の原因である糖分（アルコール）が長時間停滞することになる．
② 次第にADLが低下し，口腔清掃はもとより風呂にも入らなくなるなど不潔に順応してしまう．
③ 食事もろくに摂らず，その内容も偏り，咀嚼しなくなってくる．また，う蝕や歯周疾患が存在すると咀嚼能力も低下する．そのため栄養不良となり徐々に身体も衰弱し生体回復機能が低下する．
④ 睡眠時間も飲酒欲求とともに覚醒するため，寝ては醒め，酔っては眠る状態である．睡眠時は唾液流出量が低下することに加え，飲酒による筋弛緩により口呼吸となりやすく口腔乾燥を引き起こす．
⑤ 電解質バランスの崩壊，アルコールの分解により脱水が起き身体自身の水分量の低下などにより唾液分泌が低下し，自浄作用が著しく低下する．
⑥ 連続飲酒時では酒はのどを通るが水は通らないという状況になるほどの状態におかれていたためか，自分自身で水分量が不足している

ことや唾液分泌量が減少しているかも気付かない．特に肝硬変患者では唾液分泌低下が顕著である．

など，アルコール依存症が進行するに従い，このような原因や経過をたどり汚染物質が増加し，劣悪な口腔内環境へと移行する．その結果，う蝕，歯周疾患が多発し，加えて治療をしないため悪循環となり咬合の崩壊へと至ると考えられる．

■ 断酒因子としての歯科医療の必要性

入院を要するようなアルコール依存症者では，経口摂取のできない状態に陥っていることが多く，身体能力が著しく低下されている．また，不潔に対しても順応してしまい口腔衛生が十分行われていないと思われる．さらにアルコール摂取時には筋弛緩による口呼吸や嚥下機能低下による気道感染の恐れがある．これらは誤嚥性肺炎の重大な因子でもあるため内科的合併症の発症が懸念される．その防止には，ブラッシングをはじめとする口腔ケアが重要であり，口腔環境の改善により誤嚥性肺炎の発症を減少させることが実証されている[8,9]．また近年インフルエンザ予防に口腔ケアが有効であるとの報告[10]もあるなど，口腔の感染予防機能が注目されている．

入院当初の離脱期などでは口腔清掃が満足に行えていない場合が多いが，精神身体症状の回復とともに口腔衛生状態も比例するように改善されていく．その過程を見ると，「アルコールによる影響の強さ」が実感され，断酒の必要性を認識させられる．

食機能の面から見ると，医療現場において経口摂取が身体回復に有効であることは周知であり[11]，そのためには咀嚼機能の回復が必然である．非日常的な飲酒中心の生活を送っているものを日常に戻すためには，断酒により本来の生活に戻し，正しい食習慣を実行するより方法がない．そして本来の食の喜びを感じなければならない．そのためには，歯科治療が必要であり，治療の妨げとなる飲酒は防がなければならない．断酒のもと咬合を再構築し，食機能を回復することにより，正常な日常生活を取り戻すことがアルコール依存症からの脱却の第一歩といえよう．

文　献

1) Arbes SJ Jr, Stade GD and Beck JD：

Association between extent of periodontal attachment loss and self reported history of heart attack : An analysis of NHANES III DATA. J Dent Res 78 : 1777-1782, 1999

2）井上裕之：アルコール依存傾向のある症例．歯科医のための心身医学精神医学．日本歯科評論（別冊）：176-181, 1998

3）Avlund K, Holm-Pedersen R and Schroll M : Functional ability and oral health among older people : a longitudinal study from 75 to 80. J Am Geriatr Soc 49 : 1000-1001, 2001

4）才藤栄一，園田　茂，鈴木美保，他：健康な心と身体は口腔から―口腔の健康が高齢障害者の生活の質を高める―．日本歯医学会誌 24：21-29, 2005

5）花田信弘，他：高齢者の口腔および全身健康状態に関する疫学研究．口腔衛生会誌 49, 1999

6）井上裕之，松坂利之，他：摂食障害患者のう蝕罹患状況とその考察．医療 57(2)：100-107, 2003

7）西村　康，井上裕之，他：摂食障害と歯科医療．湘南短期大学紀要 13：43-53, 2002

8）Yoneyama T, Yosida M, et al : Oral care and pneumonia. Lancet 345 : 515, 1999

9）米山武義，佐々木英忠，他：要介護高齢者に対する口腔衛生の誤嚥性肺炎予防効果に関する研究．日本歯科医学会誌 20：58-68, 2001

10）阿部　修，佐々木英忠，他：口腔ケアによる細菌酵素活性の減少とインフルエンザ感染予防．歯界展望 107(3)：498-502, 2006

11）市川文裕：「食介護」が広げた多くの職種との連携．食べる機能を回復する口腔ケア．歯科展望（別冊）：111-114, 2003

■ アルコール関連精神障害

異常酩酊

宗　未来*
そう　みらい

● 酩酊状態は単純酩酊と異常酩酊に分類される．
● この区分は，臨床上というより司法精神医学においてより重要視されている．
● また家庭内暴力のようなケースも社会的に問題視されている傾向も近年顕著である．

Key Words　Binderの分類，単純酩酊，異常酩酊，複雑酩酊，病的酩酊

はじめに

アルコール依存症とは病名であって，決してその人個人の人格に対するレッテルではない．にも関わらず，「アルコール依存症」という名前に対して世間の人が嫌悪感を持つのは，やはりアルコール依存症が社会的な問題を生じることが少なくないからに他ならない．ここでいう社会的な問題とは事故（飲酒運転による交通事故や自殺など），家族問題（離婚，児童虐待など），職業問題（欠勤，作業能力の低下など），犯罪（暴行，傷害，殺人など），未成年のアルコール問題などをあげることができよう．そしてこれらの背景には異常酩酊という現象が背景に介在している場合も少なくなく，これを理解することは重要と考えられる．本稿では，異常酩酊を総説し，「飲酒がらみの傷害事件」「新婚早々に家庭内暴力に至った夫婦」という2症例の提示を通じて若干の解説を展開していきたい．

■ 異常酩酊とは

異常酩酊とは，文字通り通常の飲酒による酩酊では起こらない「異常」を伴うような酩酊である．酩酊に関しては，Binder H[1]の酩酊の分類を参照すると通常の酩酊過程を示すような単純酩酊と異常酩酊に大別され，次いで異常酩酊は複雑酩酊と病的酩酊に区分されている（通常の酩酊はp.35表1参照）．

1．単純酩酊

通常の酩酊状態を意味し，酩酊初期に多少の脱抑制が見られ多弁となり気分の発揚状態を呈するが，異常な精神運動性興奮はなく見当識も保たれ，後に健忘を残すことはないといわれているが，泥酔状態に近づくにつれて意識の連続性が障害され，部分的な健忘を示すといわれている．

泥酔状態になれば，意識混濁が明確になり，身体諸機能の麻痺とともに健忘を残す．これをブラックアウトという．ただし，これらのことは個体差が大きく，飲酒速度や飲酒時の環境的・身体的状態が影響する．

2．複雑酩酊

単純酩酊とは量的に異なる異常酩酊をいう．飲酒に伴い精神運動興奮が出現し，興奮の出現時間も単純酩酊に比して長いといわれる．行動は短絡的・衝動的となるが，周囲の状況に対する見当識はおおむね保たれていて，外部から観察する一連の行動には一応のまとまりはある．著明な健忘も認められないのが通常である．ただし，単純酩酊と精神運動性興奮の量的な相違によると考えられておりその区別は必ずしも明確ではない．

3．病的酩酊

単純酩酊とは質的に異なる異常酩酊を指し，状況に対する見当識が失われ，酩酊時の行動をその場の状況により理解できない．もうろう型病的酩酊とせん妄型病的酩酊に区分される．

もうろう型は，一般に意識野の狭窄した状態（もうろう状態）を基盤に，通常は不安・苦悶・恐怖の感情を伴った幻覚や被害妄想が認められ，激しい精神運動興奮が見られることが多い．周囲の状況への認知は欠如あるいはきわめて希薄で，意識障害および見当識障害が深刻である．人格の変化も認められ，その間の記憶は失われる．

せん妄型は，比較的稀で，多彩な幻覚や運動不

* 防衛医科大学校　精神科

安が見られるとともに，周囲の状況認識が欠如する．しかし，この型の酩酊はアルコール離脱時に見られ振戦せん妄との鑑別が問題となることが多く，この型の病的酩酊の存在を疑問視する研究者もいる．

以上のように異常酩酊をきたす素質的基盤と誘因については，従来は脳器質的障害，てんかん，躁うつ病，統合失調症，パーソナリティ障害といわれてきたが，このような基盤のない症例も数多く報告されており，いまだ明確な結論には至っていない．しかし，飲酒そのものではなく，下記のような身体あるいは環境的な要因を指摘されるケースもある[2,3]．

① 身体の疲弊状態
② 精神身体的不調
③ 不規則不摂生な生活
④ 直前の強い情動体験
⑤ 不慣れな環境
⑥ 暑さや急激な気温の変化

■ 症例呈示

症例43　飲酒がらみの傷害事件を呈した一例

＜男性，49歳＞

【家族歴】継母と同居，父親は大衆パブを経営していたが40代半ばからタクシーの運転手をしていたが10年前に酒気帯び運転から転落事故を起こし死亡．父親は，本人や兄にはやさしかったが母親に対しては「使えない女」などの暴言が認められていた．本人の幼少期，父親が再婚し父方に引き取られ以後，継母に育てられてきた．

【生活歴】学校の成績は高校1年時はクラスで10番くらいと比較的上位であった．しかし，高校2年生ぐらいから，家業のパブの手伝いをさせられ成績は落ちていった．高校卒業後，自宅パブの手伝いをしながら19歳で運送会社に運転手として勤務していた．20歳で結婚．その後，ガードマン，ホテルコックなどを経験するが，どれもあまりうまくいかずに長続きはしなかった．

【現病歴】高校2年生ぐらいから，家業のパブの手伝いをさせられこの頃には飲酒を始めていた．以降，徐々に酒量が増え続け，転職して運転手となってからも飲酒運転を続け，22歳時，酒気帯び運転で事故を起こし免許取り消しとなっている．

この後も仕事を転々とし，バーテンの職についていたが，飲酒時の妻との喧嘩や暴力が絶えず26歳時に離婚となった．26歳から29歳までは定職にはついていなかった．父親とも飲酒時の喧嘩は激しく，親子喧嘩で28歳，31歳時，父親を家からしめだして警察へ通報されことがあり，3度目に父親をしめだした33歳時に国立久里浜病院（現，独立行政法人国立病院機構久里浜アルコール症センター）に入院となった．一方で飲酒をしていない時にはややシャイではあるが人あたりがよいのが対照的でもあった．39歳時タクシー運転手をしていた父親が勤務中に交通事故で急死した．その保険金1000万円が入ったが仕事は転々としながらも続けていた．単身生活をして惣菜など買ったりしながら，自炊していたようである．しかし，やはり通常は温厚であるのだが，酒を飲んでしまうと人が変わったように近隣とのトラブルは多発していた．在住していた団地では大家などから静かにしてほしいと注意されると，飲酒時に恨みが噴出すように感情的になって5階から生ゴミや仏壇を地面に投げ捨てたり，他にも物に八つ当たりするような言動が酩酊時に頻回に認められ，一度団地を追い出されている．しかし，その後も，移った先でアルコール飲酒時にいらいらすると傷害，器物破損などを起こし警察から母親に引き取られていた．酩酊状態で団地駐在所のガラス窓を金槌で割ったうえ，他人の家に石を投げつける事件があったため器物破壊被疑事件の被告として逮捕され，精神科病院に医療措置入院となったこともあった．夜間になるとさみしさと強い不眠のため，アルコールの飲酒量が増えるといった悪循環を繰り返していたようであった．30代中頃には，手指振戦や発汗，時には「小動物が見える」といった幻覚などの離脱症状が禁酒時に認められるようになってきた．連続飲酒発作時には食事もほとんど摂らない状態になり，全身衰弱や肝臓障害にて救急車で搬送されることもあった．しかし，入院加療にて全身状態が回復し退院すれば即再飲酒するような状態であり，飲酒をやめるという意思はまったくなかった．そのような状況のなか，休日の日中，やはり酩酊状態で新たに購入したオーブンレンジの保証書に関して不備があるとの理由で訪問した従業員に対して胸倉を左手でつかんで締め上げ，左顔面を右手拳で1回殴打して転倒させ，頭部を1

回足蹴にする暴行を加え，同人に加療約4週間を要する頸椎捻挫などの傷害を負わせてしまった．また，その5日後，やはり飲酒し酩酊状態で帰宅のため乗車中のタクシー内において，遠回りをしたなど経路にまつわることから口論となり，運転手に対し顔面に暴行を加え顔面挫創の傷害を負わせた．そのため110番通報がなされ逮捕された．逮捕されてからも興奮は続き，「俺を怒らせると後が怖いぞ，俺は警察にも暴力団にも顔がきくんだ」などと叫ぶ状態であったがその後も両方の暴行時の記憶はなかった．精神鑑定のうえ，「異常酩酊」との診断が下され不起訴となり当院へ医療保護入院となった．

入院後は医師との面接の場で，「事件のことはまったく覚えていない．気がついたら病院内の留置場だった」と真面目に主張した．閉鎖病棟内の大部屋での生活でも，他患者とのトラブルなどは認められず，むしろ目立たないくらいで，集団生活への適応はできていた．警察の留置所内では手指振戦などのアルコール離脱症状を呈したとのことだが，入院時にはジアゼパムを8 mg経口投与で精神的には安定していた．約1ヵ月で任意入院に切り替え，3ヵ月のアルコールリハビリテーションプログラムを行った．プログラムへの参加姿勢は至って真面目で無事終了し退院．その後は，再入院などには至っておらず断酒は継続が続いている．

【症例解説】本症例はアルコール依存症者が酩酊状態下で暴力事件を起こした例である．30歳代中頃より手指振戦，発汗といったアルコール離脱症状を疑わせる症状と，食事を摂らずに飲酒し続ける連続飲酒発作も認められており，当時の本患者の言動を見ると，「アルコールの効果を体験するためか，アルコールの効果が切れたときの不快感から逃れるために，アルコール使用を強迫的に求め，あるいは使いたいという欲求を持続的に有する」状態である．よって，同時期にアルコール依存症が発症していたと考えられよう．連続飲酒によって内科での身体的入院加療を受けることは頻回であったが，断酒の意思はなく，節酒を試みては連続飲酒へと陥る失敗を繰り返していた．

本症例が呈した酩酊は異常酩酊に属すると考えられる．異常酩酊であっても複雑酩酊か病的酩酊かを鑑別しなければならないが，精神運動性の興奮を呈し，行動も短絡的・衝動的ながらも「保証書に不備があり，店員の対応を不満に思った」「タクシーで不当な遠回りをされたことに憤りを感じた」という一応了解可能な理由があることなどにより複雑酩酊であった可能性が高い．しかし，「俺を怒らせると後が怖いぞ，俺は警察にも暴力団にも顔がきくんだ」と叫ぶなどその場の状況にそぐわない言動も認められ，事件の記憶がまったく欠けていることなどにより，病的酩酊が絡んでいる可能性は否めない．

また，本症例は非酩酊下において，脳器質性疾患や内因性精神疾患，人格障害などの症状を呈してはおらず，むしろ，元来持っている生真面目で対人関係の苦手な性格，精神身体的不調，および「不合理な扱いを受けた」といった強い情動体験などによって，今回のような異常酩酊をきたしたものと考えられる．

本症例は飲酒をコントロールできないアルコール依存症の症状と，酩酊時に精神運動性興奮や見当識障害を呈する気質を持ち合わせるため，生涯断酒を継続していく必要がある．再飲酒をするたびに身体的・社会的な損失をこうむると考えられ，医師の精神療法による断酒指導その他，抗酒剤の処方や自助グループへの参加などがきわめて重要になってこよう．

■ 司法精神医学と異常酩酊

異常酩酊の概念は臨床精神医学の立場よりも，むしろ司法精神医学上の必要性によって形成されてきたものである．19世紀末より欧米では酩酊下の犯罪については免責すべきか否かについて論議されてきた．通常，原則として単純酩酊には完全責任能力，複雑酩酊には限定責任能力（心身耗弱），病的酩酊には責任無能力（心身喪失）が相当するものと考えられてきたが，酩酊時の異常行動にはアルコールの直接作用ばかりでなく，前項で記述したようなさまざまな因子が加重して関与するために，症例ごとに詳細に検討されなければならない．

代表的な国際分類であるICD-10[4]では，病的酩酊を中毒を生じない程度の少量飲酒に限定して病的中毒（F10.07）と規定しており，中等量以上の飲酒による病的飲酒はせん妄を伴う急性中毒（F10.03），知覚変容を伴う急性中毒（F10.04）に区分している．

洲脇によると[3]，わが国の司法精神医学上の病的

酩酊は主に当該酩酊時の弁別・判断能力の有無に重点が置かれており、重篤な精神病様の意識障害が生じた場合を意味しており、中等量以上の飲酒によるものが病的酩酊の多くを占めているという。

もうひとつの代表的な国際分類であるDSM-III-Rでは特異体質性中毒（291.40）として区分されていたが、診断的妥当性に疑問があるとの見解に基づきDSM-IVよりは削除され、今後の検討課題のひとつになっている。

なお、最近の判例によると、原因となる飲酒自体は個々の自由な意思発動に基づいて行われる行為であるため、過去に異常酩酊などの体験を有する者に対しての酩酊犯罪の責任能力についての刑事政策的な立場から厳しい態度で臨む傾向が窺える[3,5]。

症例44 新婚早々に家庭内暴力に至った夫婦の一例

＜男性, 40歳＞

【家族歴】2人兄弟の長男として出生。もともと酒豪の家系。大酒家であった経営者の父親は性格は明るく酒癖が特に悪いということではなかった。しかし、本人が小学生時、会社の経営に失敗後、ストレスがたまるなかで母親に暴力をふるうようになった。「大人になっても決して酒は飲むまいと誓った」ことを覚えている。母親は温和な性格でしっかりしており飲酒はごく少量。血縁関係者で特に精神科通院歴のある者は見あたらない。38歳にて結婚して現在は妻と2人暮らし。

【生活歴】元来真面目ではあったが、外交的であり学生時代もアメリカンフットボールなどのクラブにも加入していた。学業の成績も非常に優秀で、進学校を経て有名大学に進学。その後、金融会社に就職し仕事にも熱心で非常に順調であった。

【現病歴】大学入学後、体育会系のクラブのため酒量は多く、18歳時の新人歓迎コンパで先輩に勧められて飲酒後、以降、徐々に酒量は増え続け25歳時から習慣飲酒となっていった。本人も趣味がワインで、毎日ビールに焼酎を飲むなどといったような生活をしてはいたが、仕事に支障もなく、本人も周囲も特に酒で問題があるという自覚はなかった。職業柄つきあい酒が多く午前帰宅もたびたびあった。38歳で結婚、ふだんはとても温厚でやさしい夫が最初は毎日の晩酌時にささいなことから「お前は女としてどうかしている」「てめえの言葉がむかつくから俺は飲まずにいられない」「この無能！」などの交際の段階では聞いたことがなかったような夫からの暴言が飛び交う夫婦喧嘩が連日絶えなかった。週末に外で飲酒機会があると近所で揉め事を起こす、葬式の時に酔って参列者に絡む、初詣や友人とのカラオケで酔いつぶれタクシーの運転手に絡む、家中の物を破壊する、妻への暴言、暴力（階段から突き落としたり、髪の毛を鷲掴みにして壁に打ち付ける、蹴飛ばして壁やドアに穴をあける、妻の首を絞める）などの飲酒時の問題行動がエスカレートしていった。妻は夫の暴言や暴力の際には、不仲だった親の猛反対を押し切ってした結婚という負い目を感じていることもあり実家には助けを求められず、一時的に家を出てホテルなどに泊まったりもしていたが経済的負担も大きいため、徐々にネットカフェなども利用するようになっていった。しかし、夫に謝られるとついつい許してしまっていた。当然のように飲酒運転もしていた。大きな事故を起こした時や医師に飲酒も止められた時に何度か節酒や断酒を試みたができなかった。「自分が気をつけてアルコールを飲めば問題はない」といった発言からもわかるように根底には否認が強かった。妻はそれでも、「好きなお酒をやめさせるのはかわいそう」「こんな酒好きの夫に酒をやめられるはずがない」「飲み過ぎなければふだんはやっぱりやさしい夫だから」といった気持ちも強く、強い行動には出られずにいた。週末は連続飲酒状態で、平日の夜は仕事からの帰宅後はすぐにビールを飲んでしまうため、酒を飲んでいないしらふの状態の夫と向き合って話し合う機会が設けられず、いつも夫婦の間でまともな話し合いは成立せずにいた。そのため夫の酒が入ると感情的やりとりに至ってしまい妻のなかに話し合ってももう無駄なので私が我慢すればよいといった消極的な姿勢が強化されていった。逆に、妻はここまで夫を逆上させたりアルコールに至らせているのは、自分に非があるからではないか？と悩み出すことも出てきたうえ、家の恥という気持ちも強く実家だけでなく友人など周囲には相談できずに追い込まれていた。一方で、自宅に1人でいたり夫が帰宅する自動車の音などが耳に入ると、急に酩酊状態での暴言や暴力を思い出し、突然恐怖にさいなまれて震えてしまい過換気

症状を認めたり，フラッシュバック現象を生じ，自身の外出の際にも自宅に帰ることを苦痛に思うことも出てきていた．

夫は，好きだった釣りや読書もしなくなっていった．私生活上の問題は大きかったが仕事の方はなんとか続けていたものの，40代に入る頃には，休日は酒びたりで徐々に休み明けの欠勤がたびたびになり，職場で上司に酒臭を指摘されることも出てきた．職場は欠勤状態となっていった．間もなく連続飲酒状態に陥り山型飲酒サイクルに進行し，幻覚も経験した．かかりつけ主治医から「肝硬変なので断酒しないと死んでしまう」と言われてもやめなかった．切羽詰った妻がラジオ放送を聞いたことをきっかけに，保健所に相談したことから断酒会のことを知った．本人は参加しなかったため，妻だけでミーティングに通うなかで，会員の話に耳を傾け本を読んで勉強するにつれて，自身が「共依存」であることを認めるようになった．一緒にいるとどうしても共依存になってしまうため実家に事情を説明し別居し，断酒会員の助言で本人が体力的に弱った頃を見計らい，病院受診をすすめたところ同意したため当院受診となった．初診日は妻と主治医から入院治療を受けるように説得されたが応じずに帰宅．しかし，妻の再度の説得により翌日再受診をして入院に同意した．当初はプログラムへの参加に消極的であり，勉強会での居眠りや私語なども認め，グループ療法中にも「自分は酒をコントロールすれば問題にはならない．自分の意思を強く持てば断酒は必要ない」と発言するなどネガティブな姿勢で節酒へのこだわりも認めていた．しかし，生活リズムの改善や散歩や作業療法といった生活のなかで，「何か目標を見つけて酒をやめたい．規則正しい生活がこんなに気持ちのよいものだとは知らなかった．もう酒はやめるしかない気がする」といったことも言うようになった．ミーティングのなかで，「小さい頃，父みたいには決してなるまいと誓ったが，同じことになってしまった．下の弟も公務員なのに飲酒問題を抱えて失職寸前までになっている．酒は恐ろしい」と語り否認が崩れつつあることが窺われた．退院後は，自助グループ，通院治療を柱にしてやっていきたいと納得し，約3ヵ月のプログラム入院を終了し退院となった．その後は，夫婦で断酒会に出席し，通院も定期的に続け3年が経過している．

【症例解説】本症例はアルコール依存症者の夫が酩酊状態下で妻に対して家庭内暴力を繰り返していた例である．筆者は当時の本患者の言動を見ており，他にも欠勤や食事を摂らずに飲酒し続ける連続飲酒発作も認められており，アルコール依存症が発症していたと考えられよう．暴力や社会的問題を起こしつつあったが，イネイブラーであった妻自身が「酒をきちんと飲めば大丈夫なはず」などと，なかなか共依存の構造から抜けられずに本人の「底つき体験」が遷延されていたものが，PTSD様の病像を呈するところまで追い込まれた妻の積極的な姿勢の変化により，断酒への否認が強かった本人を治療へと結びつけていったケースである．同時期に連続飲酒によって内科での身体的入院加療を受けることは頻回であったが，断酒の意思はなく，節酒を試みては連続飲酒へと陥る失敗を繰り返していた．

本症例が呈した酩酊は病的酩酊に属すると考えられる．新婚当初の暴言などは，複雑酩酊ととらえることも可能な部分も認められていたが，その後の常識的な夫婦喧嘩の範疇を超えるような酩酊時の激しい精神運動性興奮や，破壊的行動は短絡的・衝動的であり妻の命さえ奪いかねないような危険さで，その場の状況にそぐわない言動も認められ，事件の記憶がまったく欠けていることなどより，典型的な病的酩酊であったと考えられる．

本症例は非酩酊下において，社会的に高い機能を果たしており，脳器質性疾患や内因性精神疾患，人格障害などの症状を呈してはおらず，やはり元来持っている生真面目で対人関係の苦手な性格，精神身体的不調，および「妻に不合理な扱いを受けた」といった強い情動体験などによって，今回のような異常酩酊をきたしたものと考えられる．

本症例も飲酒をコントロールできないというアルコール依存症の症状と，酩酊時に精神運動性興奮や見当識障害を呈する気質を持ち合わせるため，生涯断酒を継続していく必要がある．

この夫のように明らかな病的酩酊であるにも関わらず，妻は酒の入った席以外になかなか話し合いの場がないという理由で（都合の悪い話を酒なしで聞きたくないという夫の否認も絡んでいると考えられるが），本人の異常酩酊による暴力的な言動にさえ深読みしすぎたり，ましてや自身が至ら

ないからなどと自責的になる家族も現実には少なくない。しかし，これは誤りであり問題解決的ではないといえる。このような状況では酒抜きで話し合いをしなければそのやりとり自体有害無益であろう。

このようななか，事態が変化した因子として重要なのは，共依存を否認せず改めようとする妻の姿勢であったと考えられる。妻は，アルコール症の勉強をして断酒会につながった。そして，夫を批判するのではなく，自らの共依存を改めることが重要なのだと悟った。重症のアルコール依存症や異常酩酊によるアルコール関連問題が改善されずに続いている背景には，必ずイネイブラーの存在がある。飲酒問題と共依存はがっちりと噛み合った歯車のようになっていることは非常によく認められることである。本症例もその典型ともいえる，「夫を非難しつつ，世話焼きを止めない妻」の構造がしっかりと根底に存在しており，相談などできない孤立化した妻自身が夫の治療の最大の障害だということに気づけないでいた。一方で，その問題構造に気づいてからの妻の行動は早く，速やかに治療を順調に進めていったところは評価できるといえよう。「出口」である病的酩酊がいかに派手で目立っていても，すでにそのような現象が頻回に出現してしまった人に対して，酩酊状態になってから何を言っても無駄である。それどころかアルコールを一口も飲んではいけないという「入口」である断酒構造に目を向けて変えていかない限り，アルコールのコントロール障害という本質論から目を背けた小手先の徒労でしかないことが，このような症例からも学べるであろう。そして，1人だけではなく，周囲の助けを借りることの重要性も本例より教訓にすることができる。

おわりに

以上，本稿のテーマである異常酩酊について，アルコール依存症の患者における，「酩酊下における暴力事件」「家庭内暴力」の2ケースを通じて司法的視点，共依存といった家族機能的な治療的視点も含めて解説した。

今後は，これら以外に高齢者や女性によるアルコール依存症患者増加という現代の社会的背景のなかで，高齢者や女性の異常酩酊のケースも目立ってくる可能性は高いと考えられる。われわれ医療関係者は当然であるが，医療に携わらない人もこのように多様化していく病的酩酊の知識と介入について理解を深めていく必要性が不可欠と考えられるであろう。

文 献

1) Binder H : Uber alkolische Rauschzustnde. Schweiz Arch Neurol Psychiatr 28 : 209-228, 36 : 7-51, 1935

2) Hirschmann J : Zur Kriminologie der akuten Alcholpsychosen. Kriminalbiologische Gegen-wartsfragen 6 : 55-69, 1964

3) 池脇 寛, 内海剛聡 : 病的酩酊. 日本臨床 55(特別号) : 303-306, 1997

4) World Health Organization : The ICD-10 classification of Mental and Beharvioral Disorders : Clinical Descriptions and Diagrostio Guidelines, World Health Organization, Geneva, 1992

5) 池脇 寛 : アルコール精神病―臨床的視点から―. 精神科治療学 14 : 1511-1518, 1996

■ アルコール関連精神障害

アルコール性認知症

松下 幸生*

- アルコール依存症には，微細なものも含めて認知機能低下を示すものが多い．
- 認知機能の低下がアルコールのみが原因で生じるというはっきりとした証拠は得られていない．
- 高齢のアルコール依存症者では認知症の合併が多い．
- アルコール依存症にみられる認知症は複合的な原因のことが多く，アルコール性認知症と考えられるケースはむしろ少数であり，特にウェルニッケ・コルサコフ症候群との鑑別は困難である．
- 認知症を合併したアルコール依存症を診断する際にはその原因について調べられる限り詳細に検討する必要があり，安易にアルコール性認知症とすべきではない．

Key Words アルコール性認知症，ウェルニッケ・コルサコフ症候群，物質誘発性持続性認知症，アルコール関連認知症，reversible dementia，鑑別診断

はじめに

アルコール依存症には記憶，問題解決能力などの認知障害が頻繁にみられる．その程度は，ほとんど障害が目立たない程度から認知症と診断できる程度のものまでさまざまだが，特に高齢のアルコール依存症では認知症ないしは重篤な全般的認知障害が，飲酒に問題のない一般高齢者に比べてかなり高い頻度でみられる．アルコール依存症者に合併した認知症はアルコール性認知症と考えられがちだが，これらのすべてがアルコール性認知症と呼ばれるものではない．むしろ，変性疾患，脳血管性認知症，外傷，栄養障害，肝障害によるものなどを除外するとアルコール性認知症と考えられる症例はきわめて少数であるといわざるを得ない．一方，アルコール性認知症という診断そのものに議論があり，肯定する立場と否定する立場があるが，臨床的には画像診断や機能画像などさまざまな方法を用いてもどうしてもアルコール性認知症と呼ばざるを得ない症例が稀ながら存在することもまた事実である．

ここでは，アルコール性認知症と考えられる症例を2例紹介するが，一つは他施設からの症例報告の引用[1]であり，もう一つは久里浜アルコール症センターでの自験例である．その後にアルコール性認知症に関して若干の考察を加えたい．

■ 症例呈示

症例 45 アルコール性認知症と考えられる一例

〈T.K. 49歳（入院時），男性〉

【主　訴】物忘れ，失禁，不眠，興奮．

【家族歴】特記すべきことはない．

【既往歴】アルコール依存症以外の精神疾患および明らかな頭部外傷の既往はない．

【現病歴および臨床経過】高校卒業後，食料品店を営む．18歳の時から毎日飲酒するようになり，22歳より酒量が増加した．34歳頃から毎日のようにウイスキーボトル1本を飲むようになり，44歳頃から連続飲酒がみられるようになって，飲酒のために仕事を休むことが頻繁になった．45歳頃からは手指の振戦を中心とする離脱症状が出現した．46歳でアルコール問題が原因で離婚した．その後も連日ほぼ日本酒1升の飲酒を続け，徐々にもの忘れ，失禁，不眠などがみられるようになった．198X年1月（49歳）にこれらを主訴として某病院に入院した．入院時，手指および全身の振戦，軽度の構音障害がみられたが，眼球運動障害や失調性歩行はみられなかった．明らかな意識障害は見られず，ウェルニッケ脳症は疑われなかった．アルコール離脱後，約5日間のせん妄状態が出現

---

* 独立行政法人国立病院機構久里浜アルコール症センター　精神科

症例 46 アルコール性認知症と考えられる一例

〈Y. N. 43歳（入院時），男性〉

【主　訴】滅裂言動，失見当識．

【家族歴】特記すべきことはない．

【既往歴】アルコール依存症以外の精神疾患および明らかな頭部外傷の既往はない．最終飲酒の翌日にアルコール離脱期けいれん発作が 2 回あった．

【現病歴および臨床経過】中学を卒業後，町工場に就労．23 歳の時，造船所で塗装の仕事を始め，同時期に結婚し，3 人の子どもがある．33 歳の時，会社の人員整理で解雇となり，その後さまざまな仕事に就いたが長続きせず転職を重ねた．198 X 年 12 月に酩酊下で転倒して腕を骨折し，その後は働く意欲もなくして就労せずにぶらぶらした生活を送っていた．このような生活のため 198 X＋1 年 2 月に離婚となった（43 歳）．飲酒歴は初飲が 13 歳で，その後 15 歳から習慣的に飲酒するようになった．33 歳で解雇となった後から酒量は増加し，198 X 年 12 月に骨折した後には連続飲酒が続き，路上で倒れて近所の人に助けられることがしばしばであった．このような生活を続けたため，次第に食事も摂れずに衰弱してきたため，198 X＋1 年 6 月 15 日に近所の内科病院に入院したが，離脱症状が出現して管理困難となり，6 月 24 日に退院させられて翌 25 日に旧国立療養所久里浜病院（現，独立行政法人国立病院機構久里浜アルコール症センター）を受診した．受診時，質問の理解ができない様子が目立つことに加えて見当識が障害されており，軽度の意識障害が疑われたが，眼球運動障害や失調性歩行はみられず，臨床的にウェルニッケ脳症を疑わせる所見はなかった．入院時のアンモニア値は正常範囲．入院時は軽度ないし中等度の肝障害（GOT 47 IU/l，GPT 53 IU/l，γ-GTP 304 IU/l，総ビリルビン 0.5 mg/dl，総蛋白 6.8 g/dl），および軽度の貧血（血色素 12.3 g/dl，MCV 89）がみられたが，その後 1ヵ月でこれらの値は正常化した．血液所見および腹部エコーに肝硬変を疑わせる所見は認められず，血糖値は正常であった．入院時の頭部 CT では軽度の脳室拡大が認められる以外には明らかな所見は認められなかった．入院 3ヵ月後に施行した MMSE（Mini-Mental State Examination）では 12/30 と認知症

し，その後も重度のもの忘れが認められた．入院時の血中サイアミンおよびアンモニア値は正常範囲．入院時は肝障害が重症であったが（GOT 273 IU/l，GPT 85 IU/l，γ-GTP 1847 IU/l，総ビリルビン 0.7 mg/dl，総蛋白 7.3 g/dl），その後 2 週間でこれらの値は正常化した．血液所見および腹部エコーに肝硬変を疑わせる所見は認められなかった．血糖値は正常であった．入院時の頭部 CT では軽度の脳室拡大と前頭葉内側部の軽度萎縮が認められる以外には明らかな所見は認められなかった．MMSE（Mini-Mental State Examination）では 22/30 と認知症レベルであった．また，WAIS による知能指数（FIQ）は 64 であり，明らかな知的レベルの低下が認められた．また，顕著な前頭葉機能の成績低下が認められている．その後，記憶障害，無為・寡黙，感情鈍麻，不潔行為，入浴拒否，悪臭，過食・盗食，拒薬，病識欠如を示し，基本的な日常生活についても指導が必要な状態が持続した．1 日中部屋に坐っているため坐っている部分の畳が変色し，その回りは鼻くそだらけというありさまであった．この認知症と考えられる状態は約 6 年間続いた．しかし，198 X＋6 年 4 月頃より，特に誘因なく他患との交流が増え，臨床上明らかな回復が認められるようになった．198 X＋7 年に施行した頭部 MRI では多発性脳梗塞などの血管病変はなく，明らかな海馬萎縮も認められなかった．また，198 X＋7 年に施行した WAIS では FIQ 88 と改善が認められており，Wisconsin Card Sorting Test（WCST）などの前頭葉機能検査の結果にも著明な回復が認められている．198 X＋9 年に施行した ^{123}I-IMP をトレーサーとした SPECT では左側優位の両側前頭葉血流低下が認められた．また，同年に施行した ^{18}FDG-PET 画像では大脳皮質全体の糖代謝は比較的良好であったが，両側前頭前野極部から内側面における糖代謝低下および両側視床の糖代謝低下がみられた．198 X＋9 年 2 月から病院近くの工場で就労訓練が開始された．198 X＋12 年 3 月には自宅に退院し，現在は通院しながら断酒して高齢の母親の面倒をみている．

レベルであった．また，WAISを試みたが問題そのものが理解できず施行不能であった．その後，記憶障害，無為，理由なく上機嫌で多弁，盗癖（煙草が多い），記憶障害に関する病識欠如といった状態が持続した．コルサコフ症候群に特徴的な作話はみられなかった．198X＋3年2月に施行したMMSEでは15/30とほとんど改善はみられなかった．基本的な日常生活動作は自立していたが，洗濯機を使う，病棟内の当番（服薬用のコップを洗って水を入れて並べる）などはやろうとする意欲はみせるができない，作業療法で草刈をしても数分も続かないといった状態であった．このような認知症と考えられる状態は約4年間続いたが，兄弟の協力を得て自宅への外泊を繰り返したところ，飲酒することもなく自宅でも無為な傾向はあるが特に目立った行動もなく経過したため，198X＋5年9月に退院とした．退院後，当院のデイケアに通院を続ける間に記憶障害や認知症症状にも改善がみられるようになり，多弁で持続力のない行動であったのが，次第に落ち着いて作業に集中できるようになり，臨床上明らかな回復が認められるようになった．その後も通院を続けているが，現在は自宅で老いた父親の面倒をみながら断酒を継続している．

■ 解　説
1．定　義

"アルコール性認知症"という病名は古くから使われていたにもかかわらず，DSM-IVでは"物質誘発性持続性認知症"，ICD-10では"残遺性および遅発性の精神病性障害"といった名称になっており，アルコール性認知症という診断名は現代の主な診断基準には存在しない．その理由には，定義が曖昧であること，大量の飲酒が認知症の原因となるという印象を与えるために混乱を避けるということもあるのだろうが，臨床診断としての存在そのものを否定する立場があることも関係している．

アルコール性認知症に関する考え方にはアルコールそのものが直接的に作用して脳損傷を引き起こして認知症が発症すると考える立場〔いわゆる原発性アルコール性認知症（primary alcoholic dementia）〕とアルコール性認知症と呼ばれる病態は燃え尽きた重症のアルコール性健忘症候群（コルサコフ症候群）であるとする立場がある．前者は主に臨床的な観察を重視するもので，後者は神経病理学的立場からの見解である．

アルコール性認知症の存在を否定する代表はVictorらである[2]．その考え方の根本はウェルニッケ・コルサコフ症候群であり，病理学的所見からアルコール依存症にみられる認知症にはウェルニッケ・コルサコフ症候群をはじめ，アルツハイマー病などの変性疾患や脳血管障害，外傷，重篤な肝障害などの認知症の原因が存在するのであり，アルコールだけが原因となるような認知症は存在しないと主張している．そして，いわゆる特異的な病理変化を指摘できないというだけでなく，アルコール性認知症には特徴的な臨床症状がない，神経心理学的にもアルコール性認知症に特徴的なものはないといった理由でその存在を否定している．しかし，認知症の概念はあくまでも臨床に立脚するものであり，病理学的所見のみで対応できるものばかりでないこともよく知られた事実である．

臨床的にアルコール性認知症は，変性疾患や血管性認知症などで説明されない認知症であり，その特徴は持続的かつ重篤な全般的認知障害と社会的機能の障害と考えられる[1]．持続的とは，アルコール離脱期に生じる認知障害とは異なる病態という意味であり，全般的とは，認知機能において記憶が選択的に障害されることを特徴とするコルサコフ症候群とは異なることを示している．また，重篤な全般的認知障害と社会機能の障害とは，明らかな脳損傷がみられないアルコール依存症の症例がもつ軽度の認知障害より重篤であることを意味する．DSM-IVの診断基準を表1に示すが，この基準で問題になるのは他の認知症の原因をどのように除外するかという点だが，DSM-IVにはアルコールとの因果関係を示す証拠がどのようなものかについては記載されておらず，アルコール性認知症は原因不明の認知症の一つということになる．その点で臨床的なアルコール性認知症という概念は曖昧である．また，アルコール性認知症という用語が，連続的な大量飲酒が認知症の直接的な原因になるかのような印象を与えてしまう．後述のように動物実験ではアルコールの神経毒性を示唆する結果が報告されているものの，ヒトにおいて認知症の直接原因になるという証拠は得られておらず，未解決の問題である．

2．アルコール依存症にみられる脳の障害

病理研究では，ウェルニッケ・コルサコフ症候

表1 物質誘発性持続性認知症（alcohol-induced persisting dementia）の診断基準（DSM-IV）

A．多彩な認知欠損の発現で，それは以下の両方により明らかにされる．
　1　記憶障害（新しい情報を学習したり，以前に学習した情報を想起する能力の障害）
　2　以下の認知障害の一つ（またはそれ以上）
　　（a）失語（言語の障害）
　　（b）失行（運動機能が損なわれていないにもかかわらず動作を遂行する能力の障害
　　（c）失認（感覚機能が損なわれていないにもかかわらず対象を認識または同定できないこと）
　　（d）実行機能（すなわち，計画を立てる，組織化する，順序立てる，抽象化する）の障害

B．基準A1およびA2の認知欠損は，そのおのおのが社会的または職業的機能の著しい障害を引き起こし，病前の機能水準からの著しい低下を示す．

C．その欠損は，せん妄の経過中にのみ現れるものではなく，また物質中毒または離脱の通常の期間を超えて持続する．

D．病歴，身体診察，臨床検査所見から，その欠損が物質使用（例：乱用薬物，投薬）による持続的作用と病因的関連を有しているという証拠がある．

群ではない慢性のアルコール症において大脳皮質の樹状突起の減少を指摘する研究結果があり，動物実験では慢性的なアルコール投与が海馬の歯状回顆粒細胞の脱落を引き起こし，この脱落はアルコール投与を終了した後も進行性に連続するという実験結果も報告されている[3]．しかし，人においては，さまざまな要因が関与するため，栄養障害の関与なく純粋にアルコールだけで脳の障害が生じるのか結論は得られていない．

　神経病理的には，男性のアルコール依存症者でコントロールと比較して脳重が軽いことが指摘されている[4]．また，古い病理研究では，マクロでは前頭葉を中心にした皮質の萎縮，脳室の拡大が目立ち，顕微的には皮質層構造の乱れ，色素変性（pigmentary degeneration），グリアの増殖が目立ち，時に著しい動脈硬化を伴うと報告されている[4]．定量的計測では，組織の減少はむしろ白質で目立つという報告があり[4]，皮質では，上前頭回の神経細胞数がアルコール依存症者ではコントロールより有意に減少しているという報告もある[4]．

　画像研究では，以前からアルコール依存症は脳室の拡大，皮質の萎縮が目立つとされてきた．これらの所見は基本となる病理所見が明らかではなく，改善する場合もあることから萎縮ではなく収縮（shrinkage）と呼ぶことが提唱されている．ちなみにCTを用いた研究で女性アルコール依存症者では男性に比較して短い期間および飲酒量で変化が生じることが報告されており[4]，さらに女性では男性より短い断酒期間で改善するという[4]．MRIを用いた検討では，CT同様にアルコール依存症者は非依存症者より容積の減少が指摘されているが，45歳未満の若いアルコール依存症ではコントロールと比較して白質より灰白質の減少が目立つこと，中年（45～63歳）のアルコール依存症では白質，灰白質とも容積の減少が若いアルコール依存症より強いことが報告されている[9]．さらに，中年のアルコール依存症では，前頭前野の灰白質および前頭葉の白質容積の減少が若いアルコール依存症より激しいことが報告されている[5]．これらの所見は前頭葉が特にアルコールによって障害されやすいことを示唆しているといえる．容積の減少の原因として脱水の影響が推測されるが，確固たる証拠は得られていない[4]．

　神経心理学的検討では，正常範囲のIQを示すアルコール依存症例でも，問題解決課題や抽象概念の処理といった前頭葉に関連した課題での成績低下が指摘されている[8]．これらの認知機能や記憶力は断酒によって改善するものがあるが，特に短期記憶，抽象的推論，空間認知，視覚ー運動協調といった面での改善が指摘されている[4]．

　このように認知症ではないアルコール依存症においては，特に前頭葉の容積減少や機能低下が指摘されている．最近のレビューでは前頭葉と小脳を結ぶ回路の障害がアルコール依存症の認知障害や失調に影響しているという説もある[6]．これらからは栄養障害の関与なくアルコール単独で認知機能に障害をもたらすことが推測されるが，認知症を合併した症例についての詳細な臨床研究は数が乏しく，アルコール単独で認知症をきたすというはっきりとした証拠は得られていない．

表2 アルコール関連認知症（Alcohol related dementia：ARD）の分類

認知症の診断
認知症そのものの定義はDSM-IVに従う．すなわち，記憶の障害に加えて少なくとも一つの領域における知的機能の障害が必要である．加えて，認知障害がせん妄や薬物の急性中毒や離脱によるものではないことが必要である
ARDの確定診断（definite）
現在のところアルコール関連認知症の確定診断となる基準は存在しない
ARDの"疑い（probable）"診断
A．疑い診断には以下のものを含む 　1．最後にアルコールに曝露されてから60日以上経過した時点での認知症の存在 　2．男性では週に35ドリンク（1ドリンクはビール350 m/に相当），女性では28ドリンク以上の大量飲酒が5年以上の期間にわたって続いていたこと．そのような大量飲酒の期間が認知症発症の3年以内にあったこと B．以下のような事柄によって疑い診断が支持される 　1．アルコール関連の肝臓，膵臓，胃腸，心血管または腎臓疾患の存在 　2．失調または感覚性末梢多発神経障害（他の原因によるものを除く） 　3．60日を超えた断酒によって認知障害が固定または改善する 　4．60日を超えた断酒後に画像上，側脳室や脳溝離開に改善がみられる 　5．小脳，特に虫部の萎縮が画像で確認される C．以下の臨床特徴はアルコール関連認知症の診断に疑問を投げかける 　1．言語障害，特に名称失語の存在 　2．神経巣症状または徴候（失調または末梢感覚性多発神経障害を除く）の存在 　3．画像にて皮質または皮質下梗塞，硬膜下血腫または他の局所所見の存在 　4．Hachinski虚血スコアが高いこと D．アルコール関連認知症の診断を支持もせず疑問も投げかけない臨床特徴 　1．画像上の皮質萎縮の存在 　2．画像上，局所的脳梗塞を伴わない脳室周囲または深部白質病変の存在 　3．アポリポ蛋白ε4対立遺伝子を有すること
ARDの"可能性あり（possible）"診断
1．最終飲酒から60日以上後の臨床的認知症の診断 　2．男性では平均で週に35ドリンク，女性では28ドリンク以上の大量飲酒が5年以上続いているが，大量飲酒の期間が認知障害発症の3年以上10年未満前に起こっている場合，または男性で週に平均21ドリンク以上34ドリンク以下，女性で14ドリンク以上27ドリンク以下飲酒する期間が5年以上存在した場合で，このような大量飲酒の期間が認知障害発症の3年以内に存在する場合
混合型認知症（mixed dementia）
混合型認知症の診断は臨床上，認知症の原因が二つ以上存在する場合に用いられる．ARDの"疑い"または"可能性あり"診断は診断の確実性を期して用いられるべきものである．混合型認知症の診断が診断の不確実性または鑑別の意味を含むために用いられるべきではない

3．症例について

ここに紹介した症例はアルコール依存症に生じた認知症であり，変性疾患，血管性認知症，外傷性病変などでは説明できない．特に**症例45**では神経徴候が認められないことに加えて入院時の血中ビタミンB_1濃度も正常範囲にあることが確認されて，ビタミンB_1の欠乏状態にはなかったと思われることからウェルニッケ脳症は否定的といわざるを得ない．また，神経心理テストからも前頭葉を中心とした機能障害であり，ウェルニッケ脳症後の重篤な記銘力障害に他の認知障害が重畳した所見とは異なるパターンである．**症例46**では十分な神経心理的検討は行われていないが，症状から前頭葉機能の障害が疑われる．これらは，いずれも臨床的にはアルコール性認知症と考えられる症例であるが，共通していることは，認知障害が回復しているという点であり，いわゆる"reversible dementia"にあてはまる症例ということである．Reversible dementiaはその定義そのものが問題となる曖昧な概念だが，認知障害が改善することは，アルコール依存症の症例では時折遭遇する事実であり，さらに進行麻痺や正常圧水頭症などのアル

コール依存症以外の疾患でも経験する．回復するということと認知症ということは矛盾するが，そのような症例があることは紛れもない事実である．以前からアルコール関連の認知症には可逆性のものがみられるといわれてきた．しかし，reversibleという場合には意識障害の可能性を厳密に否定する必要がある．文献のreviewによる調査ではreversibleである頻度は，厳密な基準を採用すると1％程度とかなり少ない頻度であるという報告もある[7]．ちなみに，上記の2症例については，意識障害はいずれも否定的である．

4．診 断

国際的な診断基準となると表1に示したDSM-IV[8]になるが，まだ未解明の部分も多い分野であることから，他の基準も提唱されており，表2にアルコール関連認知症として提唱されている診断基準を示す[9]．いずれにせよ，臨床的にアルコール性認知症と診断するには，その他の認知症の原因を極力除外することが必要不可欠である．すなわち，アルツハイマー病などの変性疾患，多発性脳梗塞などの脳血管疾患，頭部外傷，肝硬変などの肝障害，重症糖尿病，内因性精神疾患といった認知症または認知症類似の症状をきたす疾患を除外していく．これらは，病歴，頭部CT，MRI，脳血流シンチなどのneuroimagingおよび血液検査，腹部エコー，CTなどで鑑別することができる．アルコール依存症ではCT上の局在病変，MRIのT2強調画像における高信号域の多発（多発性脳梗塞），明らかな頭部外傷，肝硬変や顕在性肝性脳症，糖尿病性昏睡ないし低血糖の繰り返しなどが合併することが多く，これらの病態が存在するアルコール依存症には認知症状態が認められることが多い．また，最近まで飲酒していた時期に訪れた症例では，ビタミン剤の投与を開始する前に血中ビタミンB_1，ビタミンB_{12}，葉酸，ニコチン酸を測定しておくことも重要である．

これらはどの施設でも行えるというものではないだろうが，このような努力をしても臨床的に最後に問題になるのは，ウェルニッケ・コルサコフ症候群との鑑別であろうし，この点が結論に至らない争点といっても過言ではない．特にウェルニッケ脳症が疑われる段階で内科など他の病院で治療を受けた後に精神科病院に転院することも実際には多く，急性期を過ぎてしまった段階で診断を求められても困難なことは臨床上よく遭遇する．典型的な経過をたどったウェルニッケ脳症も経過とともに精神障害が変化することは臨床ではよくみられる事実であり，どの時点で診断するかという点はとても重要である．また，ウェルニッケ脳症からコルサコフ症候群といった経過をたどれば典型的といえるが，すべての症例がこのような経過をたどるのではない．臨床調査によると，ウェルニッケ脳症の徴候を示さないコルサコフ症候群症例が過半数を占めるという報告もあり[10]，その診断には神経症状を見落とさないよう十分注意するとともに軽微な意識障害の見落としに注意が必要である．

アルコール性認知症の臨床特徴は持続的で重篤な全般的認知障害（全般的知能低下やもの忘れを含む）と社会的な生活上の機能障害である．臨床の場で認知症を合併したアルコール依存症を診療する際に重要なことは，その原因となることを可能な限り検討してそれが見つからなかった場合に初めてアルコール性認知症の可能性があると考えるべきであり，少なくともアルコール依存症者が認知症を合併しているというだけで容易にアルコール性認知症と呼ぶことだけは厳に慎まなければならない．

文 献

1）加藤元一郎：アルコール性痴呆―原発性アルコール性痴呆（primary alcoholic dementia）と考えられる一例を通して―．日本アルコール精神医学雑誌5：15-24，1998

2）Victor M：Alcoholic dementia. Can J Neurol Sci 21：88-99, 1994

3）赤井淳一郎：アルコール依存の脳障害．医学書院，東京，1999

4）Moselhy HF, Georgiou G, Kahn A：Frontal lobe changes in alcoholism：A review of the literature. Alcohol Alcohol 36：357-368, 2001

5）Pfefferbaum A, Sullivan EV, Mathalon DH, et al：Frontal lobe volume loss observed with magnetic resonance imaging in older chronic alcoholics. Alcoholism Clin Exp Res 21：521-529, 1997

6）Sullivan EV and Pfefferbaum A：Neurocircuitry in alcoholism：a substrate of disruption and repair. Psychopharmacology 180：583-

594, 2005

7) Weytingh MD, Bossuyt PMM, van Crevel H : Reversible dementia : more than 10% or less than 1%? A quantitative review. J Neurol **242** : 466-471, 1995

8) American Psychiatric Association : Diagnostic and Statistical Manual of Mental Disorders, 4 th ed. Washington, DC : American Psychiatric Press, 1994

9) Oslin D, Atkinson RM, Smith DM, et al : Alcohol related dementia : proposed clinical criteria. Int J Geriatr Psychiatry **13** : 203-212, 1998

10) Blansjaar BA and van Dijk JG : Korsakoff minus Wernicke syndrome. Alcohol Alcohol **27** : 435-437, 1992

■ アルコール関連精神障害

ウェルニッケ・コルサコフ症候群

木村　充*
きむら　みつる

- ウェルニッケ・コルサコフ症候群は，チアミン欠乏によって起こる病態であり，栄養状態の不良なアルコール依存症にしばしば合併する．
- ウェルニッケ脳症の症状は，眼球運動障害，失調性歩行，意識障害などである．
- ウェルニッケ脳症は慢性期のコルサコフ症候群に移行し，健忘，見当識障害，作話といった症状を呈する．
- コルサコフ症候群に移行してしまうと，予後は不良である．
- 急性期のウェルニッケ脳症の段階で，チアミンを投与してコルサコフ症候群への移行を予防することが重要である．
- 栄養状態不良のアルコール依存症では，本症候群の発症を予防するため，チアミンを投与すべきと考えられる．

Key Words　ウェルニッケ・コルサコフ症候群，ウェルニッケ脳症，コルサコフ症候群，チアミン欠乏

はじめに

アルコール依存症の治療をしていくうえで，しばしば遭遇する病態の一つに，ウェルニッケ・コルサコフ症候群がある．1887年，コルサコフは，アルコール依存症の患者に多発神経炎と健忘を主徴とする38例の症例を報告し，これは後にコルサコフ症候群，あるいはコルサコフ精神病と呼称されるようになった．一方，それよりやや先んじて1881年にウェルニッケは，急性出血性灰白脳炎として現在のウェルニッケ脳症の症例を3例報告している．当初これらの病態は別個のものと考えられていたが，ウェルニッケ脳症に引き続きコルサコフ症候群が起こることが多いことが臨床的に確かめられ，その後の研究により，ともに原因がチアミン（ビタミンB₁）欠乏であることが明らかにされた．ビクターらは，多くの症例を検討することによって，これら二つの症候群をウェルニッケ・コルサコフ症候群と称し，一つの疾患単位であると位置づけた．しかし，急性期のウェルニッケ脳症の徴候を欠くコルサコフ症候群の例も実際には多く，また，ウェルニッケ脳症が必ずしもコルサコフ症候群に移行しないことも多い．ウェルニッケ・コルサコフ症候群の原因のほとんどは，アルコール依存症に伴う栄養障害であるが，悪性腫瘍や妊娠悪阻に伴ってチアミン欠乏を呈し，ウェルニッケ・コルサコフ症候群を発症することもある．以下に，アルコール依存症に伴って発症したウェルニッケ・コルサコフ症候群の症例をあげ，解説していきたい．

■ 症例呈示

症例47　ウェルニッケ脳症からコルサコフ症候群に移行し，症状が固定化した一例

〈37歳，男性〉

K県にて出生．2人同胞の第1子．父親，母親，妹と本人の4人で暮らしていた．父親は建築業を自営しており，大酒家であった．父親は本人が27歳の時に肝不全で死亡した．学生時代はあまり成績の良い方ではなかった．元来内向的な性格であり，あまり交友関係が広い方ではなかった．高校を卒業後，父親の自営の建築業を手伝っていた．しかし，その後経営状態が悪くなり，本人が34歳の時に廃業，その後は無職であった．

初めて飲酒したのは18歳の時であった．当初は時々友人や同僚と酒を飲む程度であったが，28歳頃から毎日習慣的に飲酒するようになった．次第に飲酒量が多くなり，毎日自宅で焼酎を1lくらい飲んでいたという．3年前に自営の仕事を辞めてか

---

* 独立行政法人国立病院機構久里浜アルコール症センター　精神科

らは，飲酒量が多くなり，日中より飲酒を続けるようになった．特に最近は，食事もあまり摂らずに，飲酒ばかりしていたとのことであった．

徐々に体重が減少し，3年前に70kgあった体重は受診時には48kgまで低下した．全身の衰弱が目立つようになり，飲酒以外はずっとゴロゴロして過ごすような状況であった．初診時より直前の1週間はまったく食事も摂らなくなり，全身の倦怠感が強くなった．とうとう歩行もできなくなったため，家族とともに病院を受診した．

初診時，るいそうが著明．嘔気，嘔吐があり，下痢をしていた．発汗，手指振戦などのアルコール離脱症状を認めた．歩行時にふらつき，自力では歩けない状態であった．眼振が認められ，外転方向の運動が制限されていた．ややボーッとした感じで，会話もゆっくりであり，疎通性が悪かった．幻視，幻聴などは認められなかった．

初診時の血液検査では，肝機能障害，貧血を認めた．入院後，チアミン製剤などを含む点滴，ジアゼパムの経口投与などを行った．ボーッとした状態であり，せん妄状態が見られた．見当識は障害されており，場所や日付が答えられない状態であった．点滴は4日間行い，その後，チアミンは経口投与に切り替えた．

2週間程度経って，摂食も良好となり，衰弱した状態はかなり改善したが，見当識障害は相変わらずであり，病院にいることや日付がわからない状態は続いていた．記銘力は低下しており，昨日のことも覚えていない状態であった．作話が見られ，入院しているにもかかわらず，「昨日は釣りに行った」「仕事で工場に行くように言われた」といった発言が聞かれた．MMSEでは30点中22点であり，特に見当識の面での失点が多かった．頭部MRIでは，脳萎縮のほかは特に特記すべき所見を認めなかった．時々混乱して不穏になったり，徘徊するといった行動が見られた．

その後も，記銘力障害や健忘が続き，数ヵ月経っても同じような状態であった．精神的には不穏となることは少なくなってきたが，意欲が低下したような印象があった．退院して自宅へ戻り，家族の介護のもと生活している．

症例48　ウェルニッケ脳症の段階でチアミンを投与し，回復した女性の一例

〈41歳，女性〉

短大を卒業後，会社員として働き，25歳で結婚，その後2子を出産し，専業主婦をしていた．もともと仲間と飲酒したりしていてよく飲むほうであったが，30代に入った頃から，自宅でもしばしば1人で飲む習慣ができた．当初は寝る前にウイスキーを1杯飲む程度であったが，徐々に飲酒量が増え，40歳の頃には日中から飲酒するようになったという．入院前の1ヵ月は，飲酒はするもののほとんどきちんとした食事を摂らず，体重も1ヵ月で5kg減少したという．衰弱を心配した家族が内科の病院を受診させ，入院となった．

入院後，急に落ち着きがなくなり，入院していることも十分理解できず，直前のことも覚えていない状態となった．ふらつきが強く立ち上がれなくなった．話の内容が支離滅裂となり，幻覚もある様子であり，不穏となったため，精神科に転院となった．

入院時，意識は軽度混濁した状態であり，見当識障害，記銘力障害が認められた．ふらつきが強く，1人では歩けない状態であった．水平性の眼振が認められた．入院後，チアミンを含めた点滴などを行い，3日後には意識も清明となり，疎通性は改善．病院に入院していることも理解できるようになった．1週間後には歩行も普通にできるようになり，記憶もまったく問題なくなった．MMSEでは30点満点であった．

その後も問題なく，アルコール依存症の治療プログラムを行い3ヵ月後に退院，その後も通院し，断酒を続けており，精神状態の後遺症はまったくなく経過している．

症例49　ウェルニッケ脳症の徴候を欠くコルサコフ症候群が半年かけて徐々に回復した一例

〈57歳，男性〉

自営の建設会社の社長をしており，仕事柄飲酒をする機会が多く，若い頃から大酒家であった．50歳の時に会社が倒産，妻とも死別し，その後は日中から飲酒を続けるような生活になったという．1人暮らしをしていたため詳しい飲酒の状況などは

不明だったが，以前に比べてかなりやせてきた様子だったと言う．久しぶりに家族が訪問したところ，かなり衰弱しているのを見て病院に受診させた．

入院後，見当識障害が強く，病院に入院していると言うことが理解できず，職場にいると考えていることが多かった．歩行は不安定でふらつきが強いが，じっとしていられずに徘徊することが多かったため，リスペリドンなどの向精神薬を処方した．健忘，作話を認め，「仕事上の会合に行ってきた」「今日妻が迎えに来ると電話で言われた（実際には妻は他界している）」などと話すことが多かった．MMSEでは21点，頭部MRIでは，全体的な脳萎縮が見られたほか，橋中心部にT1強調画像で低信号域を認め，中心性橋髄鞘融解（central pontine myelinolysis：CPM）の既往が疑われた．

日常生活能力の低下が著しいためにしばらく入院生活を余儀なくされたが，入院後半年ほど経った頃には，見当識，健忘などはかなり改善してきており，話の疎通性がよくなり，作話もほとんどみられなくなってきた．不穏，徘徊なども見られなくなってきたため，向精神薬は中止したが，特に問題は見られなくなった．自宅に退院し，その後も通院を続け，大きな問題はなく経過している．

■ 解　説
1. ウェルニッケ・コルサコフ症候群について

ウェルニッケ・コルサコフ症候群の発生頻度はアルコール依存症で非常に高く，米国でのある研究では，全入院患者のうち0.05〜0.13％に本症候群がみられたのに対して，アルコール依存症では約3％に本症候群が認められたという報告がある．その原因はチアミン欠乏であるが，連続飲酒して十分に栄養を取っていないことや，嘔吐による栄養障害に加えて，アルコールそのものがウェルニッケ・コルサコフ症候群の形成に何らかの役割を果たしている可能性も否定できない．いずれにしても，栄養状態の悪いアルコール依存症の患者ではこの症候群が発症する可能性が高いため，注意が必要である．

ウェルニッケ・コルサコフ症候群は，主に皮質下に病変が存在するようである．病理学的には，乳頭体，視床，第三脳室底，中脳などに，点状出血や血管内皮細胞の増殖などの血管性病変が認められる．その他，基質の浮腫性病変やグリア細胞の増殖などが認められる．神経細胞の脱落は，軽症例では目立たないことが多い．病変がもっとも強く現れるのは乳頭体であり，しばしば萎縮を伴う．

2. 診　断

ウェルニッケ・コルサコフ症候群の診断は，臨床症状によって行われる．まず，急性期であるウェルニッケ脳症は，眼球運動障害，失調性歩行，意識障害の三つが，古典的な3徴候としてあげられる．眼球運動障害は，外眼筋麻痺の形で現れることが多く，眼振や複視がみられることが多い．失調性歩行は，前庭神経障害や多発性末梢神経障害によるものであり，歩行時のふらつき，立ち上がれなくなるといった症状が認められる．小脳失調がともにみられることもしばしばある．意識障害は重度のものは比較的少ないが，意識混濁や，せん妄状態の形で現れることも多い．せん妄状態の場合は，アルコール離脱による振戦せん妄との鑑別が問題となるが，ウェルニッケ脳症の発症時は，アルコール離脱の時期と重なることが多いため，意識障害がどちらが原因のものかを区別することが難しい場合もある．発症は，これらの症例のように，ある日急に立ち上がれなくなったというような形で比較的急速に発症することが多い．

ウェルニッケ脳症の診断に特異的な生理学的な検査はないが，発症時に血中のチアミン濃度を測定することは，診断するうえでの大きな根拠となる．当然のことながら，ビタミン剤を投与する前に採血を行う必要がある．MRIなどの画像診断でも変化があるといわれているが，発症後なるべく早期に，意識障害のあるような段階で行わないと変化を検出できないことが多い．MRIでは，病変部である視床などでT2強調画像において高信号域がみられるほか，早期の虚血性変化を検出するためのMRIの撮像法である拡散強調画像（Diffusion-Weighted Imaging：DWI）で，病変部が高信号になることが報告されており，診断の補助として有用であると考えられている．また，栄養の摂取が不良であると電解質のバランスも崩れていることが多いため，**症例49**のように，無症候性のCPMが合併しているような症例に出くわすことも時々ある．しかし，ほとんどの例では画像診断では特徴的な所見は得られないのが通常である．

コルサコフ症候群の症状は，記銘力障害，逆向

性健忘，失見当識，作話がいわゆる4徴候として有名である．認知症と似ているが，症状が特に健忘と見当識障害に限局することが特徴である．病識は乏しいことが普通であり，記憶障害に対する深刻さが感じられないことが多い．作話もまた特徴的な症状である．この作話は，本人が無意識のうちに，実際に経験していないことを，あたかも実際にあったかのように話すことである．自発性の作話よりも，作話を誘発することによって明らかとなることが多い．自発性は一般的に低下し，無為に1日を過ごすようになる例も多い．

コルサコフ症候群とアルコール性，あるいは他の原因による認知症との鑑別は難しいが，臨床的な経過によって判断されることが多い．つまり，コルサコフ症候群の発症に先立ってウェルニッケ脳症が発症していた場合はコルサコフ症候群が強く疑われる．しかし，**症例49**のように，明らかなウェルニッケ脳症の徴候を欠いたままコルサコフ症候群の病像を呈している例も多い．実際の診断は，経過と臨床症状，MRIなどの画像検査の所見などを合わせて総合的に判断する．

3．治　療

ウェルニッケ・コルサコフ症候群の治療は，急性期のウェルニッケ脳症の段階で，チアミンを投与することが肝要である．**症例48**のように，ウェルニッケ脳症の段階でチアミン投与を行い，症状が改善した場合は，予後は良好であるが，**症例47**のように，いったんコルサコフ症候群となってしまうとその予後は非常に不良である．コルサコフ症候群に至った患者の約20％しか症状が回復せず，その後に重大な機能障害を残すといわれているが，**症例49**のように，数ヵ月の経過を経た後に，徐々に症状が改善する症例もある．これらのことから，コルサコフ症候群に移行しないための予防的治療が重要であり，ウェルニッケ脳症の徴候がある患者には，迅速にチアミン投与を行う必要がある．アルコール依存症で栄養状態が不良の患者は，ウェルニッケ・コルサコフ症候群を起こす危険が高いため，その危険を考えると予防的にチアミン投与を行ったほうがよいと考えられる．ウェルニッケ・コルサコフ症候群の初期の段階では，アルコール離脱性のせん妄と区別がつきにくいことに注意すべきである．チアミン投与は主に点滴で行い，チアミンの1日100〜300 mg点滴静注を，2〜3日行う．それほど状態が悪くない場合は，経口での投与も可能である．

慢性期のコルサコフ症候群に対しては，有効な治療はない．チアミンの経口投与をある程度続けることもあるが，その有効性は急性期に比べると乏しい．そのため，機能障害に対するリハビリテーションの治療が中心となる．諸症状に付随して興奮，不穏などの症状が見られる場合には，少量の向精神薬を投与してその症状を抑えることもある．

文　献

1) Victor M, et al：The Wernicke-Korsakoff syndrome. Davis, Philadelphia, 1971
2) 赤井淳一郎：アルコール依存の脳障害．医学書院，東京，1999
3) 木村　充：Wernicke-Korsakoff症候群．Modern Physician 20：1014-1016, 2000

■ アルコール関連精神障害

合併精神障害

山本　哲也[*]
やまもと　てつや

● アルコール症との comorbidity として，気分障害（うつ病）・統合失調症・不安障害・人格障害・摂食障害などが知られている．
● アルコール症と摂食障害との comorbidity では拒食よりも過食の合併が多く，発症から初診までの期間の長い者，過食・嘔吐の頻回な者，人格障害を合併する者は予後不良である．
● アルコール症と統合失調症との comorbidity とアルコール幻覚症との異同について，最終的な結論は得られていない．
● アルコール症とうつ病との comorbidity では，断酒後約 2〜4 週間抗うつ剤を用いずに経過観察を行うと，一次性うつ病と二次性うつ病の鑑別が可能となることがある．

Key Words　comorbidity，摂食障害，統合失調症，うつ病

はじめに

1980 年代から英米圏を中心に comorbidity（合併）という用語が使われ始め，今日では世界的に市民権を得た感があるが，その普及の背景には DSM-III に始まる操作的診断基準の出現と併せて，アメリカ合衆国で深刻な社会問題となっている薬物・アルコールの依存・乱用と他の精神障害の合併に対する関心の高まりがあったとされている．このことからもわかるようにアルコール症（本稿ではアルコール依存，乱用を総称してアルコール症とする）の診療を行ううえで，合併する精神障害に注意を払うことは重要であり，そのような視点の有無がアルコール症の予後そのものにも影響を与えると考えられる．

■ アルコール症の comorbidity に関する疫学的研究

アメリカ合衆国に限らずアルコール症と他の精神障害の合併は，日頃の臨床でしばしば遭遇する病態であり，以前より複数の研究者によって疫学的研究がなされている．1980 年に国立療養所久里浜病院（現，独立行政法人国立病院機構久里浜アルコール症センター）で入院患者の退院時の精神医学的第 1 副次診断を調べたところ，感情障害が 4.5％ともっとも高く，神経症（2.4％），認知症（2.2％），社会病質（1.7％）と続き，薬物依存は 0.9％，統合失調症も 0.9％であった[1]．また，1996 年に洲脇らが精神科病院通院患者 3155 人を対象に調査したところ，アルコール依存症（多剤乱用を除く）は 193 例（6.1％）に認められ，そのなかで精神疾患の合併は 49 例（25.4％）および，その内訳は，感情障害 22 例（11.4％），統合失調症 16 例（8.3％），神経症 6 例（3.1％）などであった[2]．海外に目を移すと，1980 年代にアメリカ合衆国で DSM-III に基づき 20000 人以上の一般人口への面接により行われた The Epidemiologic Catchment Area（ECA）study では，アルコール依存がもっとも多く 13.7％に認められ，アルコール症の comorbidity に関しては統合失調症が 33.7％，感情障害 21.8％，不安障害 17.9％であった[3]．また，Penick EC ら（1994）は，アメリカ合衆国内の 6 ヵ所の退役軍人医療センターでアルコール症治療プログラムを受けている患者に Psychiatric Diagnostic Interview（PDI）を用い構造化した面接を行ったところ，対象 928 名のうち 575 名（62％）に comorbidity が認められた．278 名（30％）が一つ，146 名（16％）が二つ，109 名（12％）が三つ，42 名（4％）が四つ以上の comorbidity を認めた．comorbidity の内訳はうつ病が 36％，反社会性人格障害が 24％，薬物乱用または依存が 17％，躁病が 17％，不安障害が 10％であった[4]．

[*] 独立行政法人国立病院機構久里浜アルコール症センター　精神科

以下では症例をまじえてcomorbidityに関する考察を行うが，本稿では紙幅の都合上おもに，近年増加しつつある女性のアルコール症との関連で注目される摂食障害と，合併の頻度の比較的高い気分障害および統合失調症についてのみ論じていくことをお許しいただきたい．

■ 症例と考察

症例 50　アルコール症と摂食障害のcomorbidity

〈女性，初診時32歳〉

父は工務店を経営，母は専業主婦．9歳上の姉と7歳上の兄がいる．両親とも昔気質の人で，門限に厳しいなど枠をはずれた交友を許さないところがあったほか，母は子どもたちの躾に一貫性がなく，また一方的に話すだけで相手の気持ちを酌むことが少なかったという．同胞との年齢差も加わり家庭内でやや孤立していたものの，母の手伝いをする手のかからない良い子として成育．私立の女子高を卒業後家事手伝いをしていた時期に，友人とグループで遊びに行くなかで月数回の飲酒（平均してビールジョッキ2杯＋日本酒3合）を覚えた．また同じころ恋愛をきっかけに当時70 kgあった体重を気にしてダイエットを始め50 kgまで減量したが，すぐにリバウンドで過食・嘔吐が始まった．24歳でスーパーマーケットに正社員として就職後仕事のストレスを晴らすため飲酒が頻回となり，さらに飲酒により過食への渇望感（craving）が増して，飲み食いしては嘔吐する生活となった．29歳時，職場の対人トラブルを苦にスーパーを退職しアルバイトを始めたが，過食・嘔吐の頻度が増したうえ飲酒も連日となり体重は45 kgまで減少．倦怠感が強まったため1年近く続けた1人暮らしも困難となり実家に戻るが，生活時間帯の違いから家族に気づかれることもなく，過食・嘔吐，飲酒は続いていた．30歳時，自動車事故で受診した際に指摘されたアルコール性肝障害をフォローしていた内科主治医から，国立療養所久里浜病院での治療を受けるよう再三勧められていたが本人にmotivationが生まれず，家族の説得を受けてようやく32歳で久里浜病院初診・入院となった．

入院後，通常のアルコール治療プログラム（アルコール勉強会，院内AA・断酒会への参加，院外AAへの参加）の他，摂食障害教育プログラムへの導入，薬物療法（ノックビン・ルボックス）の開始，および補完的に個人面接を行った．なお久里浜病院では，摂食障害の入院治療をアルコール依存症の治療と同じく「adiction modelに基づく集団治療を中心とする教育入院」と位置づけており，勉強会・3〜4人の患者で行うmeeting・栄養指導・スポーツ活動などで構成される．

入院時，最終飲酒から1ヵ月半経過しており，体重は50 kgであった．当初，週2〜3日は食後トイレで隠れて嘔吐を続けていたためか体重は一時47 kgまで減少したが，meetingで自らの抱える問題を言語化し他のメンバーと共有することで過食・多飲にまつわる罪悪感は軽減し，個人面接では「無口で厳しい父親と多弁だが相手の気持ちを酌むことの少ない母親との生活のなかで，自らの存在を認められたいがゆえに知らず知らずのうちによく気のつく良い子の役割を身につけていった．しかし，現実には決して望むように注目されることのない本来の自分に直面した際に感じる寂しさや気分の落ち込みから逃れるべく，過食・嘔吐や大量飲酒を繰り返していた」ことを洞察し，次第に入院中の嘔吐も減少．入院3ヵ月目にはすべてのプログラムを終了し，体重も入院時と同じ50 kgまで回復したため退院とした．その後は家事手伝いと，摂食障害患者のみが集う作業所への通所と平行して定期的な外来通院を6ヵ月ほど続けている．飲酒はせず週1回程度の過食・嘔吐を認めるが，後者の頻度が減った理由として入院治療の成果のほか，これまで厳しいだけだった父親の態度が娘の入院を契機にやや受容的となり患者の体を気遣うような素振りも見せるようになったためではないかと，患者自身が指摘している．

【考　察】アルコール症は中年の男性に多く摂食障害は女性に多いことから，両者の合併は従来注目されることが少なかったが，摂食障害患者の一部には高率にアルコール症の合併することが複数の研究から明らかとなっている．Bearyらは40歳以下のアルコール症の女性患者を神経性過食症の女性および対照群と比較したところ，アルコール症の35％に摂食障害の既往を認め，一方，過食症の50％にアルコールの乱用（40％）または過剰摂取が見られた．これらの結果から彼らは，摂食障害の患者を診た場合に患者が将来アルコール症と

診断される可能性を考えておくべきと指摘している[5]．Higuchi らの報告でも，女性アルコール症者の11％に摂食障害が合併し，29歳以下の女性アルコール症者に限ってみれば72％に摂食障害を認めた[6]．拒食と過食の差異に目を向けると，Holderness らは摂食障害の合併について触れた物質常用障害に関する文献30を比較した総説のなかで，過食の合併のほうが拒食よりも多いと指摘しており[7]，同様に Suzuki らの研究でも，摂食障害を合併した女性アルコール症者のうち，過食のみの合併が48％，過食と拒食の合併が45％，拒食のみの合併が7％と，過食を含む割合がきわめて高いほか，摂食障害を伴うアルコール症の群では伴わない群と比較してうつ病と境界性人格障害が有意に多いとの結果を得ている[8]．症例50は，アルコール乱用に神経性過食症を合併しているが，また同時に DSM-IV の境界性人格障害の診断基準こそ満たさないものの，個人面接で得られた洞察から明らかなように，共感に乏しい家庭環境のなかで適応していくために「よく気のつく良い子」という false self（Winnicott）[9]を形成せざるを得なかったという，しばしば境界例水準の患者に認められる心理傾向をも有している．武田らはアルコール症と摂食障害の合併例の予後について，1990〜1998年に国立療養所久里浜病院を受診した30歳以下の女性摂食障害患者を，アルコール依存症合併群と摂食障害単独群に分け追跡調査を行ったところ，初診後約5年を経過した時点で，症状消失は単独群で27.1％，合併群でも28.1％認められたが，一方，合併群の死亡率は，単独群の2.9％を大きく上回る25.0％と深刻な結果を示した．両群に共通する転帰不良因子として，発症から初診までの期間が長いこと，過食や自己誘発嘔吐が頻回であること，パーソナリティー障害の合併，があげられている[10]．

症例51 アルコール症と統合失調症の comorbidity

〈男性，初診時32歳〉

1人っ子として出生．父親は本人29歳時に病死．以後は看護師として働く母との2人暮らしが続いていた．幼少時，友達付き合いも多く成績は中程度で，特に変わった様子はなかった．高校卒業後陸上自衛隊へ入隊．24歳で満期除隊となった後は警備員として働いていたが，28歳時「近所の住人が自分を監視している」との注察妄想と，彼らが本人の行動を実況中継のように話している声の幻聴が出現．近医精神科クリニックへの通院を開始するも，通院・服薬とも不規則で症状は続き，29歳で警備員の仕事を退職．以後は自宅で終日テレビを観るなど無為な生活となっていった．30歳時からは幻聴を緩和させる目的に，1日に500 ml 缶ビール2本とブランデー10 ml 程度の習慣飲酒が始まり，次第に1人でキャバレーに行きクレジットカードを使って一度に5万円程度の浪費をするようになったため母親が困惑．32歳時，母親に勧められ断酒目的に国立療養所久里浜病院を初診．アルコール乱用・統合失調症と診断され，アルコール依存症の断酒プログラムに準じた入院治療を試みるも，入院当日になり本人が入院を拒否．再び自宅での習慣飲酒と無為な生活に戻ったが，3ヵ月後自ら「幻聴が辛いので何とかしたい」と入院を希望し受診したため，精神病症状の治療目的に初回入院となった．リスパダール5 mg/日の内服治療を開始．入院当初より他患が自分のことを悪く言う幻聴と，「自宅近くの住人が病棟の外に来て，自分のことを覗いている」との注察妄想を訴えたが，リスパダールを8 mg/日まで増量した入院1ヵ月後には幻聴・妄想とも消失し，毎週自宅への外泊を繰り返すも再燃はなく，入院2ヵ月目に軽快退院．退院後は通院も規則的でキャバレーに通うこともなく，自宅で梅酒を適量飲んで過ごしており，今後生活指導目的にデイ・ケアへ導入の予定である．

【考　察】Mueser KT らによれば，アルコール症と統合失調症の合併は文献学的には10％から65％にまで及び幅が広く，治療の観点からはアルコール症としての治療が行われないことが多いとの問題点があるという[11]．また，アルコール症合併の統合失調症とアルコール幻覚症の異同については古くから論じられており，アルコール幻覚症はアルコールによって統合失調症の顕在化したものであるとの Bleuler E の立場[12]や，急性アルコール幻覚症は離脱症状の一型であるとする Gross MM らの研究[13]が知られているが，最終的な結論が得られていないのが実情である．症例51 では習慣飲酒に先行して幻聴・妄想が出現しておりアルコール幻覚症は否定され，また患者の飲酒行動は統合失調症の陽性症状の緩和を試みる coping（対処行

動）と捉えられ，self-medicationという観点から説明できると考えられる．

症例52 アルコール症とうつ病のcomorbidity

〈男性，初診時54歳〉

大工の父，専業主婦の母との間に長男として出生．5歳上の姉と，2歳下の妹がいる．幼少時より比較的口数は少なかったが，少年野球に参加するなど活発に過ごしていた．中卒後，自動車部品製造・板金工を経て25歳時より半導体メッキ工場に勤務．この頃からビール小瓶3本/日程度の飲酒が始まったが，毎日帰宅後のプロ野球中継観戦を楽しみにするなど，特に抑うつ的な点は認められなかったという．49歳時，それまで日勤だけだった仕事に夜勤も加わるようになってから，夜勤明けに飲酒して眠る習慣ができ飲酒量が増したため，50歳時近医精神科クリニックを受診，アルコール依存症と診断され断酒目的に通院するも脱落している．53歳時，夜勤を苦に退職後は連続飲酒となった．54歳時，最終的にはもとに戻したものの，職業安定所の持ち出し禁止のパンフレットを一時持ち歩いてしまったことに対する過剰な罪悪感に苦しみ希死念慮が出現，酒量が500 ml缶ビール10本/日と急増，食事を摂らなくなったため心配した姉に連れられ国立療養所久里浜病院を初診．来院時，本人・姉ともに断酒治療プログラムを希望したが，抑うつ気分・罪業妄想・希死念慮・精神運動制止・食欲不振が顕著であり，合併する抑うつ状態の治療を行わない限り断酒治療プログラムへの導入は困難と判断し，精神科病棟へ医療保護入院とした．最終飲酒は入院3日前に500 ml缶ビール7本であったが，1週間のジアゼパム6 mg/日投与で離脱症状は出現しなかった．入院初日よりスルピリド内服を開始．150 mg/日から300 mg/日まで漸増し4週間維持したが，食事摂取が3〜5割まで増しただけで依然他患との交流もなく，終日ベッド上で無為に過ごす状態が続くため塩酸パロキセチンを追加．40 mg/日まで漸増したところ，日中病棟ホールで他患と過ごすことが可能となり罪業妄想は消失，食事も全量摂取となった．自宅への数回の外泊中も発症前に比べると快活さに欠けるものの，テレビ観賞，家事の手伝いも可能で再燃の兆しを認めず，入院4ヵ月で軽快退院とした．退院後の外来通院・服薬ともに規則的で本人は「飲む気がしなくなった」と飲酒も一切せずに過ごしている．

【考察】アルコール症と気分障害とりわけうつ病との合併において，うつ病が先かアルコール症が先かの区別，すなわち一次性うつ病（うつ病が先行してアルコール症が後に発症）と二次性うつ病（アルコール症がうつ病を誘発）の区別は困難なことが多いが，Schuckitはアルコール症とうつ病のcomorbidity研究においてはまずアルコール症の影響を除くべきであり，そのような視点に立てばアルコール症のうちうつ病が合併するのは10%以下であるとしている[14]．一方，Davidsonらはアルコール症とうつ病との関係に関する総説のなかで，両者の合併は文献的には16%から68%に及ぶとしている[15]が，これらの数値の開きは調査対象や診断基準の違いによると考えられる．症例52はアルコール症として長年経過していた患者にうつ病が発症しているが，アルコール症にたまたま独立した疾患としてのうつ病が発症したのか，あるいはアルコール誘発性すなわち二次性のうつ病が発症したのかの鑑別は難しい．抗うつ剤の投与なしに断酒後1ヵ月ほどでうつ病の症状が軽快ないし消失し，二次性であることが明らかとなる症例はまま見受けられるが，症例52においては希死念慮・食欲不振の解消が急務であり，そのような経過観察は行えなかった．なお，Hasegawa Kらは二次性うつ病では気分の日内変動，早朝覚醒，焦燥感を有する者が少なく，病前性格もうつ病親和性が少ないとしており[16]，症例52はこれらの諸特徴に合致している．また，大量では不快感・焦燥感・抑うつ感・不眠などをもたらすが，少量では不安や緊張を緩和し抑制をとるというアルコールの薬理学的作用から，うつ病者がself-medicationとして飲酒し二次的にアルコール症を合併するというself-medication hypothesisでは，アルコール症が先行している症例52を説明することはできないが，同症例におけるうつ病発症後の酒量増加はself-medication的意味合いを持つと推測される．

おわりに

以上，摂食障害・統合失調症およびうつ病とアルコール症とのcomorbidityについて症例を交えて論じてきたが，これらの疾患以外にも不安障害や人格障害とアルコール症とのcomorbidityが広

く知られている．アルコール症の臨床においては，断酒と併せてこれらの疾患の合併を念頭に置いて診療を進めることが望まれる．なお本稿では"comorbidity"という用語を「合併」とほぼ同義に用いたが，その訳語やcomorbidity概念自体については種々の議論がある[17]．これらの問題に触れることは本稿の目的ではないため，それぞれ関連の文献を参照していただきたい．

文献

1) 斎藤　学，高木　敏，編：アルコール臨床ハンドブック，金剛出版，東京，1982

2) 洲脇　寛，村上　綾，臼杵豊之，他：精神疾患を合併する物質依存の臨床的研究（III）—外来患者の実態を中心として—．厚生省精神疾患研究委託費　精神作用物質障害の診断と治療に関する研究　平成7年度研究成果報告書．1996

3) Regier DA, Farmer ME, Rae DS, et al : Comorbidity of mental disorders with alcohol and other drug abuse. Am Med Assoc 264 : 2511-2518, 1990

4) Penick EC, Powell BJ, Nickel EJ, et al : Co-morbidity of lifetime psychiatric disorder among male alcoholic patients. Alcohol Clin Exp Res 18 : 1289-1293, 1994

5) Beary MD, Lacey JH, Merry J : Alcoholism and eating disorder in women of fertile age. BJ Addiction 81 : 685-689, 1986

6) Higuchi S, Suzuki K, Yamada K, et al : Alcoholics with Eating Disorders : Prevalence and Clinical Course. A Study From Japan. BJ Psychiatry 162 : 403-406, 1993

7) Holderness CC, Brooks-Gunn J, Warren MP : Co-morbidity, of eating disorders and substance abuse review of the literature. Int J Eating Disorders 16 : 1-34, 1994

8) Suzuki K, Higuchi S, Yamada K, et al : Young female alcoholics with and without eating disorders : a comparative study in Japan. Am J Psychiatry 150 : 1053-1058, 1993

9) Winnicott DW : The Maturational Processes and the Facilitating Envioronment, The Hogarth Press, London, 1965

10) 武田　綾，鈴木健二，白倉克之：摂食障害とアルコール依存症の合併例の転帰調査．心身医学 42 : 514-519, 2002

11) Mueser KT, Bellack AS, Blanchard JJ : Comorbidity of schizophrenia and abuse, implications for treatment. J Consult Cli Psychol 60 : 845-856, 1992

12) Bleuler E : Textbook of Psychiatry. Dover Publication, New York, 1951

13) Gross MM, Lewis E, Hastey J : Acute alcohol withdrawal syndrome. In : The biology of alcoholism (Kissin B, et al, eds.), Plenum Press, New York, 1974

14) Schuckit MA : Alcoholism and other psychiatric disorders. Hosp Community Psychiatry 34 : 1022-1027, 1983

15) Davidson KM, Riston EB : The relationship between alcohol dependence and depression. (invited review). Alcohol & Alcoholism 28 : 147-155, 1993

16) Hasegawa K, Mukasa H, Nakazawa Y, et al : Primary and Secondary depression in alcoholism—clinical features and family history. Drug Alcohol Depend 27 : 275-281, 1991

17) 吉松和哉：Comorbidityとは何か．精神科治療学 12 : 739-749, 1997

■ アルコール医療ケース・スタディ

青年期アルコール依存症

鈴木　健二*

● 青年期のアルコール依存症は，アルコール依存症のなかでは特異な一群であり，以下のような特徴をもっている．
1．10代から問題飲酒を持っていることが多い．あるいは，習慣飲酒からアルコール依存発症までの期間が短い．
2．さまざまな合併症や他の薬物依存が合併することが多い．
3．アルコール依存症の親を持っているAC（アダルトチャイルド）が多い．
4．断酒困難ケースが多い．治療的にも集団療法に乗りにくく，自助グループにも通えないことが多い．
5．女性の場合，摂食障害との合併例が多い．

Key Words　若年アルコール依存症，ADHD，薬物依存，アダルトチャイルド，過食症，治療困難

■ 症例と解説

症例 53　ADHD（注意欠陥多動性障害）にアルコールと薬物乱用が合併した一例

〈17歳，男性〉

　A君は高校2年生で，暴力事件を起こして退学となり，その後やけっぱちとなって毎日浴びるようにウイスキーを飲んで酔っぱらっているか，ガスパン（ライターガス吸引）でラリッているかのどちらかというすさんだ生活となったために両親に引きずられるようにして筆者の外来に連れて来られたのである．外来では彼は筆者に向かって「どうせ藪医者なんだから何もわからないくせに威張った顔して」と難癖をつけ，一方では「ねえねえ，そのボールペンかっこいいからおくれよ」となれなれしく手をのばしてきたり，診察室の呼び出しのマイクをつかんで「この医者は馬鹿です」とか大声でしゃべったりするのである．これは決して酔っぱらってしているのではなく，前の日から飲酒はしておらず，しらふでの出来事である．彼は筆者のいろいろな質問に対してまじめに答えることもあったが，じっとしていることができず絶えず体や手を動かし，診察室を立ち歩いたり，診察デスクの引出しを開けようとしたりするのであった．つまり，多動で，落ち着きがなく，なれなれしくかつ反抗的なのであった．

　A君は多動児であった．幼少期から落ち着きはなく，勉強しなくても成績は良かったが，学校では絶えず問題を起こしていた．中学校では教師や同級生への暴力が絶えず，小児精神科で治療を受けており，そこでは注意欠陥多動性障害（Attention Deficit Hyperactivity Disorder：ADHD），行為障害（Conduct Disorder）の診断で薬物治療を受けたことがあり，一応の落ち着きで1年くらいで治療は終結していた．初診の時にはその当時の主治医からの紹介状が添えられていた．

　初診の外来での筆者の診断は，①アルコール乱用，②薬物（ライターガス）乱用，③ADHD，④行為障害，であった．

　初診から3日後，救急隊からTELがあり，A君が酔っぱらって首をつり，意識不明で運ばれた救急病院で，救急処置の途中に暴れたので精神科で入院させて欲しいとのことであった．意識障害という診断で閉鎖病棟に入院させて，一晩点滴をして彼は翌日にはクリヤーだった．ベランダで首をつり，大きな物音に気づいた家族がすぐに降ろしたとのことであった．脳波・CTで異常はなかった．本人は死にたかった，生きていてもしょうがないと繰り返しつつ，また外来場面のようななれなれしい態度を示すのであった．以前から酒に酔っ

* 鈴木メンタルクリニック

たりガスでラリッたりすると，リストカットや首を紐で絞めたりという自傷行為はあったとのことであった．結局，酔っぱらう・ラリる・首を絞めるということは本人の自己破壊的行為ということにまとめられるようであった．

　A君の閉鎖病棟に1ヵ月，開放病棟に1ヵ月の入院での治療的管理は大変だった．気分の易変性があり，イライラが始まるとすぐに暴力的になった．女性にべたべたすればすぐに性的なことを求め，陰で慢性の統合失調症の患者をいじめた．若いアルコール依存症の治療グループ（ヤングアルコールグループ）に入って集団治療を受けることは，協調性がなく，規律が守れないので無理であった．アルコールについての教育プログラム（アルコール勉強会）に何回か参加しただけで，病棟が引っ掻き回されるので退院とした．

　退院後の外来は，本人が来ないことが多かったが，家族の熱意で6ヵ月続いた．退院後は飲酒量とガス吸引の回数と量が減ったが断酒・断薬はできなかった．6ヵ月後，全寮制の高校に入れてもらえるとのことで筆者の外来は終結した．

【症例解説】未成年者のアルコール乱用は，青年時代の挫折，あるいはアイデンティティの困難から発生し，絶望感の表現である自己破壊的行為としての飲酒の形をとる．これは薬物乱用と同じ心理であり，この症例ではガスパンが合併した．ガスパンはこの数年で広がりを見せている．ライターガスはブタンガスであり，シンナーの成分のトルエンより薬理作用はずっと弱いが，手軽で合法なので安心して使えるので流行しているらしい．

　多動児はアルコール依存症になりやすいということは古くから知られている[1]．ADHDの多くは大人になると回復するが，この症例のように，小学生のADHDがそのまま体だけ大きくなったような20代の若者がおり，最近ADHDが大人になっても回復しないケースがあることが知られるようになった．若いアルコール依存症のなかには20%にADHDが存在している[2]．この症例は反社会的行動が多いので行為障害と診断されるが，ADHDは行為障害に移行することが多く，大人になって反社会性パーソナリティ障害になることが多いとされている[3]．

　治療的には，未成年者のアルコール乱用・依存症例は，心が幼すぎてアルコールの集団治療プログラムに乗らないことが多く，断酒も続かず自己破壊的行動は続き，時間をかけてパーソナリティの成長を見守るしかない．

■ 症例と解説

症例 54　アダルトチャイルドのヤングアルコール依存症の一例

〈25歳，男性〉

　B君が筆者の治療を受けるようになったのは，22歳から連続飲酒発作が始まり，アルコール専門病院での治療を受けてきたが，中年男性中心の病棟に長くいられず，すぐに自己退院してしまい，断酒も続かないと紹介されてきたからである．彼の父親はアルコール依存症で，彼の幼少期から入退院を繰り返しており，彼が18歳のときに急死した．父親は酔うと母親に対する暴力を振るうことが多く，彼が小さい頃は父親が暴れると母親と一緒に外に避難することが多かった．そのため，二つ年上の姉と一緒にいつでも逃げられるようにパジャマに着替えず服のまま寝ていたという．雨のなかをよその家の軒下で立ったまま一晩過ごしたこともあったと彼は述べている．高校時代には，彼は「今度父親が母親に暴力をふるったら殺そう」と考えていつもナイフを持ち歩くようになった．幸いなことにそのナイフは使われないままであった．高校を卒業してすぐに働き始めたが，対人関係がうまくいかず，19歳の時には毎晩飲酒しなければ寝られなくなっていた．その量も毎晩ウイスキーボトルに半分の量であった．

　B君は25～27歳の2年間に3回筆者の病棟に入院したが，最初の2回は短期間の入院で，3回目に若いアルコール依存症のグループ治療（ヤングアルコールグループ）を3ヵ月受けている．彼は気難しく，理屈っぽく，人間不信的で，患者同士の言動にいちいちイライラして腹を立て，他人の言葉を被害的に受け取ることが多く，共感的な人間関係を作れず自己退院していた．アルコールの本も読み，アルコール問題の否認もなく，自分はアルコール依存症で断酒が必要との考えはあったが，断酒は続かず，3ヵ月もすると再飲酒し，飲酒を始めるとすぐに連続飲酒に至るのである．グループ治療には何とか乗ることができたが，彼はAAや断酒会などの自助グループに参加することができなかった．自助グループは，久里浜病院（現，独

表1 ヤングアルコーリックと中年アルコーリックの比較

	ヤングアルコール (N＝41)	中年アルコール (N＝35)
調査時年齢（歳）	27.8±1.8	48.0±4.9
初飲年齢（歳）	15.9±1.9	17.9±2.5
習慣飲酒開始年齢（歳）	19.0±2.7	23.2±5.8
問題飲酒開始年齢（歳）	21.1±3.2	37.0±7.0
離脱症状出現年齢（歳）	25.4±2.6	43.6±6.6
アルコールによる初回入院時年齢（歳）	26.5±2.3	45.0±7.7
薬物乱用経験率（％）	39.0	5.9
アルコール精神病の経験率（％）		
振戦せん妄	19.5	11.8
アルコール幻覚症	14.6	2.9
初診時のその他の精神障害の合併率（％）		
感情障害	26.8	11.8
不安障害	14.6	5.9
他の薬物依存の合併	12.2	2.9
パーソナリティ障害	52.4	5.9
親のアルコール問題の存在（％）	39.0	17.1

立行政法人国立病院機構久里浜アルコール症センター）においても断酒会の院内例会とか，AAのメッセージミーティングとかが開かれていたし，院外のAAにも参加することがプログラムに義務づけられていたが，彼は入院中にも参加できず，まして退院後に通うこともなかった．彼は「自助グループで年上の男性の話を聞いているとイライラして腹が立って気が狂いそうになる」と述べた．中年男性の飲酒にまつわる体験談は，彼の父親が話しているような気になり，彼のトラウマを刺激して，居たたまれない感じになるのであった．筆者は主治医として，彼のトラウマはまだ癒えていないと判断して，特別に自助グループへの参加を免除した．

B君と母親の関係は母子密着の代表であった．彼の母親はいまだに彼を「としちゃん」と呼んで彼の身のまわりの世話をした．入院中もせっせと毎日面会に来て，長時間いっしょに過ごし，2人が楽しそうに話している姿は恋人同士のようであった．彼は主治医にも不信的であったが，母親には全面的に依存し安心する関係のようであった．アルコール依存症の父親に対して，母親と本人は共謀して対処していたらしく，この2人の関係は息子が父親を殺して王妃である母親を自分のものにしたというエディプス伝説そのままのようであった．母親は，「子のこの気持ちは全部私にはわかる

のです」と話していた．しかし彼が連続飲酒発作に陥ると，母親はパニックになり，主治医に助けてくれと電話攻撃をかけてくるのであった．そうして母親は主治医を操作して，彼を入院させるか，そうでなければ外来で点滴を行い断酒と離脱症状の管理をするように要求した．筆者はあるとき，母親に「あなたの態度は共依存であり，もう主治医としてあなたの要求には一切応じない」と宣言し，以来彼は入院していない．

実はB君はすでに37歳になり，筆者の外来に通っている．いまだに断酒が続いていない．3ヵ月断酒して仕事をしていると何のきっかけもなく再飲酒し，すぐに連続飲酒発作となり，2週間連続飲酒が続くと酒が喉を通らなくなり，彼は這うように筆者の外来を訪れ，1本の点滴を受け，安定剤と抗酒剤をもらって自宅で離脱症状に耐え，それが終わるとまた仕事を始めるというサイクルが続いている．筆者は彼に，「もう君は断酒は続かないのだから，これで良しとしよう．3ヵ月に1回は長期の休みが必要な慢性疾患を抱えていると考えよう」と話している．

【症例解説】このケースは青年期アルコール依存症の代表のようである．青年期のアルコール依存症の多くは10代から習慣的飲酒を始めていることが多く，しかもアルコール依存症になる期間が非常に短いことが特徴である[4]．表1に20代の若いア

ルコール依存症と，中年アルコール依存症との比較を行った．初飲年齢は2歳しか違わないが，習慣飲酒開始は19歳であり，21歳で問題飲酒が始まり，26歳で初回の入院をしており，薬物乱用を多く経験し，アルコール幻覚症も多く，パーソナリティ障害も多く持ち，親のアルコール問題が多かった．

青年期アルコール依存症には約40％にAC（アダルトチャイルド）が存在している．ACについては別の項で解説されるので詳しい説明は省くが，彼らの生活史を詳しく聞くと悲惨である．このケースでも彼は幼児期にトラウマを受けており，高校生では父親への殺意を持ったこともあり，このエディプス葛藤は現実の父親の死となって実現しており，彼の内部での父親に対する恐れと罪悪感は癒されることはほとんど困難といえる．しかも彼はACの葛藤が強いため，自助グループで他人の体験談に耳を傾けることもできないのであった．自助グループにおいて他人の体験談を聞き，自分の体験を語ることはアルコールによって傷ついた心から回復するために必要な回路と考えられているが，彼には回復の道が閉ざされているといっても過言ではない．

このケースの母子密着も特徴的である．この母親は本人との相互依存があり，世話をやきすぎており，しかも彼の連続飲酒の時には大騒ぎをして医者に治療を強制している．こうしてこの母子では本人がアルコール依存症であり続けることが母子関係の蜜月が続くための必要条件になっている．このように本人がアルコール依存症であり続けることを支えていることを共依存というのである．アルコール依存症では，家族は共依存になっていることが多く，アルコールの家族教室や家族会が治療に必要条件なのは，家族が共依存をやめないと本人が自分のアルコール問題に自分で直面できないからである．依存症は自分で問題に直面してやめようと決意しなければ回復が始まらないのである．また，この母親は子どもと共依存することで夫から受けたトラウマの解決から逃避しており，この母親は自分の回復のための道を見つける必要があり，それは家族会などの家族のための自助グループのなかでしか見つからないのであるが，彼女はそのことに気づくことはなかった．

青年期のアルコール依存症は中年のアルコール依存症と本質的な違いがあり，さまざまに報告されているが，断酒が続かないことも特徴のひとつである．このケースではアルコール問題を認めており，断酒の必要性が十分にわかっていながら40歳になってもどうしても断酒が続かないのである．これは現在のアルコール治療の限界を示している．

筆者らは久里浜病院において，35歳以下の若いアルコール依存症に対しては，アルコール専門病棟とは違った精神科の開放病棟で，ヤングアルコールグループと称するグループ治療を行っていた[5]．その病棟は摂食障害のグループ治療や，薬物依存症の治療も行っており，いわばアディクション治療病棟としての機能を持っている．特別なプログラムが必要なのは，若いアルコール依存症は中年のアルコール依存症の集団では必ずドロップアウトするし，回復プロセスが違うからである．青年期アルコール依存症はこの症例でも明らかであるが，心理的に幼稚で自己中心的な面が多くあり，いわば反抗期の心理をそのまま持ち越して大人になった雰囲気を持っている．グループ治療は断酒教育と並んで心理的な成長促進の役割が大きく，皆でひとつの問題に対して議論したり，一緒に課題に取り組んだり，一緒に汗を流す喜びの経験などを積み重ねる場である．こうした若いアルコール依存症だけのグループは今後も必要であり，AAにおいても15年前からヤングAAミーティングと称する若いアルコール依存症だけのミーティングが始まっている．

■ 症例と解説

症例 55 過食症にアルコール依存が合併した女性の一例

〈26歳，女性〉

C子が入院してきたのは23歳のときであった．背は高いのにやせて38kgしかなく，肌はかさかさで，酔っぱらって転んだため右目は腫れ上がっており，左眼の結膜には黄疸が見られた．肝臓は腫大しており，ビリルビン，GOT，GPT，γ-GTPも上昇しており，アルコール肝炎の状態であった．また血清中のアルブミンは低下しており，カリウムも低下していた．彼女は過食―自己誘発嘔吐の症状の過食症が合併していたのである．

C子の父親は有名大企業に勤めており，夜遅くにしか帰宅せず，必ず酔っぱらっていて，機嫌が悪

いと妻にあたり散らし，暴力を振るうこともあった．休日には必ず朝から飲酒していた．アルコール性の肝障害で入院を繰り返していたが，自分のアルコール問題は否認していた．母親はその父親を恐れ，反抗することもなく従順に従っていたが，家庭のなかはいつも緊張感が存在した．母親は長女である彼女にだけいつも愚痴を言い続けていた．彼女が自分がいなければこの家はダメになると考え，小さい時から元気ながんばり屋であり続けた．転機は彼女の16歳の時に訪れた．彼女が高校1年生のときに父親は家に帰って来なくなった．他の女性と暮らし始めたのである．そのとき泣いてばかりいる母親を見て，彼女は父親が出て行ったのは自分のせいと感じたのである．

C子は食事をすることに罪悪感を感じたため食事を減らし，体重がどんどん減ってきた．しかし5kg体重が減った時に，急に過食衝動が出現して彼女は過食が止まらなくなった．体重がどんどん増えてきて怖くなり，彼女は過食した後に指を喉に突っ込んで吐くようにしたが，そうすると体重は増えずにすんだが，いっそう過食衝動は強くなり，過食—嘔吐はエンドレスになってしまい学校にも行けなくなった．過食費は月に何万円もかかるようになり，彼女は過食費を稼ぐために夜にキャバクラで働き始め，高校3年生の夏には退学した．母親の非難に堪えられなくなり，彼女は家を出て1人暮らしを始めたが，水商売のなかで飲酒することを覚え，酔っぱらうと過食しなくてよいことに気づき，たくさん飲める方が稼ぎもよいのでガンガン飲むようになったのである．それでも休みの日や仕事に行く前にはアパートで過食—嘔吐を続けていた．酔っ払って客と喧嘩したり，朝起きてみるとホテルで知らない男がそばに寝ているような失敗は数限りなくあったが，酔ってブラックアウトすることで忘れようとした．周りの人間も「いいかげんにしなさい」と言うようになった頃，泥酔して転んで顔から血を流して倒れているところを発見され，救急車が呼ばれ，救急病院から母親が呼ばれた．母親は泥酔した彼女を見るなり，話に聞いていた久里浜病院へ連れて来る決心をしたのである．

C子は，入院してきちんと食事をする練習と体重を増やす治療から始め，摂食障害の治療プログラムとアルコールプログラムをこなして退院した．病院場面ではまじめでおとなしい子であった．母親は彼女の話とは違い，しっかりしていて仕事を休んでも家族会に熱心に参加した．入院中に父親も面会にやって来た．家族関係は修復の方向にあるようだった．

それから3年間，彼女の治療は続いている．1年に1回は連続飲酒発作になって入院している．やせは減って体重は増加してきたが，入院中は過食—嘔吐はないが，退院すると過食—嘔吐が続いているので，断酒も続かず摂食障害も回復していない．主治医は水商売を禁止しているが，時々こっそり水商売をやっているがそうすると飲酒してしまうことにやっと気づき始め，昼間のバイトをするようになった．AAに通うようになったことが回復への一歩を踏み出したサインである．

【症例解説】青年期の女性アルコール依存症は特徴がある．30歳以下の若い女性のアルコール依存症の70％は摂食障害の合併例である[6]．われわれは若い女性のアルコール依存症を診察するときに，まずは摂食障害の合併を疑うことにしている．しかも，アルコール依存症と摂食障害の合併例のほとんどは摂食障害がまず発症してからアルコール問題が出現するパターンである．アルコール依存症が合併しやすいのは，摂食障害のなかでも過食症であり，過食—嘔吐タイプである．摂食障害になぜアルコール依存症が合併しやすいのかということは興味がある問題である．その説明として，ひとつは過食症はfood addictionともいわれるようにアルコール依存とアディクションという共通性があるということであり，もうひとつは**症例55**にも認められたように，飲酒によって酩酊すると過食が減少するという理由である．**症例55**の彼女は，「私はお酒は好きではないし，おいしいと思って飲んだことはない．しかし酔っぱらうとすべてが忘れられる」と語っている．**症例55**では，アルコールは精神安定剤として使用されているともいえる．摂食障害は「良い子」の演技しかできず，嫌なことに対しても「ノー」と言えないところがあり，そうした対人関係による怒りの感情を過食—嘔吐という異常食行動で自己治療しているところがあり，アルコールはそれよりももっと手軽な手段である．すなわちブラックアウト（酔って記憶がなくなる状態）することは気持ちをリセットすることなのである．

摂食障害とアルコール依存症の合併例は，摂食障害の症状とアルコール依存の症状が複雑に絡んでおり，両方の治療を並行して行うことが求められる．そのため，筆者のいた病棟では，アルコールのプログラムとともに摂食障害のプログラムも用意していた．摂食障害のプログラムは，アルコールのプログラムをモデルにして勉強会とミーティングが中心である．また継続的な家族会がアルコールに対しても摂食障害に対しても必要である．

症例55は治療開始後3年経っても断酒できず，過食一嘔吐もなくなっていない．摂食障害とアルコール依存症の合併例は回復に時間がかかると考えられる．筆者らが行った追跡調査では，久里浜病院から退院して5年後において25%が死亡しており，生き残った症例でも半分しか断酒できていなかった[7]．

文 献

1) Morrison JR and Stewart MA：The psychiatric status of the legal families of adopted hyperactive children. Arch Gen Psychiatry 28：888-891, 1973

2) 鈴木健二，武田 綾：注意欠陥多動性障害（ADHD）を伴うヤングアルコーリック．精神医学 43：1011-1016, 2001

3) Biederman J, Wilens T, Mick E, et al：Psychoactive substance use disorders in adults with attention deficit hyperactivity disorder (ADHD)：effects of ADHD and psychiatric comorbidity. Am J Psychiatry 152：1652-1658, 1995

4) 鈴木健二：ヤングアルコホリックとAC．こころの科学 91(5)：80-84, 2000

5) 鈴木健二，長島洋子，河野久美子，他：ヤングアルコホリックの治療経験．アルコール依存とアディクション 11：290-296, 1994

6) Higuchi S, Suzuki K, Yamada K, et al：Alcoholics with and without eating disorders：prevalence and clinical course. A study from Japan. Br J Psychiatry 162：403-406, 1993

7) 武田 綾，鈴木健二，白倉克之：摂食障害とアルコール依存症の合併例の転帰調査．心身医学 42：513-519, 2002

■ アルコール医療ケース・スタディ

高齢者アルコール依存症

松下　幸生[*]　藤田さかえ[**]

- 高齢のアルコール依存症の増加が指摘されている．
- 高齢者のアルコール問題は見逃されやすい．
- 発症年齢によって若年発症と高齢発症に分類される．
- 高齢発症では退職や社会的孤立など環境の変化が発症の契機になることが多い．
- 身体合併症などのため，高齢者では入院して解毒することが望ましい．
- 高齢アルコール依存症には，アルコール問題に強く直面化するよりも高齢者の心理や置かれた状況を理解して支持的・受容的に接し，社会的ネットワークを形成することを重視することが勧められる．

Key Words　高齢者，アルコール依存症，発症年齢，環境要因，ライフイベント

はじめに

一般的に高齢者は若年者より飲酒量が少ないとされるが，縦断研究によれば飲酒量は人生を通して比較的一定であるとも報告されている[1]．また，少量の飲酒は認知症の予防になるなどの効果が報告されている一方で，高齢者のアルコール乱用は死亡のリスクを高めることが縦断研究からも示されている[2]．

わが国は急速な高齢化社会を迎えているが，いわゆる団塊の世代のようにこれから高齢を迎える世代では習慣的に飲酒する者の割合も高く，飲酒習慣を身につけた人たちは高齢になっても飲酒を続けることが予想される．したがって，高齢者のアルコール問題は今後の高齢者人口の増加に伴って，ますます増加することが予想される．すでに久里浜アルコール症センターでは10年以上前から高齢のアルコール依存症者が増加している．この現象は一施設に限られたことではなく，他の精神科病院からも高齢のアルコール依存症者数が増加しているとする報告がある[3]．一方，若い世代のアルコール問題に比べると高齢者のアルコール問題はあまり社会的関心を惹くこともないように思われる．

高齢のアルコール依存症者は壮年や若年者のアルコール依存症者とは異なる特徴があり，また断酒へのアプローチも高齢者独特のものがある．こ こでは，症例を通して高齢のアルコール依存症者の特徴について解説する．

■ 症例呈示：男性

症例 56　若年で発症し，高齢になって顕在化した一例

〈男性，入院時73歳〉

【家族歴】精神疾患の家族歴はない．

【生活歴】高校卒業後，炭鉱に就労．25歳で結婚して娘2人ができた．45歳から土木関係の自営をしていたが，体力的な問題や不景気の影響などで66歳の時に廃業した．その翌年に妻が脳梗塞で倒れて半身麻痺で寝たきりの状態になった．

【既往歴】既往歴として特記すべきものはない．

【現病歴】初めて飲酒したのは20歳の時である．その頃から習慣的に飲酒するようになった．最初はウイスキーシングル2杯くらいであったが，仕事上の付き合いなどで次第に酒量は増えていった．しかし，仕事のうえで支障をきたすことはなかった．50歳代半ば頃に特に理由なく酒量が増えてブラックアウトを起こすようになった．また，この頃から昼酒や休日の連続飲酒が始まり，家族から注意されるようになって隠れて飲酒するようになった．64歳の時には酔って交通事故にあって大腿骨骨折で入院したこともある．このような飲酒のため66歳で仕事を続けられなくなって廃業したが，

[*] 独立行政法人国立病院機構久里浜アルコール症センター　精神科　　[**] 同　医療福祉相談室

仕事がなくなってさらに飲酒量が増加した．この時点ですでに娘は2人とも結婚・独立して妻と2人暮らしであったが，67歳の時に妻が脳梗塞で倒れて寝たきりの状態となり介護が必要になった．妻の介護の負担からさらに酒量が増えて介護も十分にできなくなった．妻の介護のために派遣されていたヘルパーが，酔って失禁したり転倒したりするようになった本人のことを心配して娘に連絡し，保健所の介入を受けて当院を紹介，入院となった．

【臨床経過】入院後，明らかな離脱症状はなかったが，小刻みで不安定な歩行が目立ち，ヘッドギアを要した．頭部MRIでは大脳基底核を中心としたラクナ梗塞が認められた．表情はぼんやりとして注意・集中力の低下が明らかであった．時に失禁もみられた．入院して2ヵ月の時点で歩行状態は改善し，ヘッドギアも不要となり，注意・集中力は多少改善を示したが，自宅で妻を介護しながら生活することは困難と判断された．娘とも相談のうえ，高齢者介護施設へ入所する方向で手続きを開始した．

【症例解説】発症としてはやや遅いが若年で発症した高齢の症例である．すでに飲酒問題が生じているところへ，仕事を失い，妻の介護の負担が増えてアルコール問題が顕在化した．高齢者の場合，本症例のように妻との2人暮らしも多く，発見者が他人であることも多い．このため，ある程度重症になってから病院を訪れることになる．

症例 57　高齢発症の一例

〈男性，入院時67歳〉

【家族歴】精神科疾患に関しては特記すべきものはない．

【生活歴】高校を卒業して大手電気メーカーに就職した．30歳で結婚し，一男一女に恵まれた．転職することなく勤務を続けて部長職まで昇進した．60歳の時に子どもの結婚・独立に伴って妻と2人暮らしになった．仕事は62歳で定年退職し，その後は年金と貯金で生活していた．

【既往歴】56歳の時に健診で高血圧を指摘され，それ以来降圧薬を服用している．

【現病歴】初めて飲酒したのは20歳の時，会社の上司に誘われて飲酒した．その後はほとんど付き合い程度の飲酒だったが，30歳で結婚したのを機に晩酌をするようになった．この頃は日本酒1合程度の飲酒であった．管理職になって部下との付き合いも増え，飲酒する機会が多くなり，酒量も増加していった．50歳半ばには会社帰りに2〜3合の飲酒が習慣化した．しかし，仕事には支障をきたすことなく62歳で定年を迎えた．定年退職してからすることもなく暇を持て余して酒量が増加し，次第に昼から飲酒するようになり，やがて連続飲酒もみられるようになった．昼から飲酒するようになって妻と酒をめぐって口論することが多くなったが，本人の飲酒は止まらずかえって増加した．酔って，失禁，転倒などが頻繁になったことがストレスとなって妻も自律神経失調症と診断され，本人が63歳の時に別居して離婚調停に至った．酔って転んで外傷のために入院しても医師の指示を守らずに痛みが和らぐと勝手に退院して飲酒することの繰り返しだった．心配した息子がしばしば実家を訪れて本人の様子をみており，アルコール専門病院受診を勧めたが本人が拒否するため受診させられずにいた．65歳になるのを待って介護保険を申請し，ヘルパーが派遣された．66歳の時，酔って転倒し硬膜下血腫のため入院．硬膜下血腫は保存的に治療されて改善したが，そこでアルコール問題を指摘された．医師が勧めたためか本人も受診に同意したため，ケアマネージャーと息子に伴われて当院を受診，入院となった．

【臨床経過】離脱症状は軽度であり，入院後1週間程度で食欲も改善し，注意力の低下も目立たなくなった．アルコール依存症の病識はあり，健康のためにも断酒を続けたいと語っていた．また，退院後は長男家族と同居して孫の面倒をみることで長男とも話し合っていた．酒害教育や集団精神療法を施行して3ヵ月の入院期間で退院となった．

【症例解説】定年後の生活変化が契機となって発症した高齢発症の症例である．医療機関からの勧めで専門病院の受診となった．後述するように高齢の症例ではアルコール問題に直面化することを強調するよりも健康面からの必要性を強調して断酒を説得した場合の方が受け入れられやすいようである．

症例58　若年発症の一例

〈男性，入院時58歳〉

【家族歴】父親がアルコール依存症で肝硬変のため53歳の時に死亡．

【生活歴】高校を卒業後，タクシー運転手として就労．結婚歴はない．トラック運転手や工場勤務などの転職を重ねた．40歳でアルコール依存症のために入退院を繰り返して50歳の時から生活保護を受給している．

【既往歴】38歳の時に肝硬変と診断された．また，41歳の時に糖尿病と診断されている．

【現病歴】18歳の時に友人に誘われて飲酒したのが最初である．20歳頃，タクシー運転手として働いていたが朝帰宅して眠るために飲酒する習慣になった．この頃は仕事に支障をきたすことはなかったが，特に誘因なく30歳頃から飲酒量が増えて，休日は昼から飲酒してそのまま夜まで飲み続けるようになり，出勤の際に酒臭を注意されるようになった．タクシー会社を何社か移り，36歳頃からトラックの運転をするようになったが，飲酒運転で捕まることが数回あり，運転手の仕事をあきらめて工場に勤務するようになった．38歳の時にはアルコール性肝硬変との診断を受け，内科医より断酒を指導されたが飲酒を続けた．40歳の時に専門病院を紹介されて精神科病院に初めて入院した．退院後3ヵ月は断酒したが，職場の同僚に誘われて飲酒し，次第に飲酒量が増えて数ヵ月後には連続飲酒に戻っていた．その後も年に数回，内科病院と専門病院の入退院を繰り返したが，最長で3ヵ月の断酒で，再飲酒，依存症の再発を繰り返した．このような状態で仕事もできず48歳の時に生活保護を受給し，更生施設に入所して5年間断酒を継続した．しかし，母親の葬式で飲酒したことを契機として再飲酒し，その後も飲酒して黄疸が出現したり腹水が貯留したりすると入院することを繰り返した．55歳の時に作業所を紹介されて通所し，2年間断酒を継続したが，友人の死をきっかけにして再飲酒し，連続飲酒もみられるようになり，腹水も貯留したため当院を紹介されて受診，入院となった．

【臨床経過】黄疸，腹水が見られたが，徐々に改善した．認知障害はほとんどなく，酒害教育や集団精神療法を中心とした3ヵ月のプログラムを終了して退院となった．退院後は自宅アパートへ戻り，作業所へ通所している．

【症例解説】若年で発症して，断酒・再飲酒・再発を繰り返して高齢になった症例である．このように若年発症では身体的にも社会経済的にも重症となることが多い．この症例でははっきりとした認知障害がないため単身生活で作業所の利用が可能であった．

■ 症例呈示：女性

症例59　女性高齢発症の一例

〈女性，入院時75歳〉

【家族歴】精神疾患の家族歴はない．

【生活歴】軍人で厳格な父親と優しい母親の間に5人兄弟の長女として出生．子どもの頃から成績は優秀で短期大学を卒業し，銀行に勤務した．27歳の時に同じ会社の男性と結婚したが，仕事と家事の両立で悩んで37歳で離婚．子どもはいない．銀行に定年で退職するまで勤務し，定年後は茶道の師範として生計を立てていたが，70歳の時に将来のことを考えて有料老人ホームに入所した．

【既往歴】既往歴として特記すべきものはない．

【現病歴】初めて飲酒したのは20歳の時で，仕事上の付き合いから飲むようになった．仕事が多忙で深夜まで働き，疲れと睡眠のために25歳頃から習慣的に飲酒するようになった．その後，飲酒が問題となることはなく経過し，定年退職して老人ホームに入所した．老人ホームの生活は快適で手芸や絵画などをして過ごし，仲間もできて特に不満はなかった．しかし，老化のために視力が衰え，さらに気力や体力の衰えを自覚するようになり，絵画や手芸への興味も徐々に薄れていった．次第に自分の部屋にこもって飲酒するようになったが，特に問題とはされなかった．やがて深酒をするようになり，その頻度が多くなっていった．73歳の頃から部屋で泥酔して職員が訪問しても応答がなく，騒ぎになることがあり，その頻度が次第に増えていった．さらに酩酊して失禁したり転倒したりするようになったため，施設の職員に伴われて受診，入院となった．

【臨床経過】入院後，明らかな離脱症状はなかったが，2ヵ月後頃まで集中力が低下してぼんやりと過

ごすことが多かった．肝障害がみられ，頭部MRI上では基底核を中心として脳梗塞が多発していた．記銘力の低下，場にそぐわない発言，理解力の低下などが目立ち，MMSEは23/30と軽度の認知機能低下が疑われた．そのためか飲酒に関する問題への認識もあまり深まらないまま退院して老人ホームへ戻った．

【症例解説】女性の高齢発症例である．家族歴にも問題なく，生活歴にも特に問題となる要因はなかったが，高齢になってからの環境要因が中心と考えられる症例である．

症例60　女性若年発症，高齢顕在化の一例

〈女性，入院時65歳〉

【家族歴】父親が大酒家で55歳の時に肝硬変で死亡．従兄弟に自殺者がいるが詳細不明．

【生活歴】農家の8人兄弟の5番目として出生．父親は大酒家で経済的にも苦しく，母親は農業のほかにも内職をして家計を支えた．本人も子どもの頃から兄弟と一緒に母親を手伝うことが多く，中学を卒業後，上京して縫製工場に勤務した．19歳の時に同じ工場で働く女性の紹介でその息子とほとんど交際期間もなく結婚．21歳で長女，25歳で長男を出産したが，自己中心的な夫と性格が合わず，ずっと家にいることに耐えられなかったので31歳頃から昼間の時間にパートに出るようになった．姑と同居していたが45歳の時に姑が脳卒中で倒れて右半身麻痺となったためその介護で精神的・肉体的負担が増加した．50歳の時に姑は死亡．介護の負担から開放され，夫と外出して飲酒したり旅行に行ったりする生活を始めたが，58歳の時に夫が肝硬変で死亡．4～5年間は夫の死を受け入れられず無気力で何も手につかない状態になったが，58歳の時に清掃の仕事に就いた．しかし，夫に頼りきりの生活で何もできない自分を感じて自信を失い，抑うつ的となって退職した．

【既往歴】60歳の時に狭心症と診断を受けた．

【現病歴】結婚後に夫との付き合いで飲んだのが最初の飲酒であったが，その後は機会的な飲酒であった．35歳頃から夕飯の準備の時に飲酒する習慣になった．夜は夫の晩酌に付き合って飲酒したが，家事やパートに支障をきたすことはなかった．姑の介護を通して夫に依存する生活となり，また夫との夫婦関係には飲酒が介在するようになって，旅行先や休日は昼からの飲酒が習慣化した．夫の死後，酒量が増え，さらにその後，清掃業を退職して自宅にこもるようになるとさらに飲酒量が増えて無気力に飲酒することが中心の生活となり，心配した娘に連れられて受診した．

【臨床経過】軽度の離脱症状に加えて抑うつ症状を認めたが，入院して治療プログラムに参加していく間に薬物療法を行わなくとも次第に抑うつ症状は軽減した．酒害教育やミーティングを行い，飲酒問題を認めるようになって断酒の必要性は認めるが，今後の生活への不安を感じている．

【症例解説】アルコール依存症の父を持ち貧困な家庭で育った症例である．夫との性格不一致で悩みそれが飲酒のきっかけになり，その後は夫婦関係に飲酒が介在する形で習慣化したが，夫の死を契機に病的飲酒となった症例である．昼酒の習慣化など飲酒問題は若い頃からみられたが顕在化することなく経過し，夫の死後に問題がはっきりした．

症例61　女性若年発症の一例

〈女性，入院時63歳〉

【家族歴】父親は大酒家で61歳の時に自殺．母親は子宮がんのため50歳で死亡．長男は覚醒剤依存．

【生活歴】炭鉱で働く父と主婦の母との間に10人兄弟の次女として出生．父親は大酒家で酒を飲むと暴力をふるった．姉，兄が幼少時に死亡したため長女として育った．経済的に苦しく中学卒業後は進学せず家事を手伝って妹弟の面倒をみた．20歳で結婚．夫は漁師であったが，短気で酒を飲むと暴力をふるった．21歳の時に長男を出産．夫の暴力と女性問題のため30歳で離婚し，生活のためにキャバレーで働くようになった．長男は中学生の頃までシンナーを乱用し，中学を卒業すると覚醒剤を使用するようになって母親である本人への金銭の要求や暴力がひどくなった．40歳の時に会社員の夫と再婚したが，50歳の時に夫がクモ膜下出血で倒れ，介護が必要となったため生活保護を受給．58歳の時に夫は死亡．この間も長男の暴力は続いていたが，夫の介護のため逃れられずにいた．夫の死後は長男の暴力から逃れるために引っ越して連絡を絶った．

表1　DSM-IVによる1年間のアルコール乱用・依存症の有病率の変化（年齢別）

調査年	アルコール乱用				アルコール依存			
	男性		女性		男性		女性	
	1991～1992	2001～2002	1991～1992	2001～2002	1991～1992	2001～2002	1991～1992	2001～2002
全体	4.67	6.93	1.51	2.55	6.33	5.42	2.58	2.32
18～29歳	9.26	9.35	3.83	4.57	12.81	13.00	6.01	5.52
30～44歳	4.58	8.69	1.50	3.31	6.07	4.98	2.47	2.61
45～64歳	2.38	5.50	0.38	1.70	3.19	2.67	1.12	1.15
65歳以上	0.55	2.36	0.04	0.38	0.63	0.39	0.23	0.13

（文献[8]より改変）

【既往歴】夫の暴力による肋骨骨折の他には特記すべきものはない．
【現病歴】30歳の時に水商売を始めてから習慣的に飲酒するようになった．再婚した夫の介護や長男によるストレスから飲酒量が増えた．50歳の時に肝硬変，糖尿病と診断されたが，飲酒は止めなかった．夫の死後，引っ越して長男との連絡を絶ってから生活は安定したが，夫の死で精神的よりどころを失い，飲酒量はさらに増えて60歳頃から朝から飲酒するようになり連続飲酒がみられるようになった．黄疸，腹水のため近くの内科病院に入院したが，入院2日目にせん妄がみられたため当院を紹介されて転院となった．
【臨床経過】振戦せん妄の状態で転院となり，1週間程度の隔離を必要としたが，その後は回復した．黄疸，腹水も徐々に改善した．酒害教育やミーティングに参加し，アルコール依存症であり，断酒が必要であることは理解できたが，試験外泊の時に自宅付近に住む飲み仲間に誘われて飲酒し，酔って病院に戻ることがあった．また，糖尿病の食事療法も守れず，間食するため血糖コントロールは不良である．今後，生活環境を変えるためにも更生施設の利用を検討している．
【症例解説】貧困家庭で育ち，父親や夫の暴力，子どもの薬物問題，夫の介護といった生活上の困難が多い生活から飲酒問題が発生した症例である．いわゆる若年発症の高齢症例であるが，生活上の問題に本人の脆弱性が加わって重症化した症例といえるだろう．

■ 解　説
1．高齢者におけるアルコール依存症・乱用の割合

　欧米では高齢者の飲酒調査は比較的多く行われている．大量飲酒の定義が調査によってまちまちという問題はあるが，地域に在住する高齢者における大量飲酒者の割合は，男性で13％から17％，女性で2％から9％と報告される[4]．依存症の割合は調査対象によって大きく異なるが，50歳以上の一般人口におけるアルコール依存症の割合は1.6％という報告がある[5]．この割合は医療機関の受診者を対象とすると高くなり，プライマリケア受診者のなかでは10.6％ないし15％に問題飲酒がみられたという[6,7]．また，一般人口におけるDSM-IVによる1年間のアルコール乱用と依存の有病率の10年間の変化に関する報告から結果を抜粋して表1に示す[8]．高齢者では若い世代より割合は低いが，乱用の割合は男女とも最近10年でかなり増加していることが示されている．

　一方，わが国では上述のような全国的な調査は行われておらず，ある地域に限定した調査が行われているのみであるが，参考にはなると思われるので紹介する．この調査は，横須賀市に在住する65歳以上の高齢者1万445人を対象とした調査である[9]．調査の方法は，調査時点の飲酒頻度・量に関する項目のほか，アルコール依存症のスクリーニングテストである久里浜式アルコール症スクリーニングテスト（KAST）を施行しており，その結果，男性の8.2％，女性の0.5％に重篤問題飲酒者を認めている．この割合は若い世代を対象として同じテストを用いた国内の調査結果と比較しても高齢者における割合は少ないものではなく，高齢者にも飲酒問題が相当数存在することを示している[9]．

　高齢者における問題飲酒の発生率については，一定の集団を一定期間追跡する前向き調査が必要となる．ある調査では50歳以上の非問題飲酒者か

表2 高齢発症の頻度

対象者	男性の割合	高齢発症の定義	若年発症者数（％）	高齢発症者数（％）	診断基準
・精神科病棟に入院した60歳以上の者（534名）	―	60歳以上	86（70）	37（30）	臨床診断
・内科病棟に入院した65歳以上の者（113名）	100	40歳以上	9（45）	11（55）	アルコール関連問題
・65歳以上の地域高齢住民（445名）	100	65歳以上	2（29）	5（71）	アルコール関連問題
・高齢アルコール依存症者（216名）	70	60歳以上	122（56）	89（41）	DSM-III
・55歳から65歳のメディカルセンター受診者（1884名）	68	50歳以上	475（67）	229（33）	Drinking problem index
・53歳以上のアルコール外来治療プログラム参加者（36名）	92	60歳以上	32（89）	4（11）	DSM-III
・55歳以上の飲酒運転違反者（785名）	90	55歳以上	187（59）	130（41）	飲酒運転違反逮捕者

（文献[10]より改変）

らなる二つの群を5年間にわたって追跡調査した結果，一つの群では7％，もう一つの群では21％に飲酒の問題が発生したと報告している[10]．また，別の調査では飲酒に問題のない男性を9年後に再調査して，64歳から72歳（69名）では1.5％，55歳から63歳（310名）では5.1％に飲酒問題が新たに発生したと報告している[10]．退役軍人を対象とした調査ではアルコール依存症と診断されていなかった65歳以上の113名のうち6％が3年後にアルコール依存症と診断されたと報告している．これらの結果から男性高齢者の問題飲酒発生は年間0.2～4％と推定される[10]．

このように疫学調査からは決して少なくない割合で高齢者にも飲酒問題やアルコール依存症者が存在することが示されている．しかし，厚生労働省の調査では精神科で受療しているアルコール依存症の総患者数は2002年で4万2千人となっており，実際の患者数と大きくかけ離れている．この事実には年齢による差はあまりないかもしれないが，就労している年代であれば職場や産業医など家族以外の人からアルコール問題を指摘される機会があるが，高齢で退職している者では本人が自覚するか，家族が指摘するか，または身体症状を主訴に受診した医療機関から指摘される以外にアルコール問題が取り上げられる機会がない．しかし，高齢者の場合，慢性疾患による症状と飲酒による症状との鑑別が難しかったり，本人の否認が強かったりするなどのために若年者に比べて，よりいっそう患者の飲酒問題が気付かれにくいという問題があり，アルコール医療につながるチャンスが少ないといえる．また，高齢者の場合，本人はもちろん，家族も本人の飲酒問題にあまり興味をもたない，または隠蔽してしまうという傾向が指摘されている．

2．高齢アルコール依存症者の類型

高齢のアルコール依存症は発症年齢でサブグループに分けられることが従来から提唱されてきた．すなわち，①高齢になった若年発症のアルコール依存症，②若年発症であるが高齢になって顕在化したもの，③高齢発症の三つに分類するものである．高齢のアルコール依存症者における高齢発症者の割合について今までに報告されたものをまとめると，表2のようになるが[10]，高齢発症の割合は11％から71％と調査によって大きく異なる．その理由として，表からもわかるように，①高齢発症とする年齢について統一した見解がない，②どのような症状をもって発症とするかも調査によってまちまちという点があげられる．しかし，American Medical Associationによるとおおむね1/3が高齢発症，2/3が若年発症とされる[11]．

3．高齢アルコール依存症者の類型別特徴

若年発症と高齢発症の相違点についてまとめると表3のようになる[4,10]．女性の割合は高齢発症で高い．アルコール問題のない者と比較した場合の若年発症の特徴として，社会経済的には低いことが多く，教育期間が短く，未成年の頃からの大量飲酒者が多く，単身または離婚が多いという[4]．一方，高齢発症では，高い水準の教育を受けており，

表3　高齢発症と若年発症の相違点

相違点	若年発症	高齢発症
臨床的事項		
発症要因	家族歴を有する者が多く，遺伝因子の関与がより大きい	転勤・退職，罹病，配偶者や友人との死別，社会的孤立などの環境因子や老化によるアルコール耐性の低下などの生物学的要因が関与
性差	女性の割合が少ない（男性の1/4）	女性の割合が多い（男性の1/3）
飲酒量・頻度	多い	少ない
身体合併症	振戦せん妄，糖尿病，肝硬変の合併率が高い	低い
飲酒促進因子	──	死別，退職，社会的孤立などのライフイベントが契機
性格因子	不安，抑うつ傾向が強く，ストレスや問題に対して逃避的対処行動をとりやすい	心理的に安定
その他	対人関係問題，犯罪歴，経済問題が多い	──
治療反応性		
プログラム達成率	低い	高い
1年断酒予後	23.7%	40.5%
その他	──	飲酒量が少ない，アルコール問題数が少ない，周囲の人達からの支援が多い者で予後良好

年収も多く，家族や社会からのサポートが受けられやすいという特徴があり，退職，罹病，配偶者や友人の死，社会的孤立，身体機能の加齢による衰えやうつ病などのライフイベントを発症の契機とされることが多い[4]．一方，若年発症と高齢発症を比較すると，社会経済的な面での違いはみられないとする報告もある[10]．

ある前向き研究では，非飲酒または少量飲酒者と比較して高齢のアルコール依存の発症リスクファクターとしては，生涯飲酒量の多いこと，慢性的ストレス，社会的孤立，回避的対処行動があげられている[12]．このように若年発症では，アルコールに関連した問題がより重篤であるとする報告が多い一方で，高齢発症では死別や退職といった要因が発症を促進することが多く，高齢発症者はよりストレスの高い生活をしていることが示されている．心理テストの結果では高齢発症者でより心理的に安定しているとする報告があり，逆に若年発症者では不安傾向がより高いとする報告がある．社会的な面で若年発症の方がよりさまざまな問題（法的問題，雇用，経済的問題など）を抱えているということは各調査に共通した結果のようである．成因については，若年発症で家族歴を有する率が高いとされており，高齢発症のアルコール依存よりも強い遺伝因子の関与が示唆されている．予後については，高齢発症者でプログラム達成率が高いという報告や若年者と比べて1年断酒率が高いとする報告があり，高齢発症で予後が良いとする結果が多い．

4．高齢アルコール依存症における男女の違い

高齢アルコール依存症における男女の違いについては，研究も少なく，これからのテーマである．しかし，今までに指摘されている事柄としては，①男性の方が飲酒量が多い，②女性の方がうつ病が多く，精神作用のある薬物をより多く使用している，③身体合併症に男女で違いがみられるといった点である．身体合併症の違いとしては，女性に多いものに，出血性脳卒中〔相対危険度（RR）7.98，男性は2.38〕，冠動脈疾患（RR 1.12，男性は1.00），糖尿病（RR 1.13，男性は0.73）があげられている[4]．一方，男性に多い合併症としては，高血圧（RR 4.10，女性は2.00），虚血性脳卒中（RR 1.65，女性は1.06）がある[4]．経過としては，女性の方が短期間で身体合併症を生じやすく，死亡率も高く，心臓・循環器疾患や肝疾患や自殺での死亡が多いとされる[4]．また，女性の方が脳萎縮をきたしやすく，記憶再生や精神運動検査で男性より成績が悪いという[4]．精神科合併症としても，女性は男性よりうつ病と飲酒の結びつきが強く，うつ病の合併はアルコール依存症の予後に

も影響して依存症予後も不良になる．また，うつ病の合併が多いだけでなく，友人や社会的サポートに依存しやすいとされる[4]．縦断研究の結果から飲酒している間も，治療期間中も，断酒開始初期も数年間断酒した後もうつ状態を続発しやすい傾向にあることも指摘されている．

5．高齢アルコール依存症者の治療プログラム

まず，高齢のアルコール依存症の場合は身体的合併症などの点から解毒については入院治療で行われることが勧められる．

解毒後の高齢のアルコール依存症者の治療プログラムについては，意見が分かれており，高齢者に特別な治療プログラムの必要性はないとする意見がある一方で，高齢者独自の生活状況や心理などを考慮して高齢者独自のプログラムの必要性・有効性を強調する意見もある．しかし，各総説に共通している意見として，高齢者の場合は若い世代で行われているような，まず本人のアルコール問題に直面化させる方法よりも高齢者の背景にある孤独や抑うつを重視してより個別的，支持的で，高齢者に起こる喪失やネガティブな感情に対処することをサポートし，支持的環境や社会的ネットワークを新たに形成させるような方法を重視するというやり方が優勢のようである．その点では高齢者を中心にした自助グループの形成が理想的である．当院には銀鈴会という当院の退院者を中心とした高齢者(特に年齢の規定はないが，60代後半から70代が中心)の自助グループが存在するが，年々参加者が増加して活動が活発になっている．

おわりに

高齢者におけるアルコール問題を総括し，高齢のアルコール依存症者の臨床特徴や治療プログラムについて紹介した．高齢者のアルコール問題はまだ社会の関心も低く，それは医療者においても同様である．だが，今後の高齢者数の増加を考慮すると公衆衛生的にも決して無視することのできない一群であることは明らかである．わが国における高齢アルコール依存症の研究は緒に就いたばかりであり，現在入手できるデータはほとんどが欧米での調査・研究であるが，文化も生活習慣も異なる欧米での調査をそのまま日本にあてはめることはできないのは当然である．このような問題に対する関心が高まり，今後の研究が進展することが期待される．

文献

1) Kerr WC, Fillmore KM, Bostrom A：Stability of alcohol consumption over time：Evidence from three longitudinal surveys from the United States. Journal of Studies on Alcohol 63：325-333, 2002

2) Thomas VS, Rockwood KJ：Alcohol abuse, cognitive impairment, and mortality among older people. JAGS 49：415-420, 2001

3) 金子善彦，奥平謙一，飯塚博史，他：高齢アルコール症者の外来初診状況—専門病院における資料から．日本医事新報 3779：23-29, 1996

4) Stevenson JS：Alcohol use, misuse, abuse, and dependence in later adulthood. Annu Rev Nurs Res 23：245-280, 2005

5) Kandel D, Chen K, Warner L, et al：Prevalence and demographic correlates of symptoms of last-year dependence on alcohol, nicotine, marijuana, and cocaine in the U. S. population. Drug Alcohol Depend 44：11-29, 1997

6) Barry KL, Blow FC, Walton MA, et al：Elder-specific brief alcohol intervention：3-month outcomes. Alcohol Clin Exp Res 22：32 A, 1998

7) Callahan CM, Tierney WM：Health services use and mortality among older primary care patients with alcoholism. J Am Geriatr Soc 43：1378-1383, 1995

8) Grant BF, Dawson DA, Stinson FS, et al：The 12-month prevalence and trends in DSM-IV alcohol abuse and dependence：United States, 1991-1992 and 2001-2002

9) 樋口 進，荒井啓行，加藤元一郎，他：平成7年 高齢者の飲酒および飲酒関連問題の実態把握に関する調査研究報告書．社団法人 アルコール健康医学協会，1995

10) Liberto JG, Oslin DW：Early versus late onset of alcoholism in the elderly. The International Journal of the Addictions 30：1799-1818, 1995

11) American Medical Association：Alcoholism in the elderly. JAMA 275：797-801, 1996

12) Brennan PL and Moos RH：Late-life problem drinking：Personal and environmental risk factors for 4-year functioning outcomes and treatment seeking. Journal of Substance Abuse 8：167-180, 1996

■ アルコール医療ケース・スタディ

女性のアルコール依存症

安藤　寛美*
あんどう　ひろみ

● 女性のアルコール依存症は，男性のアルコール依存症と比較して以下のような違いがある．
  1. 習慣飲酒はほとんどなく，あったとしても晩酌程度である．
  2. 社会的にも精神的にも身体的にも予後が男性と比較して悪い．
  3. 守られた環境でのミーティングが必要である．
  4. 男性よりも自助グループにつながりにくい．
  5. 家族の協力が得られにくい．

Key Words　社会的飲酒期間，女性ARP，女性の自助グループ

■ 症例と解説

症例62　平凡な主婦がストレスによりアルコール症を発症した一例

〈43歳，女性，主婦〉

【家族歴】神奈川県に出生，両親はともに健在．両親は，毎日飲酒するが飲酒問題はない．兄と妹がおり同様に飲酒はするが飲酒問題はない．

【既往歴】特記すべきことはなし．

【生活歴】短大卒業後，建設会社の事務職員として就職．22歳に現夫と交際し結婚退職した．結婚後に2児をもうけ，育児に専念していた．

【現病歴】酒歴—初飲は18歳．以後は機会飲酒．習慣飲酒は結婚後に夫と晩酌のみ．

結婚後は夫と子ども2人の4人で暮らしていたが，35歳時に義父の死亡に伴い義母と同居することを余儀なくされた．このため，夫の実家である大阪府に転居し義母と5人暮らしを始めた．夫が転居のため転職し，以前より収入が減少したためにパートを始めた．疲労を取ったりストレスの発散をしたりするために1人で自宅にいるとき，軽い気持ちでビールを飲んだところ気分が楽になり最初は食事を作りながらビールを350 ml飲酒していた．39歳時には朝起きると気分をすっきりさせるためにビールを飲むといった状態になった．義母との目立ったトラブルはなかったが，この頃から義母が嫁の様子がおかしいと夫に指摘するが，夫は気にならないと放置していた．41歳時には手指振戦がみられ始め，さらには1日中飲酒していることもあり家事もままならなくなった．42歳時には，嘔吐と下痢を繰り返すために内科を受診し1週間入院した．しかし，その後も飲酒はやめられず酒量はさらに増え1日量でビール2000 ml～3000 ml飲酒するようになっていた．このため，家族に付き添われ43歳時にアルコール症専門機関へ受診となった．

【症例解説】このケースは，中高年女性アルコール依存症の大半を占めるケースである．女性のアルコール依存症者は，多くの場合社会的飲酒期間を持たないため一気に問題飲酒化するのが特徴である．このため，「妻」や「母親」が家族に隠れて飲酒を始め，気が付いたときにはすでに家族が手をつけられない状態になっているのである．**症例62**は，これまで機会飲酒や習慣飲酒はあっても，結婚後の夫の晩酌のみでほとんど習慣飲酒はない典型的なケースである．この他の症例では，まったく機会飲酒も習慣飲酒も持たない女性であったが，重症なアルコール依存症に至ったケースもあった[1]．『お酒を飲むのが好き』だったためにアルコール依存症になったわけではない．では，なぜアルコール依存症になったのであろうか？　それは『ストレス』である．もちろん，単純にストレスがあったためにアルコール依存症になったわけではないが，この『ストレス』が，本来飲まなくてもよい

*よしの病院　精神科

表1　波田らによる女性アルコール依存症のタイプ分類

① 葛藤型
　現代女性一般にみられる飲酒行動をとっていた者が，日常生活のなかに常在する強い不満や葛藤があり，自己不全感や心理的葛藤が無意識下に抑圧され，次第に飲酒へと逃避していくタイプ
② 破綻型
　発症まであまり酒を飲まなかったが，急激にあるいは重なってライフ・クライシス（生活危機）が起きたりライフ・サイクルに転機が生じたりしたことによって慣れない飲酒に逃避していくタイプ
③ 多因子合併型
　それなしにはアルコール乱用の発生が説明できないような精神疾患（感情障害，不安神経症など）を合併するタイプ．安定剤代わりに飲酒する
④ アウトサイダー型
　前近代的な女性差別や貧困といった歪んだ生活を強いられたために発症するタイプ．若年から水商売に入り，長年の酒歴の後に問題飲酒に進行する
⑤ 単純依存型
　比較的早くから飲酒に親しみ社会的飲酒期間を持ち，長期間それを続けているうちに次第に問題飲酒に進行していくタイプ．男性のアルコール依存症に近い

（比嘉千賀：女性のアルコール依存症―治療上の問題点―アルコール症の精神療法（新福尚武，編）．金剛出版，東京，105-130，1984 より引用）

酒を飲ませ始めるきっかけを作ったわけである．以上のような経過をたどるケースを破綻型（表1）と呼ぶ[2]．

　症例62の治療方針は，通院で離脱症状が乗り切れる場合には外来通院でも可能だが，身体合併症が強い場合には入院し，まずは身体合併症の治療を行う．外来通院の場合，集団精神療法として久里浜病院（現，独立行政法人国立病院機構久里浜アルコール症センター）では外来治療プログラムを行う．外来治療プログラムは8回1クールのビデオ学習と医師・ケースワーカーの講義に参加する．講義終了後質疑応答と患者間でミーティングを行う．このプログラムは依存症者のみでなく家族も参加可能である．しかし，外来通院のため積極的な介入を行うことができないのが欠点であるため，可能な限り軽症から中等症のアルコール依存症者に限られる．中等症から重症のアルコール依存症者の場合には，身体合併症の問題もあり入院治療が必要不可欠である．

　入院治療の場合には，上記で示したようにまずは身体合併症の治療と同時に離脱症状を緩和し離脱期を乗り切れるように援助し治療を開始する．その後は久里浜病院では独自に作成した女性アルコール依存症者プログラム（以下，女性ARP）に参加する．女性ARPは，男性の参加するプログラムよりは時間的に緩やかに組まれており，午前・午後に一つずつとし，女性患者間でのミーティングや医師による講義，作業療法などを行っている．なかでもケースワーカーによるインテークと主治医による個人精神療法には重きを置いている．この二つのプログラムにより依存症者の問題点を浮き彫りにし，積極的な介入を可能にしている．上記のような破綻型は，離脱期を過ぎて精神症状が落ち着いてくると罪悪感にさいなまれ，家族に対し「申し訳ない」という意識から，外泊時には必要以上に家事をこなして帰棟する．家族もそんな姿を見て「治った」と錯覚する．これは，治ったのではなく単なる過剰適応であり，いずれは破綻し再飲酒の誘引となる．結果として破綻型の女性患者は断酒後過度に張り切って家事をこなし頑張り続けるが，多くの場合3ヵ月から1年以内には再飲酒してしまうことが多い．

　入院患者の場合には，インテークと個人精神療法のなかで問題点を確認し共有し，患者と主治医のみの面接だけでなく患者・家族・主治医（時にケースワーカーも同席）で面接し，家族も巻き込んで治療を行う．家族が「妻」であった場合，巻き込む家族は「夫」である．しかし，仕事の多忙を理由になかなか面接に応じる夫は少ない．しかし，面接に応じた家族に対しては，妻である患者の断酒後の特徴として家族のなかで孤立しやすいことを説明し，可能な限り女性の自助グループに参加するために時間や経済的に協力してもらえるように依頼し，患者自身へは，依存症から回復し癒す努力を忘れず心がけるように促している．久里浜病院では入院中のプログラムのなかに必ず女

性AAに（歩行に問題のない患者についてのみ）参加することを義務化している．このようにして退院後にも異和感や抵抗なく，自助グループに参加しやすい環境を整えている．しかしながら，自助グループに参加するのには根強い抵抗があり退院後の女性患者で自助グループに参加しているのは1〜2割程度である．このため自助グループに参加しないような場合には，外来通院での援助しかできないため，可能な限り来院時（診察後）に入院患者と一緒に女性ミーティングに参加するように促し，できるだけ患者が孤立しないで断酒継続可能な環境を維持するよう努めている．

■ 症例と解説

症例63　大酒家の社会人女性から発症した一例

〈38歳，女性，会社員〉

【家族歴】熊本県にて出生，両親はともに健在．父親は，若い頃から大酒家であったが，飲酒問題はない．兄も大酒家であるが問題飲酒はない．

【既往歴】会社の検診で最近の2, 3年は肝機能障害を指摘されているが，治療歴はない．

【生活歴】大学入学時に上京し，大学卒業後大手銀行に総合職として就職．その後は結婚することなく，東京都内にマンションを購入し単身生活を続けていた．

【現病歴】酒歴─初飲は18歳．もともと大酒傾向があり，学生時代は友人と飲酒すると必ず深酒になり翌日講義を欠席することもしばしばだった．就職後は時折同僚と飲酒することはあったが毎日帰宅するとビールを500 ml飲むことが習慣になった．28歳頃からは忙しさから飲酒量が増えビール以外にも焼酎も飲酒するようになり，32歳時には，焼酎をロックで500 ml連日摂取するようになった．この頃から抑うつ気分や不眠，焦燥感が見られ始め仕事にも支障が出始めた．このため，近所のメンタルクリニックを受診したところ，抗うつ薬と抗不安薬，睡眠薬を処方された．2, 3ヵ月間内服を続けても症状が改善しないため，総合病院の精神科を受診した．そこで初めて飲酒問題を指摘され，38歳時にアルコール症専門機関への受診となった．

【症例解説】このケースは，以前の男性のアルコール依存症者に多かった「大酒家」から発展したタイプで単純依存型（表1）と呼ぶ．もともと大酒家であるため，自分の飲酒問題になかなか気付くことができない．また，このケースでは家族は大酒家一家のため飲酒に対する問題意識が薄く，もちろん患者本人も問題意識は薄い．このため周囲は「言ってもわからない人」と考え，「仕方ない」という位置づけのため，周囲も飲酒問題に関して問題意識がない．このようなケースでは，まず飲酒問題に気が付くような介入を行う．症例63ではなぜ不眠や抑うつ気分が出現したのかを確認する．精神科に受診すると抑うつ気分と不眠の症状から多くの場合「うつ病」と診断され薬物療法が開始される．しかし，いくら薬物療法を行っても改善しないため，かなり時間が経過してから飲酒状況を確認されて初めて飲酒問題が明白になる．ここまでの経過でほとんどの患者は「何らかの問題があるのでは？」という意識はあるものの完全な断酒はできていない．このため，完全な断酒状態で身体状態・精神状態を評価し治療を行うよう提案しなければならない．身体合併症については，多くの場合断酒すれば自然軽快するものが多いが，必要であれば薬物療法を行う．精神症状については飲酒に起因した不眠や抑うつ気分のため，完全に断酒した状態で薬物療法を行うことが重要である．飲酒している状態で薬物療法を行っても改善せず増悪し「眠れないから」といった理由から薬が効くまで処方された睡眠薬を大量に飲み，結果として大量服薬や新たに薬物依存を招くおそれがある．この他，抑うつ気分などの精神症状を伴うケースでは酩酊時に自殺企図により死亡することがあるため，抑うつ気分が増悪し飲酒も止められないようなときは断酒の意思がなくても積極的に入院治療を行ったほうが望ましい．症例63のようなケースは断酒のきっかけさえあれば，比較的断酒は困難ではない．しかし，大酒家の飲酒習慣は根強く簡単に抜けないものである．一度飲酒してしまうと，もともと大酒傾向があるため一気に問題飲酒化してしまう．可能な限り，飲酒に変わる習慣を一つでも多く身につけさせ「最初の一口」のきっかけを作らないように促していくことが重要である．

■ 症例と解説

症例 64 統合失調症加療中にアルコール症を発症した一例

〈40歳，女性，会社員〉

【家族歴】広島県にて出生，両親はともに健在．家族に飲酒問題のあるものはいない．母親は統合失調症のため，20歳代から治療歴があり現在入院治療中である．

【既往歴】統合失調症の診断で，18歳から精神科に通院し薬物療法中．

【生活歴】出生，発育ともに問題はなかったが，高校2年時に追跡妄想と幻聴を認め，近医受診し統合失調症の診断にて入院し薬物療法を開始した．退院後は通院を継続し病状は安定していた．28歳時現夫と結婚し30歳，35歳時に出産したが精神症状の悪化はなかった．37歳時に，夫の転勤とともに埼玉県に転居し生活を始めた．精神科への通院も中断なく続け内服も怠らず，子どもの幼稚園や小学校の送迎もできていた．しかし，新しい環境にはなかなか馴染めず徐々に閉じこもるようになっていった．

【現病歴】酒歴一初飲は28歳．機会飲酒のみで飲酒習慣はほとんどなかった．結婚後も夫が晩酌していても飲酒することはなかった．埼玉県への引越し後に新しい環境に馴染めず通院も滞り，内服も中断しがちになった．このため，幻覚や妄想が再燃し，たまたま台所に置いてあった夫の飲み残しの焼酎に手をつけたところ，幻覚や妄想が軽くなり家事や育児がうまくできることに気が付いた．当初は，焼酎を割って飲んでいたが徐々に飲酒量が増え39歳時には1日で焼酎1/2本飲酒するようになり，家族もおかしいと感じてはいたが家事も育児も何とかこなしていたので放置していた．しかし，40歳時には飲酒しても幻聴や妄想が改善せずさらに離脱症状でも苦しむようになり，一気に飲酒量は増え1日に1本飲んでも足りないくらいになっていた．この頃から，妄想や幻聴に左右され怒鳴ったり家を突然飛び出し警察に保護されたりするようなことが頻回になり，夫が通院先のクリニックへ相談したところ最近通院していなかったことを知り，主治医から飲酒問題の対処は困難と言われアルコール症専門機関があることを知り，紹介され受診することになった．

【症例解説】このケースは精神疾患合併症例である．精神疾患を合併する症例は少なくなく，すべての精神疾患と合併し得るが，今回の統合失調症合併症例を例にあげた．久里浜病院では若年（～30歳前半）の女性患者は摂食障害を合併する症例が多いが，本稿では中高年が中心のため比較的摂食障害の合併例は少ない（しかしながら過去に摂食障害の既往のあるものは少なくなく，当院での自験例では摂食障害合併症例の場合，問題飲酒中に摂食障害が再燃し，断酒時依存症が安定している状態の時には摂食障害はあっても軽減していることが多かった）．上記のように統合失調症の加療中に飲酒問題が出現し，統合失調症もアルコール依存症も両者が悪化している症例である．このように精神疾患合併症例において，完全に断酒できない状態で幻覚・妄想を改善するのは困難でむしろ増悪することが多い．さらに，飲酒中の抗精神病薬の内服もハイリスクで死に至る可能性もある．このため，外来治療は困難であり，多くの場合入院を要する．入院した場合，ARPに参加できるかを検討しなければならないが，精神疾患の改善しない状態でARPに参加しても効果は期待できず，他のARP参加者が気を遣い治療効果に影響が出ることがある．このため，まずは断酒をした状態で統合失調症の病状コントロールを行う．しかし，治療初期は統合失調症の症状に離脱症状が相乗効果となり，統合失調症のみの治療時より難治で薬物調整に時間をかけなければならない．離脱期を乗り越え，薬物療法が奏効し統合失調症が安定した後については二つの選択肢がある．入院を継続させARPにそのまま参加させる場合と一度退院させて経過を見る場合である．入院を継続していれば必然的に断酒期間も長くなり精神症状はかなり安定し断酒への動機付けもしやすくなる．しかし，動機付けが困難な症例の場合は，退院できないことに苦痛を感じ外泊時に飲酒してしまう可能性も高くなる．ARPに参加せず退院した場合には，外来治療プログラムに参加し動機付けをはかることが望ましい．

久里浜病院での経験では精神疾患合併例全般でいえることは，何らかの負荷（ストレス）が一時であっても強くかかると精神疾患も飲酒問題も悪化するということである．たとえ，治療の一環であっても断酒を積極的に勧めようとすればするほ

ど再飲酒につながりやすいともいえるのである．このため，完全断酒を勧めなければならない医師にとっては苦渋の選択をしなければならない．自験例では入院治療の場合，ARPに参加できるケースは参加させ，無理なケースはARPで使用した教材を用いて動機付けの勉強会を行ったり解毒のみで退院させたりなどケースバイケースで対応した．こういう意味では，精神疾患合併例については，個別にプログラムを組むという点で一番対応が難しいかもしれない．しかし，それがもっとも効果的でもあった．

■ 女性のアルコール依存症への対応

以上，3症例あげたが対応方法としては久里浜病院だからこそできるものであり，男女混合での治療ではこのような対応はできなかったと思われる内容を提示したかもしれない．久里浜病院は比較的少数の女性のみのプログラムを組めるからこそ柔軟に対応することができたのである．

以上のような対応は困難なためにどのように対応すればよいかと尋ねられたら，こう答える．

1．男女別のプログラムを組む

単純にいえば，女性は男性と一緒にプログラムに参加しない方がよい．すべてのプログラムに『男性患者と参加してはいけない』ということではない．女性のみのミーティングを設けることが重要である．これは，ミーティングを男女別に行うことで女性として自由な発言を保障し，その内容が他に漏れないよう保護することが大切である．安心して発言できる環境でなければミーティングをいくら行っても，本当の意味でのミーティングとはならず，治療効果は上がらず癒す場所にもなり得ない．

2．女性のみの自助グループに参加させる

これまで自助グループに参加させることに力を置いてきたが，なかなか定着しなかった．これは，患者からの言葉を借りると『男性患者がいると安心して話ができない』からだと言う．このため，やはり家や病院・医院以外にも安心できる環境が必要なことに他ならない．そこでまだまだ少ないが女性だけの自助グループへの参加が必要になってくる．もちろん患者によってあう・あわないがあるとは思うが，守られた環境という意味でも女性のみのミーティングへの参加は必須である．実際，自験例ではあるが長期断酒したケースは女性のみの自助グループ参加者の方が多かった．しかし，女性のみの自助グループは首都圏に多く存在し地方では少なくまだまだ自助グループに参加することすら難しい地域もある．その際は，病院や医院に積極的に女性のミーティングを設けて，将来女性のみの自助グループへの足がかりを作っていただきたい．

3．家族も巻き込んで治療を行う

患者本人のみで依存症治療は完結しない．結婚していれば親ではなく配偶者を，結婚していなければ親を同時に教育することが必要である．女性アルコール依存症者は多くの場合，家族のなかで発症し，『家族に気付かれない』あいだに進行する．前述の症例でも呈示したが，ある程度病状や家庭状態がひどくならないと家族も問題意識がなく，依存症治療に対して関心を持たない．このためいくら患者本人のみ治療しても依存症を発症した以前と変わりのない環境に戻り生活を始めれば依存症は直ぐにも再燃してしまう可能性が高い．これはもちろん男性にも共通する内容であるが，男性が患者の場合，協力者である妻は協力を惜しまないことが多いが，女性患者の場合，特に患者が妻であった場合には協力者である夫は"仕事"のため協力は乏しく治療は妻（患者）任せである．このような夫を治療に巻き込むのは難しいが，夜間家事をせず子どもを置いて自助グループに行くためには夫の協力なしにはできないことである．どんな形でも，例えば家事を放っておいてでも病院や自助グループに行く時間，交通費，家族（子ども）の面倒など，患者からはなかなか言い出せない一言を医療者が患者に代わって代弁し，家族からの治療協力を何とか取り付けていくことが必須である．

4．個別対応を行う

前述の家族を巻き込んで治療を行うということに付随する内容であるが，複雑な背景や問題を抱えた患者が女性アルコール依存症者には多い．これは，家庭などの社会的背景によるものが原因となっていることが多い．ただ，「プログラムに参加する」ことや「断酒する」ことだけに主眼をおいていると，飲酒以外の問題点（場合によってはこちらの方が大きな問題であることもある）が浮き彫りにされず表面的な問題―飲酒問題―だけが解決される．しかし，根底にある問題が解決してい

なければ確実に再飲酒してしまう．

　以上のような負の連鎖を断ち切るためには，インテークを充実させ社会的・心理的背景を把握し全体的な問題解決をはかることが女性アルコール依存症者には必要不可欠なのである．このような対応をすべてのケースに行うのは困難だが，飲酒以外の問題解決に対して可能な限り個別対応することが重要である．

　今回，波田の分類[2]を引用したが，近年この分類にあてはまらないケースも多々みられるようになってきている．われわれを取り巻く生活環境がこの10～20年で大きく変化しているためかもしれない．しかし，女性のアルコール依存症をどのように分類したとしても基本的な治療方針は大きく変わらない．複雑な背景があればケースバイケースで対応するしかない．

　アルコール依存症の治療は，患者のみの治療だけでは決して改善しない．家族のなかから生まれてくるものだからである．家族の治療参加なしに患者の回復はない．

文　献

1）栗田寛美：女性のアルコール問題．アルコール医療入門（白倉克之，丸山克也，編）．新興医学出版社，東京，79-85，2001

2）比嘉千賀：女性のアルコール依存症―治療上の問題点―アルコール症の精神療法（新福尚武，編）．金剛出版，東京，105-130，1984

■ アルコール医療ケース・スタディ

胎児性アルコール症候群(Fetal Alcohol Syndrome：FAS)

新美 洋一*

- アルコール依存症の妊産婦から先天異常児（胎児性アルコール症候群）が出生することを1973年に米国のJonesやSmithらが発表した[1]．わが国では1978年に第一例を高島らが報告した[2]．
- わが国では30年程前は，一般に，この児の出生頻度は1000件の分娩について1人ほどであったと思われる．現今では，田中の研究[3]に基づいて考えると，その1/10以下になっているであろう．
- 胎児性アルコール症候群（FAS）とその不全型の胎児性アルコール効果（Fetal Alcohol Effects：FAE）は，アルコール（エタノール）の直接作用が主な原因と考えられている．表1の診断基準によって診断する[4]．
- 症状が表面に現われていない潜在群の存在が問題である（図1）．また，母児のプライバシーを守るために，診療や研究発表の際には十分な注意が必要になる．
- 妊婦には適正飲酒概念（low risk and responsible drinking）はあてはまらない．妊婦は飲酒してはならない．

Key Words　アルコール，胎児性アルコール症候群，先天異常，胎芽病，胎児病

■ 症例呈示

症例 65　飲酒妊婦の子宮内胎児死亡

〈妊娠6週5日．25歳初妊婦〉

1993年11月，無月経と不正出血にて婦人科に来院．尿妊娠反応プラス．子宮は前傾前屈で，やや大きく軟．両付属器正常．超音波断層法による画像診断で胎嚢中に胎児はなく，子宮内胎児死亡の診断にて子宮内容清掃術を行った．妊婦は，毎日清酒2合（360 ml）以上を飲む習慣飲酒者であった．

表1　FAS診断基準

1. 出生前および/または出生後の発育不全（体重・身長・頭囲のうち一つ以上が10パーセンタイル未満）
2. 中枢神経系の障害（神経学的異常の徴候・発達遅延・知能障害のうち一つ）
3. 特徴的な顔面の異常（小頭症・小眼球症および/または短眼裂・人中の発育不全および薄い上口唇および平低化した上顎のうち少なくとも二つ）

上の1，2，3，のうち三つがそろったときはFAS，そろわないときは不全型であるFAE（fetal alcohol effect）の疑いあり．
(Rosett L：文献[2]より)

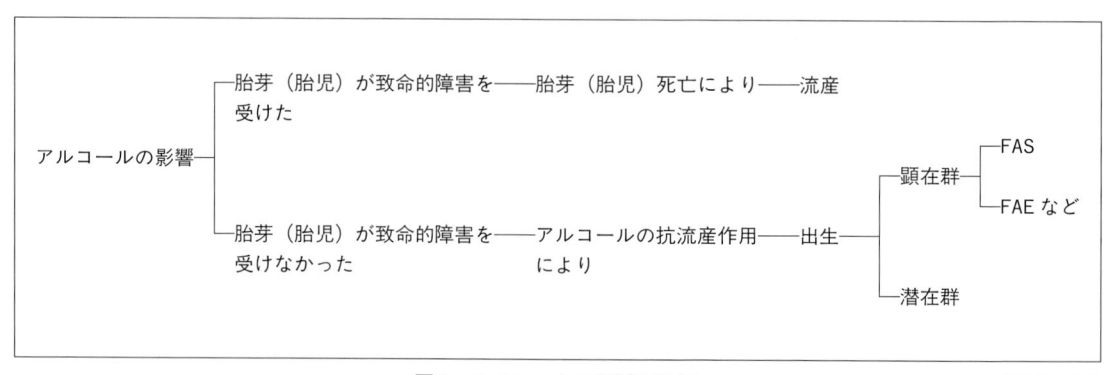

図1　アルコールの影響と胎児　　　　　　　（新美原図）

* 独立行政法人国立病院機構久里浜アルコール症センター　婦人科

症例 66　FAS（胎児性アルコール症候群）の疑いのみられた一例

〈妊娠39週1日．38歳3妊3産・経産婦〉

　1990年1月，公立病院産婦人科で，微弱陣痛のため吸引分娩にて女児を分娩．アプガー（Apgar）採点法で8点．妊娠経過は，妊娠7週切迫流産で10日間の安静を必要とした以外は順調であったが，子宮底長は標準よりもやや小さく経過した．出生時の体重・身長はともに標準よりも小さく体重2430g・身長45cmであり，発育の遅延が考えられた．顔面にやや短い眼瞼裂と人中の低形成が認められた．新生児反射に異常はなかった．生後特に異常はみられず，1週間後に母児ともに退院した．この妊産婦は妊娠中も飲酒を続け，毎日清酒にして2合以上を飲んでいた．

症例 67　FAE（胎児性アルコール効果）の疑いのみられた一例

〈成育後〉

　1996年5月に64歳の女性から次のような相談を受けた．「私は3人姉妹で，2番目に生まれました．姉も妹も学校の成績は良く，背は高くて美しい顔立ちでした．それぞれ結婚し子どもも孫もいて，幸せな家庭を営んでいます．一方，私は姉や妹に比べて背も低く，お勉強は嫌いで頭も悪く，結婚せずに今に至りました．顔つきは私だけが姉とも妹ともまるで違って，姉妹に似ていません．私は鼻が低く，目が小さくて目と目との間は離れています．胎児性アルコール症候群のことを私はテレビでみたとき，ああこれだとわかりました．私の母は私を身ごもっていた28歳のときに，悪阻

表2　胎児性アルコール症候群スクリーニングテスト（FAST）

項目		点数	0	1	2
妊娠12週まで	A	酩酊時間合計	なし	1時間以内	1時間以上
	B	飲酒頻度	なし	週に3〜4回まで	週に5〜6回以上
	C	飲酒量	なし	1回約3合まで	1回約4合以上
妊娠13週から分娩まで	D	飲酒頻度	なし	週に3〜4回まで	週に5〜6回以上
	E	飲酒量	なし	1回約3合まで	1回約4合以上

合計点数　□

FAST判定方法

総合点	判　定
8〜10点	FAS顕在型，異常（FAS危険群）
6〜7点	FAS顕在型と潜在型の境界，多少の異常（FAS境界群）
1〜5点	潜在する何らかの障害，みかけ上は正常（FAS潜在群）
0点	まったく正常（正常群）

註：(1) なるべく得点を多くするように点をつける（点を辛くつける）．たとえば，1回飲酒量が3.5合以上4合未満の場合は2点とする．
(2) Aは，ほろ酔いも含む．
(3) B, C, D, Eはそれぞれの期間中の，おしなべての平均．
(4) 危険群のFAS発現率は40％．
(5) 日本酒1合（180ml）は，おおよそビールなら大瓶1本，ウイスキーならダブル1杯（60ml），焼酎ならば2/3合，ワインならばグラス2杯（1グラス120ml）のアルコール量と同等．

（新美：文献[6]より）

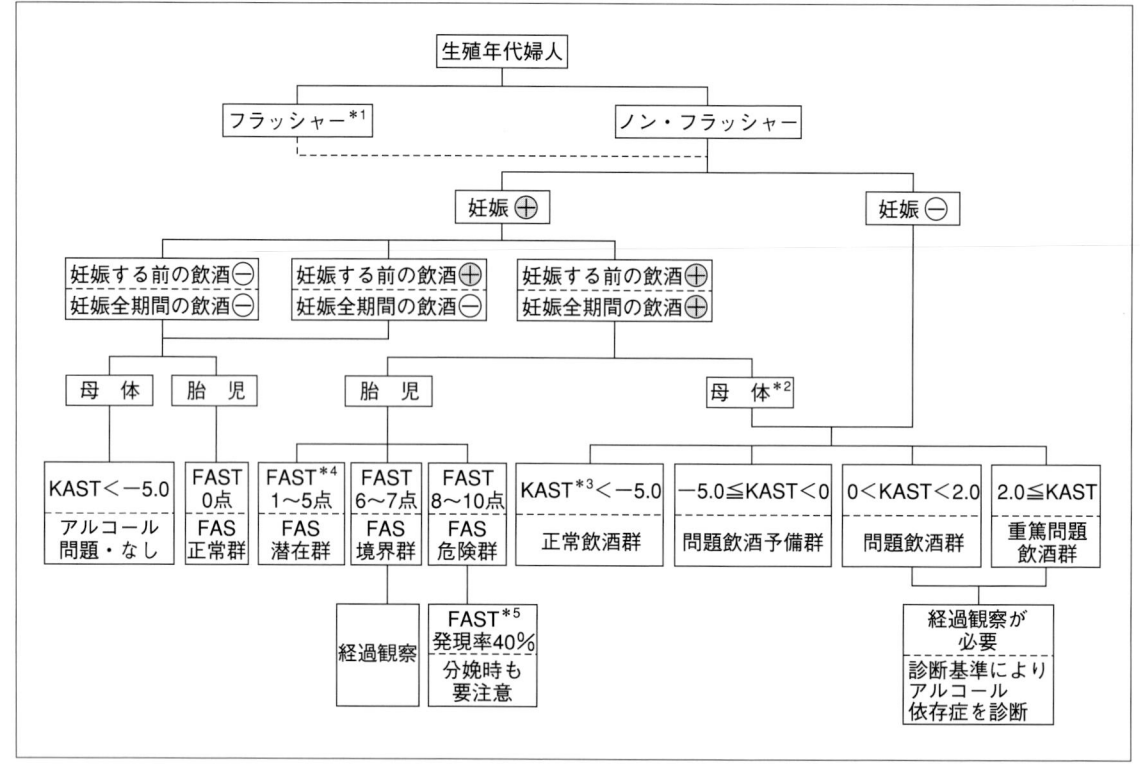

```
                         生殖年代婦人
                    ┌────────┴────────┐
                フラッシャー*1        ノン・フラッシャー
                    ┊            ┌────────┴────────┐
                    ┊          妊娠⊕              妊娠⊖
                    ┊      ┌─────┼─────┐            │
              妊娠する前の飲酒⊖  妊娠する前の飲酒⊕  妊娠する前の飲酒⊕
              妊娠全期間の飲酒⊖  妊娠全期間の飲酒⊖  妊娠全期間の飲酒⊕
                    │          │          │
                  ┌─┴─┐       胎児    ┌───母体*2───┐
                 母体 胎児
```

図2　妊婦のアルコール問題スクリーニングチャート　　　　　　　　　　　　（新美：文献8)より）

*1：飲酒後，顔面が紅潮する者．問題は少ないがKAST・FASTが望ましい．
*2：妊婦の飲酒については以後中止させる．
*3：KAST9)
*4：表2；FAST
*5：表1；FAS診断基準

分類:
- KAST<－5.0 : アルコール問題・なし
- FAST 0点 : FAS 正常群
- FAST*4 1～5点 : FAS 潜在群
- FAST 6～7点 : FAS 境界群
- FAST 8～10点 : FAS 危険群（FAST*5 発現率40% 分娩時も要注意）
- KAST*3<－5.0 : 正常飲酒群
- －5.0≦KAST<0 : 問題飲酒予備群
- 0<KAST<2.0 : 問題飲酒群
- 2.0≦KAST : 重篤問題飲酒群

境界群→経過観察
問題飲酒群・重篤問題飲酒群→経過観察が必要，診断基準によりアルコール依存症を診断

表3　新婚女性向けパンフレット文

- お酒を飲む人は適正な飲酒をしましょう．
- 多量のお酒を長い期間飲み続けると，性生活に支障が出てきます．女性ホルモンの調子も悪くなってきます．他に，内臓の病気も出てきます．女性は男性よりもアルコール依存症になりやすいのです．
- 妊娠したらお酒は止めましょう．妊娠している人がお酒を少しでも飲むことは胎児によくありません．たくさん飲むと自然流産したり，顔つきや身体に何らかの異常のある子が生まれることがあります．また，胎児の育ちが遅れ，小さい子が生まれたり，生後の発育や精神発達が遅れることがあります．

（新美：文献11)より）

表4　妊産婦向けパンフレット文

- 健全な赤ちゃんを生むために，お酒は止めましょう．
- 妊娠前に飲酒していた人や今飲んでいる人も，お酒を止めて下さい．なぜなら，妊娠している人がお酒を少しでも飲むことは胎児によくない影響があります．たくさん飲むと自然流産したり，顔つきや身体に何らかの異常のある子が生まれることがあります．
- また，胎児の育ちが遅れ，小さい子が生まれたり，生後の発育や精神発達が遅れることがあります．
- 赤ちゃんを育てている人はお酒を飲むのは止めましょう．母乳のなかにもお酒が出てきます．

（新美：文献11)より）

表5 一般女性向けパンフレット文

- お酒を飲む人は適正な飲酒をしましょう．
- 多量のお酒を長い年月のあいだ飲み続けると夫婦生活に支障が出てきますし，女性ホルモンの調子が悪くなってきます．更年期が早くきたり，年齢よりもずっと老けた感じになって体が衰えます．ほかに内臓の病気も出てきます．女性は男性よりもアルコール依存症になりやすいのです．
- 妊娠したらお酒は止めましょう．
- 妊娠している人がお酒を少しでも飲むことは胎児によくない影響があります．たくさん飲むと自然流産したり，顔つきや身体に何らかの異常のある子が生まれることがあります．また，胎児の育ちが遅れ，小さい子が生まれたり生後の発育や精神発達が遅れることがあります．

(新美：文献[11]より)

がひどかったそうです．そのとき母は奇妙にお酒だけは喉を通ったので，妊娠の初め頃に毎日お酒を2～3合とビールを1～2本を，ふた月ほどの間飲んだと言っていました．アルコールの害が，胎児だった私に及んだに違いありません」と．この女性は正常な生活を営んでいて，機会飲酒はあるが習慣飲酒はしていないし，特に，異常な症状はなかった．顔面や身体つきは本人が言うほどの異常はないが，その傾向は認められた．

■ 解　説

　女性で飲酒習慣がある者は女性総数の8.1％であり，生殖年齢にある20～29歳では6.6％，30～39歳では11.9％とされる[5]．また現在，妊婦の飲酒者は一般に，1割を超えていると推測される．日常の生活で，月経と月経の中間時点以後は，ごく初期の妊娠の可能性があって胎児器官発生の重要な時期である．この期間は自分では妊娠に気が付かずにいることがあるが，ここでの飲酒はアルコール依存症でなくても，先天異常児である胎児性アルコール症候群の原因になり得る．普通，先天異常がアルコールの胎児毒性によるものなのか，他の原因によるものなのか，互いに重なり合っていてわからない．しかしアルコールの影響という見地からよくみるとき症例66や症例67のような，この異常の発生の原因がアルコールにあるのではないかと思われる症例にであうことがある．また，妊娠中の飲酒が原因で子宮内胎児死亡や流産したのではないかと考えられる症例65のような場合もある．児については，胎児性アルコール症候群スクリーニングテスト Fetal Alcohol Syndrome Screening test：FAST（表2）[6]によってスクリーニングもできよう．ただしこのFASTは，人工妊娠中絶をするためのものではなくて，あくまでも胎児や新生児の異常に備えるためのものである．

飲酒する妊婦が分娩時に産科手術を必要とするケースが多いので[7]，分娩に備えて器械などを準備しておく場合や出生後にもこのFASTを参考にすることができる．また，妊婦のアルコール問題スクリーニングチャート（図2）[8]は，FASTと久里浜式アルコール症スクリーニングテストKAST[9]を組み合わせたものであり，妊娠・分娩の際に用い得る．

　アルコールに被曝した胎児について，胎内治療の展望はあるが[10]，今日いまだ実現に至らない．事態は切迫して重大で現段階では予防がもっとも重要であり，そのために学校教育ならびに社会教育は大切である．妊娠中の飲酒に関しアルコールの胎児に及ぼす影響については，意識はあるが正しい知識に乏しい．公立病院産婦人科外来で妊婦に個別面接調査をした結果では，いわゆる啓蒙よりも啓発が必要であると考えられた．そこで取りあえず，予防の一方策として，配布用に3種類のパンフレットを試作した（表3，表4，表5）[11]．

　妊娠中に飲酒したことについて，妊婦から相談を受けることがある．その時次のようなお話しをすることにしている．すなわち，「お酒を飲むことは，胎児に悪い．これからはお止めになるように．では，あなたがすでにお酒を飲んだことが，どのくらいどのように胎児に影響したのかということですが，現在，それは医学では解っていません．これから今，例え話をしますから，お家に帰ったらこのことも参考にしてご主人とよく話し合って下さい．お腹の赤ちゃんは，授かりもの，ということを基にして…．今日，蕨には発癌性があることがわかっています．でもそれは非常に大量を食べた場合ですので，日常的には問題になりません．しかし，恐れて蕨をまったく食べない人もいます．私自身は蕨は好きですし，食べます．それは，それぞれの人の，ものの考え方です．自動車の排気

ガスと肺癌の関係にしても同じようなことで、排気ガスの少ない道をわざわざ選んで通る人もいます」と．妊婦の飲酒については，妊娠中の正確な情報を得ることが困難であることが多い．しかし，動物実験の多くの報告が示すところでは妊娠と飲酒が決して両立するものでないことは明らかである．胎児性アルコール症候群はアルコール依存症の妊婦からでは4割ほどの頻度で生まれるといわれているが，地域の生活状況によっては，一般の分娩における頻度もかなり変動すると考えられる．症状も，飲んだアルコールの量，期間，その時の妊娠週数，などによるので因果関係は不詳である．また奇形成立臨界期では，特にアルコールの胎児毒性が及ぶ時期・器官別の問題がある．アルコールに対する感受性は，器官全体としてあるいは一つの器官についても個体差がある．

症例66では，妊婦はアルコール依存症ではないが，アルコールの胎児に及ぼす影響と考えられる顔面異常などがみられ，密山らの症例[12]のようにFAEと思われた．妊娠8週までの胎児を胎芽（たいが）ともいう．わが国では1961年から発売中止になっている睡眠薬サリドマイドが胎児に及ぼす影響の場合は，この胎芽期のうちの一時期に（最後の月経開始日から34～50日目）妊婦が服用したときに先天異常児が生まれることが知られていて，サリドマイドがこの胎芽病の原因になる．ところがアルコールについては胎児毒性はサリドマイドとは異なり，妊娠のいかなる時期でも影響は胎児に及ぶ．胎芽期を含む妊娠初期では主に胎児器官の発生に関わり，妊娠中期以後では胎児発育に関係して胎児に毒性を及ぼす．胎児性アルコール症候群は，胎芽病でありかつ胎児病である．

アルコールは母体内に摂取されたあと，肝臓で主にアルコール脱水素酵素（Alcohol Dehydrogenase：ADH）によってアセトアルデヒドに酸化される．アセトアルデヒドの胎児に及ぼす影響はアルコールほどのものではないと考えられる．その後はアルデヒド脱水素酵素によってアセトアルデヒドは酸化されて酢酸になり，複雑な代謝経路を経て最終的には炭酸ガスと水に分解されて体外へ排泄される．アルコール脱水素酵素の活性は，卵巣から分泌される卵胞ホルモン（エストロゲンEstrogen）によって阻害される．エストロゲンの三分画，エストロンEstron：E_1・エストラジオールEstradiol：E_2・エストリオールEstriol：E_3，の量や割合は妊娠経過中に大きく変動しているのであるが，エストラジオールはエストリオールよりもアルコール脱水素酵素の活性阻害作用は大きい[13]．妊娠中は胎児の代謝老廃物を胎盤を通して母体が引き受けて分解・排泄する一方，胎児の生存や発育に必要な物質を胎盤を通して胎児に与えるために，母体の諸臓器の負担が大きくなっている．妊婦は生理的に，胎児の発育に伴う動的平衡状態にある．こうしたことから，妊婦はアルコールを代謝するには不利な状態にあるといえる．

一方，胎児側のアルコール代謝であるが，アルコール脱水素酵素はヒトの胎児肝臓に妊娠第3月半ばころから認められる．以後，直線的に活性は増大するがわずかであって，胎児はアルコールを代謝する能力をほとんど持たない[14]．しかも分子量の小さいアルコールは胎盤という柵を瞬時に通過して胎児に影響を及ぼす．この影響が大きいと，症例65のように胎児は致命的に障害を受けて子宮内胎児死亡が起こることがある．しかし，アルコールには抗流早産作用がある．アルコールにより影響を受けたが障害の少ない胎児は，同時にそのアルコールの作用により母体の子宮口の開大も少なくて，かえって流産や早産を免れ子宮内に保たれて出生することになる．一般に，女性の飲酒と流産・早産との関係では，飲酒群では非飲酒群に比して流産は少ないようである．流産・早産の注意信号ともいうべき子宮口や子宮頸管の開大も，やはり飲酒群では非飲酒群に比して少ないようである[15]．

また症例66のごとく，種類や程度は種々にしても障害があるように見える場合もある．しかし障害が軽度である場合には，アルコールが胎児に及ぼした影響とはわからないままに，出生後の成長とともに障害が代償機能などでさらに隠蔽されてくる症例67のようなケースもあり得る．胎児（胎芽）期に被った障害はFAS（FAE）児が成長するにつれて，外表，特に顔面や中枢神経系の異常が目立たなくなり，次第に社会に適応できるようになってくるといわれる[16]．こうして統計的には，FAS（FAE）は先天異常児の数字のなかに埋没していることになる．検査データが十分でない症例では，アルコールが先天異常の原因と特定できず，研究者の未報告のファイル中に埋もれていること

が考えられる．

　今，問題が大きいのは，障害は潜在しているが，自他覚症状がない症例の存在である．アルコールの胎児に及ぼす影響は次のように考えられる[8]．すなわち，「妊婦の飲酒では，アルコールによる致命的な障害を受けた胎芽（胎児）は自然淘汰的に流産する．しかし障害の程度が低くて致命的にまでは至らない胎芽（胎児）が，逆に，アルコールの抗流産作用によって子宮内にとどまり成長が継続するが，その間，妊婦が飲酒すれば胎児全体の発育は阻害される．こうして出生した児について，顕在する先天異常（胎児性アルコール症候群と，その不全型である胎児性アルコール効果など）を有する場合と，潜在的になんらかの障害を有するが，異常を見出し得ぬ者とに分けることができる」（表2）と．FAS（FAE）は目，耳，鼻，口，心臓，腎臓，性器，皮膚，脳などにもさまざまな異常を有することがあり，奇形成立臨界期の胎芽（胎児）にアルコールが直接的に作用することが胎児性アルコール症候群の主な原因と考えられる．胎児性アルコール症候群は突出的に存在するものではなく，いわば海に浮かぶ氷山の一角であり，その水面下には膨大な問題が隠されている．しかして，診療や研究において母児ともにプライバシーは特に守らるべきであることは，言を俟たない．

文　献

1) Jones K, Smith D, et al：Pattern of malformation in offspring of chronic alcoholic mothers. Lancet 1：1276, 1973

2) 高島敬忠，馬場一雄，他：わが国にみられた胎児性アルコール症候群の一家族例．アルコール研究 13：102, 1978

3) 田中晴美：日本における母親の飲酒による子供の異常の現状．日本医事新報 3714, 1995

4) Rosett L：A clinical perspective of the fetal alcohol syndrome. Alcoholism 4：119, 1980

5) 健康・栄養情報研究会，編：国民栄養の現状，平成11年国民栄養調査結果．第一出版，東京，109, 2002

6) 新美洋一，村松太郎，他：妊産婦問診による胎児および新生児のFASスクリーニングテスト（FAST）．アルコール医療研究 6：207, 1989

7) 新美洋一：アルコール嗜好婦人の分娩に関する統計的考察．産科と婦人科 42：9, 1975

8) 新美洋一：妊婦と飲酒．産婦人科治療 68：773, 1994

9) Saito S, Ikegami N：KAST（Kurihama Alcoholism Screening Test）and its Applications. Japan J. Stud. Alcohol 13：229, 1978

10) 新美洋一：胎児性アルコール症候群胎内治療―その試みの現状―．アルコール医療研究 7：45, 1990

11) 新美洋一，村松太郎，他：胎児性アルコール症候群の予防のための一方策．聖マリアンナ医学研究所研究業報 67：20, 1991

12) 密山高弘，石　明寛，他：大量に飲酒した妊婦により娩出されたFetal alcohol effects（FAE）児の1例．日本産科婦人科学会雑誌 44(suppl.)：468, 1992

13) 新美洋一：女性アルコール依存症の間脳下垂体レベルに於ける薬物治療に関する研究，財団法人千代田生命健康開発事業団・第39回社会厚生事業助成研究報告集．74, 1994

14) 新美洋一：アルコールの胎児に及ぼす影響．産婦人科の進歩 25：1, 1973

15) 新美洋一：アルコールと妊娠．毎日ライフ 9：1, 1978

16) Streissguth A, Asae J, et al：Fetal Alcohol Syndrome in Adolescents and Adults. JAMA 15：1961, 1991

■ アルコール医療ケース・スタディ

アダルト・チルドレン（AC）

岡﨑　直人[*]

- AC（アダルト・チルドレン）とは，子どものころに，親から受けた影響のために生きづらくなった人のことである．
- 親のアルコール問題など困難な状況を生き抜くために，AC はさまざまな役割を取るが，それは後年の生きづらさにつながっている．
- AC と関連して，イネイブリング（依存症者の問題を助長する「援助」行動．それをする人はイネイブラー）と共依存（人をコントロールしようとして自分の考えがなくなる状態）がある．
- アルコール依存症の家族相談を行う際（特に親についての相談）には，AC 問題への配慮が必要である．
- アルコール依存症者本人の回復支援を行う際にも，回復段階を踏まえた AC 問題への配慮が必要である．

Key Words　AC（ACOA, ACOD, アダルト・チルドレン），イネイブリング，共依存，家族インターベンション，12 ステップグループ，AA

■ AC（アダルト・チルドレン）とは

　AC とは Adult Children の頭文字をとって表した言葉である．アダルト・チルドレンのアダルトとは「成人した」という意味で，直訳では「成人した子ども」となる．日本では「AC」といわれることが多いが，本来の英語では Adult Children of Alcoholic（大人になった子どもたちが生まれ育った家庭にアルコール依存症の親がいる場合）の頭文字をとり ACOA，または Adult Children of Dysfunctional family（大人になった子どもたちが生まれ育った家庭が機能不全の場合）の頭文字から ACOD と表される．

　この AC（ここでは ACOA と ACOD 双方を含めて AC という言葉を使っていきたい）は決して「診断名」や「病名」ではない．アメリカの精神科診断マニュアルである DSM にも載っておらず，厳密に定義づけられた学術用語とはいえない．そもそもはカウンセラーやソーシャルワーカーなどアメリカの臨床家たちが，生育期にアルコール依存症の親や機能不全の家庭で過ごした子どもたちが，成人に達した後に生きづらさを抱えるという現象に注目して，草の根的に広がってきた言葉であるといわれている．診断名として一方的にカルテに書かれたり，保険診療の病名として使われたりするものではなく，クライエントが自らにラベリングする自己規定として使われる．

　生きづらさを感じたクライエントがこの生きづらさを自分の生まれた環境，特に親からの影響が強いということを洞察するなかで選び，命名するのが AC というラベルである．そのため，このアルコール精神疾患の 1 項目として AC を入れることには問題があるが，アルコール関連疾患を考えていく時には大事な点であるので，アルコール医療の現場で筆者が経験し，感じたことについて以下に書かせていただきたい．

■ 症例呈示

症例 68　家族介入前の娘の思いを大切に関わった AC の一例

〈昭和 27 年生まれ，A 子さん，女性〉

　高齢者のアルコール依存症が増加している．必然的に子世代の立場からの相談も増加している．最初の事例は，飲酒のため悲惨な生活を送る父親への A 子さんの思いを AC の問題と絡めて論じてみたい．この事例によって述べたいことは，子世代の立場からの親への治療導入を行う際には，援助者には AC 的な問題を視界に入れた関わりが求められるということである．

* さいたま市こころの健康センター（精神保健福祉センター）

【A子さんの生活歴】A子さんの父親のBさんは1920年代中頃（大正末期）に関西で生まれた．陸軍学校卒業後，陸軍に入り，終戦後まもなく結婚している．当時，運送会社で運転手をしていた．昭和27年生まれのA子さんは，この頃，男2人女3人兄弟の次女として生まれた．A子さんの子ども時代は兄弟も多くにぎやかで，父親のBさんも生活のために仕事に追われており，若い頃から酒好きではあったが飲酒問題は時折の夫婦の口論程度であったので，貧しいけれども平凡な生活であったと，最初の面接では述べている（後に，この幼い頃のイメージはかなり変わる）．

昭和38年A子さんが小学校5年生頃，一家は東京に引っ越して，Bさん夫婦は大きな倉庫の管理人の仕事をするようになった．A子さんは高校を卒業し，一般の会社でOLをした後，その会社で知り合った3歳年上の男性と24歳で結婚すると同時に家を離れ，2年後に1人娘が生まれている．

【問題に巻き込まれるA子さん】A子さんの生活が父親であるBさんの生活と飲酒問題に巻き込まれ始めたのは，Bさんが55歳の時に妻を肺炎で亡くしてからである．A子さんは30代に入り，子育てに時間がかからなくなっていた．Bさんはマンションに1人暮らしをするようになり，ビル清掃の仕事の会社を設立して10数人を雇う社長になった．仕事の性質上，人手の足りない時にはA子さんが急に呼び出されて，手伝うようになった．特にBさんの飲酒が激しくなって十分に仕事をできなくなってからは，A子さんはBさんの失敗の尻拭いに追われるようになった．仕事の段取りを社員に指示し，得意先に不始末を謝り，Bさんの夕食を作り，社員の給料の心配をして給料を出すといった具合である．

さらに，Bさんは68歳になった頃から，たびたび酔って転倒してけがをして救急車で運ばれるようになり，A子さんのところにこうした連絡がよく入るようになった．また，Bさんのマンションに A子さんが行ってみると尿失禁や下痢で便失禁をした跡が見られるようになった．A子さんは父親を何とか病院に行かせようとして，一度はアルコール外来のあるCクリニックに連れて行ったがBさんの拒絶が強く1回のみの受診で終わった．

Bさんは頑固で周囲の援助はおろか，他の子どもたちの援助もすべて拒否し，唯一A子さんの世話のみを受け入れていた．

こうした状態のなか，A子さんが父親であるBさんに治療を勧めるにはどうしたらよいかということの相談のために病院を訪れた．面接は約6ヵ月間に10回に及んだ．

【面接相談の開始】筆者はA子さんの苦労をねぎらうことから面接を始め，上記の経過についてお聞きしていった．最初に生活歴を丁寧に聞いていくことは家族相談を始める段階ではとても重要である．それは，ただ単に情報をとるために聞くということではなく，過去の出来事を一緒に整理し，何が起こっていたのかを共に考え，思いを共有し，現在起こっていることへの影響や将来への展望を探るといった意味がある．

【イネイブリングと共依存の気づき】その後の一連の面接はおおよそ下記のように進んでいった（ここではACと密接に関連したイネイブリング・イネイブラーと共依存という概念が出てくるが，整理すると表1のようになる）．

まず，A子さんにイネイブリングについての説明をした．そして，現在，行っているBさんを助けることがBさんの病気であるアルコール依存症を助長してしまうことにはならないかどうか一緒に検討していった．

A子さんが一番気がかりなことはBさんの尿失禁であった．Bさんは飲酒がひどくなると必ずといってよいほど尿失禁を，そして時には大便の失

表1　イネイブリング・イネイブラーと共依存

イネイブリング（enabling）　本来の英語の意味は，「可能にする人」「できるように援助する人」という意味で社会福祉の分野でも肯定的に使われていたが，アルコール依存症者の飲酒によって引き起こした問題を家族や周囲の人たちが「何とかして」しまい（後始末，尻拭いなどという），依存症者の問題への気づきを遅らせる言動を呼ぶようになった．この場合は「助長する」という訳がふさわしい．

イネイブラー（enabler）　イネイブリングする人をイネイブラー（助長者）と呼ぶ．

共依存（codependence）　人の行動をコントロールしようとすることにとらわれて過敏になり，自らの考えを失った状態で，元来は嗜癖問題を持つ家族に起こっている関係を言い表した言葉である．

禁もしてしまうのだった．1人暮らしなので後始末は自分でしているのだが，その跡が畳に残っているのを何度もA子さんは見ていた．Bさんの衰弱が激しい時には無理にでも病院に連れて行こうと思ったが，そのような身体になっていてもBさんの抵抗は強く，簡単には連れて行けなかった．汚れ物の始末はBさん自身でしていたが，その洗濯や下着を買ってきたり，畳を拭いたりすることはA子さんがたびたび行っていた．しかし，繰り返される失禁の後始末に疲れ果ててきたA子さんは飲酒が失禁の原因となっていて，その行動がイネイブリングになり，Bさんの飲酒問題を助長していると理解し，なるべく手を出さない決心をした．

この失禁の後始末は，得意先や従業員を巻き込んでいる仕事上の後始末より，ある意味でやりやすかったと後にA子さんは語っている．仕事のうえでの後始末は，他人が絡んでくることである．「父親の名誉を守りたいという気持ちが捨てきれない」とA子さんは思うのであった．仕事の後始末は，生活の基本である収入も絡んでくる．それも本人だけの生活ではなく雇っている従業員の生活まで脅かすのは心苦しいとA子さんは思うのだった．

父から手を離せない思い，それは「とらわれ」なのだろうかという問いかけから，面接はさらに共依存についての探索に入った．

共依存については，A子さんがBさんから「来なくてよい」と言われたことをめぐって展開された．「来なくてよい」と言われたのに「行かなくてはいけない」と思ってしまう「私」がA子さんのなかにいる．夫にそのことを話すと「来なくてよい」と言われているのだから「行かなくてよい」と割り切ったらよいと言われ，初めは「そんな薄情なことは父親にできない」と思ったが，面接のなかで「夫はBさんには汚染されていないが自分は汚染されているんだ」とA子さんは感じたという．

【ACについての掘り下げ】そして，面接はAC的な部分の掘り下げに進んでいった．A子さんは先ほどの「汚染」ということをキーワードに，いつ頃からその「汚染」が始まったのかを探るなかで，幼い頃に感じていたことが現在のBさんへのとらわれにつながっていると気づくようになった．

たとえば，保険会社に父親の診断書を出す時に

表2 ACのタイプ

責任を背負い込む人	第1子に多い．家庭の秩序と構造を維持し，家族とアルコール依存症の進行の両面を助ける．
順応者	どのような困難な状況でも適応して自分を出さず，家族に負担をかけない．時には引きこもることもある．
なだめ役	家族の気を静め，気分を和らげることに一生懸命となり，自分のことを考えない．
行動化する子ども	非行や暴力などで家族の緊張を自分に向け，アルコール問題から目をそらせる．外目につくので問題となる．

(Black 1981)

「アルコール性肝炎」というように病名に「アルコール」という文字が入っているだけで通常感じる恥ずかしい以上の強い感情，ほとんど恐怖と呼んでもよい感情を経験するとA子さんは語っている．また，今でも久里浜病院（現，独立行政法人国立病院機構久里浜アルコール症センター）の待合室で相談の予約時間を待っている時でも，酔った男性を見ると「何で，私がこんなところにいるんだろう」という怒りと情けなさが混ざり合った気持ちになるという．

そして思い返すと，こうした感情はかなり幼い時から実は存在し，父の飲酒に対して母が波風を立てずに，我慢をして自分を殺して生活していた姿と重なるという．兄弟たちはそれを当然と思いながら，母を助け，慰め合って生活をしていた．A子さんも若い頃は「世のなかは皆このような苦労があるのだ」と漠然と思っていたという．

A子さんは結婚後しばらくは自分の生活を作り上げるのに忙しかったが，母親の死後父親の問題に巻き込まれていったのである．クラウディア・ブラック[1]によるACの演じる役割のタイプ（表2）の「責任を背負い込む人」の役割を担っていたのである．これはアメリカ映画「電話で抱きしめて」においてメグ・ライアンの演じる娘と同じである．

「お父さんがかわいそうだ」「私が何とかしなければお父さんもお父さんの会社もだめになってしまう」「何で私ばっかりこんな役を引き受けてしまうのだろう」「もういいかげんにして！」といったようなA子さんの感情や反応は，小さい頃の経験

と結びついていたことがA子さんにわかったのであった．

A子さんの面接がそこまで至ったところでA子さんには父親のBさんへの治療を勧める準備ができた．相談の当初は，「何としてでも病院に入院させたい」「酒をやめさせたい」という気持ちが強かったA子さんであるが，面接を重ねていくなかで，自分にできることはしてみよう，できないことは受け入れようという態度に変わっていった．Bさんは問題に巻き込まれしまった数年の間，失っていた自分を取り戻したように感じたという．

このA子さんの心境は，AAなどの12ステップグループで使われる「平安の祈り」の意味するものである．

　　神様　私にお与えください
　　自分に変えられないものを受け入れる
　　落ち着きを
　　変えられるものを変えていく勇気を
　　そして二つのものを見分ける賢さを

その後，BさんはA子さんら子どもたちの働きかけによって久里浜病院を受診した．この過程ではベルノン・ジョンソンによる家族インターベンション[2]を行い，効果があったのであるが詳細は省く．

Bさんはその後，紆余曲折があったが，現在高齢者の施設に入所してケアを受けている．

A子さんは穏やかな日々を送っている．

■ アルコール依存症のACに対する援助

| 症例 69 | アルコール依存症のACに対する援助を行った一例 |

〈××年10月，A雄さん，38歳，男性〉

次に報告するのは，筆者が数年前に関わったアルコール依存症になったACについてである．ここではアルコール問題の世代間伝播の典型的な例である二世代にわたるアルコール依存症者に対する入院中の面接を通して，彼らの抱える悩みや苦しみとその支援について考えてみたい．

【A雄さんの生活歴】××年10月，A雄さん（38歳，男性）はK県S市の福祉事務所生活保護担当ケースワーカーの同伴で，久里浜病院のアルコール外来に初診し，即日入院となった．入院当初から退院後はアルコールリハビリ施設への入所をする手はずになっていて，このことについて筆者との面接を行うなかで，A雄さんのACとしての課題が浮かび上がってきた．

A雄さんの父は，婿養子として5歳年上の妻と結婚したのだが，遊び人で俳優業，警察予備隊などの仕事もしたが，最終的には土木作業員となり，ろくに仕事もしなかったので養親から追い出され，アルコール依存症での入退院を繰り返し，当時はアルコール痴呆で精神科に長期入院している状態であった．

A雄さんは東京に生まれた．小学校入学前に父親が養家から追い出されたので，転々と引越しをした．A雄さんによれば物心ついてから中学生になる頃まで，久里浜病院の講義で聞いたアルコール依存症の家庭の問題はすべて経験しているという．母親と夜中に逃げ回ったり，泥酔して動けない父親を引き取りに行ったりした．また，学校から帰ると家事の手伝いをして母親を助け，夜は断酒会に母親と出席したりしたこともあった．

A雄さんの高校時代から父親の飲酒問題はひどくなり，アルコール専門病棟に入院するようになった．やがて一家は生活保護を受けたが，A雄さんは運動部に入りながら学業に励み，家計を助けるためにバイトもしていた．

優秀な成績で高校を卒業し，大学への進学も考えたが，早く家計を助けたいと地元の信用金庫に就職する道を選んだ．24歳の時に，父親が工務店を経営していた女性と結婚し婿養子となった．子どもも1人生まれた．しかし，義父が家族そろって夕食を取るなど決まりにうるさい人で，仕事の忙しいA雄さんと気まずくなり，28歳の時に離婚となった．離婚後，旧姓に戻った時に，仕事が得意先回りなどでいちいち説明するなどやりにくくなってしまい，子会社へ出向もさせられたので退職してしまった．また，ちょうどこの時期に長年問題がありながらも一緒にいた両親も離婚した．A雄さんの生活が一挙に破綻した時期である．

A雄さんが自分の父親の姿を見てきたことで，それまではほとんど手をつけなかったアルコールを急激に飲むようになったのはこの離婚と退職が重なった時期であった．居酒屋や警備員の仕事をするようになり，昼から酒を飲むようになった．ここ数年は，仕事も長く続かず，パチンコ店や新

表3 回復の段階と達成目標

回復段階	達成目標
1 移行期	アルコールや他の薬物をコントロールして使うことをあきらめる
2 安静期	アルコール・薬物によって引き起こされたダメージから回復する
3 早期回復期	内的変化(アルコール・薬物使用に関する思考パターン,感情,行動の変容)
4 中期回復期	外的変化(アルコール・薬物使用によってダメージを受けたライフスタイルを修復し,バランスのとれた生き方を作っていく)
5 後期回復期	成長過程で身につけた行動様式を超えて成長する(AC問題)
6 維持期	バランスのとれた生き方と成長発展

(Gorski 1982)

表4 依存症者はACの課題をいつ回復プログラムの中心に据えるか?

1	①依存の程度と,②実践している回復プログラムの種類を考慮する.
2	早急に出生家族の問題に取りかかると自分の依存症の問題から注意がそれてしまい,再飲酒につながる恐れがある(自己憐憫や否認を強化することになる).
3	①最初の1年間は依存症の問題からの回復を最優先課題とする. ②2年目には自分の「性格上の欠点」を増長している家族を基盤とした問題を扱う. ③飲まない生活を2年間続けた後に,快適なしらふの生活がなく,再飲酒危機にしばしば見舞われるなら,家族を基盤とした問題に直接取り組む必要がある.

(Gorski 1982)

聞店などの住み込みの仕事を見つけるが,飲酒して休んでしまい,クビになることを繰り返した.住み込みの場合,退職と同時に住居も失うので,野宿生活もした.ここ数年は内科の病院への入退院を繰り返して,生活保護を受けるようになった.そして福祉事務所のワーカーよりアルコール専門治療を勧められて久里浜病院へ入院した.

A雄さんとの面接は,施設入所がA雄さんの退院先として,入院当初から福祉事務所から提案されていたので,その整理と確認のためであったが,テーマはA雄さんの生活歴に深く根を張っているACの問題に及んだ.面接は2ヵ月間に計5回行われた.

最初の面接は全般的なインテークを行い,2回目の面接から,さらにA雄さんの過去の整理を前述の生活史のように行っていった.

【A雄さんの不安とACについての気づき】3回目以降の面接で,A雄さんは,「自分は何で父親と同じアルコール依存症になってしまったのか」という悔しさと「これからも再発を繰り返してさらに悪くなっていくのではないか」という不安という二つの大きな感情を抱えていることに気づいていった.A雄さんのこの感情が膨らむと「自分はアルコール依存症になるように運命づけられて生まれてきた.どんな治療やリハビリテーションをしても無駄なので,施設に入ってもしょうがない」という気持ちにまで陥ってしまうということであっ

た.

筆者がこの感情を傾聴によって十分受容していくプロセスのなかで,A雄さんは今までの自分が苛酷な環境での「頑張りと緊張」があり,それを今まで「緊張を抑える薬」としてアルコールを飲んでしのいでいたことが見えてきたと述べるようになった.本当は自分のなかには「苦しい.助けて欲しい」という声が存在したのであるが,それが聞けない状態だった.今回,アルコールを止めることによって,自分との対話ができるようになった.また,その自己対話を続けていくにも,他のアルコール依存症の仲間とのミーティングが大切であることも実感したとA雄さんは語った.

さらにA雄さんとの面接を続けるなかで,彼がアルコール依存症者の家族で身につけた,頑張り過ぎる過剰適応的な生活技術は,成人した後の複雑な社会の対人関係のなかでは十分に生かせず,物事がうまく運ばないと被害的にとらえ,落ち込みやすいという生きにくさを抱えていることについても洞察を持つことができた.しかし,この点については「入院している時に深めることよりも,もう少しアルコールから遠ざかった後がよい」と筆者がゴースキーの回復理論に基づいた説明をすると,A雄さんも納得する様子であった(表3,表4)[3]).

こうしてA雄さんは,まずは自分のアルコール問題に取り組むために施設入所が必要だというこ

とを心から受け入れて退院した．

　その後，A雄さんは施設のプログラムを無事終え，地域の自助グループで活躍しているという情報はあるが，自身のACの問題にどれほど取り組んでいるかは，残念ながらはっきりしない．しかし，彼は必要があれば，自身のACの問題に再度取り組むであろう．

文　献

1 ）Black C：It Will Never Happen To Me. MAC Publication, 1981（斎藤　学，監訳：私は親のようにならない．誠信書房，東京，1989）

2 ）Johnson V：Intervention. Harper & Row, 1989

3 ）Gorski T：Counseling for relapse prevention. Herald Pub House, 1982

■ アルコール医療ケース・スタディ

アルコール関連疾患の今後の見通し

丸山　勝也*
まるやま　かつや

- わが国におけるアルコール消費量は，戦後著明な増加を示し，最近ではやや横這い傾向にあるものの，明らかな減少を示している欧米先進諸国と比較し際立った対象をみせている．
- 平成15年度のアルコール消費量は純アルコール消費量として計算すると，日本人人口1人あたり年間平均6.5Lという多量である．飲酒者も男子84.2％，女子65.6％，全体73.2％となっており，女子特に若年女子の飲酒者の増加が目立つ．
- KASTによる重篤問題飲酒者は平成15年の調査研究では男性の7.1％，女性の1.2％，全体では3.9％の427万人であり，「ICD-10」による診断基準を用いた調査ではアルコールの有害な使用に相当する人の割合は，男子の4.6％，女子の0.4％，全体の2.4％である．一方，アルコール依存症者数は男子の1.9％，女子の0.1％，全体の0.9％と推計され，その数は80万人にも達する．
- 今後もわが国ではアルコール関連疾患患者の増加，特に女性，高齢者の増加が推測される．それに伴い医療費の無駄遣いが危惧される．
- 健康日本21では，生活習慣病対策としてアルコール施策をとりあげ，三つの目標を掲げているが，いずれもその目標を達成することが難しい現状である．
- アルコール関連疾患への対策として早期発見・早期介入が望まれる．

Key Words　アルコール依存症，アルコール関連疾患，健康日本21，大量飲酒者，多量飲酒者

はじめに

最近メタボリックシンドロームにかかわる生活習慣病が取りざたされている．生活習慣病とは食事，運動，休養，喫煙，飲酒などの生活習慣が，その病気の発症や進行に関与している疾患群であり，具体的には糖尿病，高脂血症，高血圧，肥満，骨粗鬆症，脳卒中，虚血性心疾患，骨折，がんなどがあげられる．これらの生活習慣病のなかで生活習慣としての飲酒が関与する疾患は虚血性心疾患を除くすべての疾患が含まれ，生活習慣病のなかでのアルコールの占める割合は大きい．大量の慢性飲酒はこれらの生活習慣病ばかりでなく，本書に取り上げられているありとあらゆる疾患を引き起こす原因となり，その意味でアルコール関連疾患の今後の見通しを知ることは重要である．

わが国における飲酒量は第二次世界大戦後，経済成長，国民所得の増加，生活様式の欧米化などにより毎年急激な増加を示してきたが，そこに折からの経済不況や構造改革とあいまって大きな変革期を迎えストレスフルな状況が増強している．そのため大量飲酒者も増加し，現在では種々の生活習慣病が生じている．そこで本稿ではわが国における飲酒状況，すなわちアルコール消費量，飲酒者数，大量飲酒者およびアルコール依存症者数など実態を示し，それにより起こる種々の問題点および今後の見通しについて述べることとする．

■ わが国におけるアルコール消費量

わが国のアルコール消費量は昭和20年代より，経済成長，国民所得の増加，生活様式の欧米化などにより毎年急激な増加を示してきた．昭和60年代以降も従来飲酒機会の少なかった女性などへの飲酒習慣の普及などに伴って増加傾向を示した．平成4年頃から全体として微増ないし横這いの傾向を示しているが，その増加率は昭和40年の消費量（純アルコールで36.5万kl）に比し平成11年では2.28倍（純アルコールで83.3万kl）と著明である（図1）[1]．また最近13年間（平成元年（1989年）から平成14年（2002年））の各国のア

---

* 独立行政法人国立病院機構久里浜アルコール症センター　内科

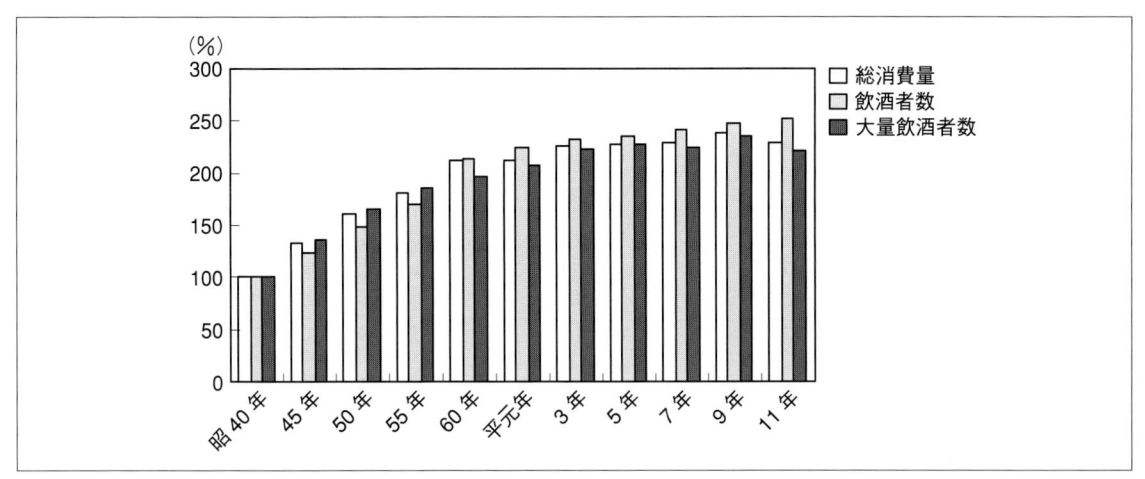

図1 わが国におけるアルコール消費量（アルコール分100％換算），飲酒者数，大量飲酒者数の推移（文献[1]より引用）

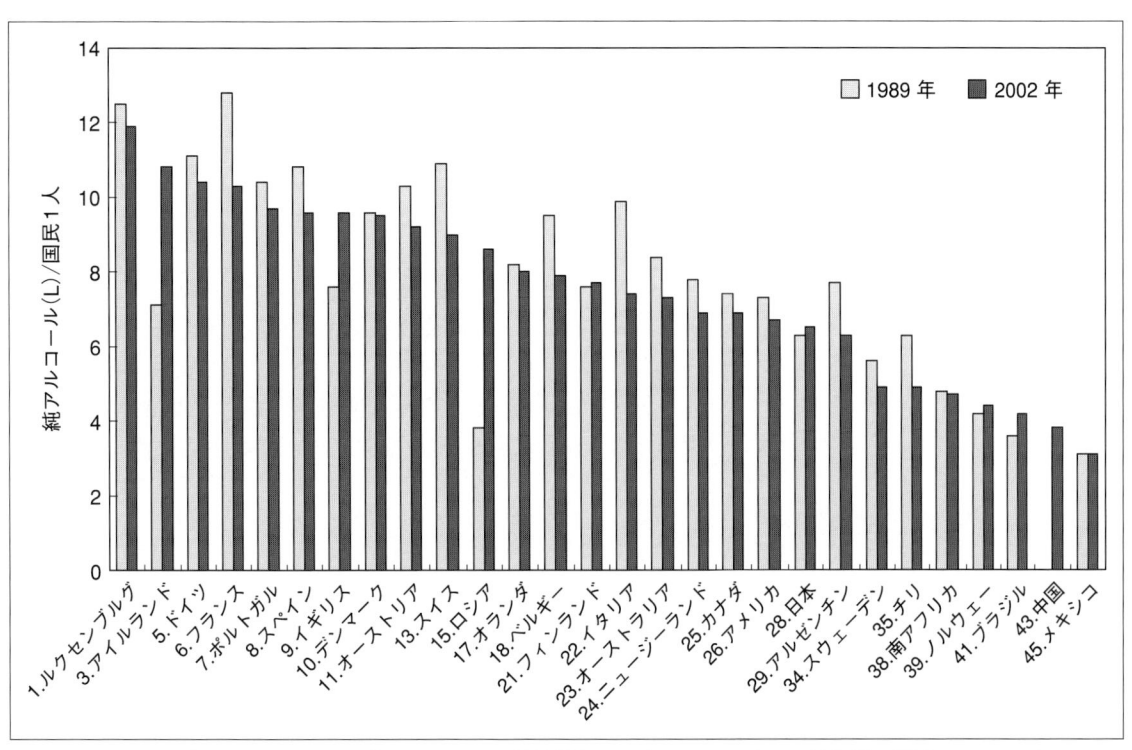

図2 主要国別人口1人あたり年間アルコール飲料消費数量（アルコール分100％換算）（単位：リットル）
（文献[2]より引用）

ルコール消費量の推移をみると，わが国は先進国のなかでいまだ消費量の減少が見られていない数少ない国の一つである（図2）[2]．また発泡酒など安価な酒類は急激に増加しているものもみられる．その結果，現在，わが国の年間アルコール消費量（各種酒類の消費量の合計）は約950万klにもなっており，これを純アルコール消費量として計算すると，日本人人口1人あたり年間平均6.5 l にもおよび，これは缶ビール（5％の濃度の350 ml）に換算すると約380缶となり，日本人の老若男女を問わず全員が毎日缶ビール1缶を飲んでいる量であり，酒に強い人種（白人，黒人）が大多数を占めるカナダ，アメリカのそれにほぼ匹敵するほどの莫大な量となっている（図2）．

表1 わが国における男女別の飲酒率

調査名	調査年	飲酒率 男性	飲酒率 女性	飲酒率 全体
酒類についての世論調査	1954年（昭和29年）	68.0%	13.0%	データなし
酒類に関する世論調査	1968年（昭和43年）	73.6%	19.2%	43.8%
酒類に関する世論調査	1988年（昭和63年）	78.3%	43.2%	59.7%
余暇開発センター調査	1976年（昭和51年）	84.5%	52.8%	67.9%
日米共同研究	1984年（昭和59年）	91.5%	61.0%	75.4%
全国成人代表標本飲酒行動調査	2001年（平成13年）	90.8%	76.7%	83.7%
成人の飲酒実態調査	2003年（平成15年）	84.2%	63.6%	73.2%

（文献[3]を改変）

■ 飲酒者数

1．飲酒率

飲酒率というのは「飲酒している」と回答した人の数を調査対象者数で割ったものである．また飲酒者数は飲酒率にその年の調査対象成人人口を乗じて推計されるものである．

表1に示すわが国における男女別の飲酒率については，さまざまな実態調査結果から拾い上げたもの[3]であるが，わが国の酒類に関する世論調査によると昭和29年（1954年）では男子68%，女子13%であったが，昭和43年（1968年）では男子73.6%，女子19.2%，全体43.8%となり，さらに昭和63年（1988年）では男子78.3%，女子43.2%，全体59.7%と，全体の飲酒者の増加とともに女子の飲酒者が著明に増加している．この調査結果をもとに，我が国の精神保健福祉（精神保健福祉ハンドブック）[1]では飲酒者数を推計しているが，昭和40年（1965年）では2663万人だったものが平成11年（1999年）ではなんと6693万人（昭和40年の2.5倍）と増加している（図1）．

実態調査法として飲酒者の定義を，「調査前1年間に飲酒を経験した者」とする方法をとると，前述の酒類に関する世論調査の結果よりも飲酒率の増加がみられる．すなわち昭和51年（1976年）の余暇開発センターの調査では男子84.5%，女子52.8%，全体67.9%となっている．同様の方法による昭和59年（1984年）の日米共同研究では男子91.5%，女子61%，全体75.4%と，男子・女子ともに飲酒率の上昇がみられている．これが平成13年（2001年）の調査研究[4]になると，男子90.8%，女子76.7%，全体83.7%と，男子はほぼ頭打ち状態となっているが，女子の飲酒率は相変わらず増加している．最新の調査である平成15年（2003年）の調査[5]では男子84.2%，女子63.6%，全体73.2%と，全体に飲酒率の減少がみられるが，それでも，これらの結果から飲酒者数を推計してみると，平成15年の飲酒者数は男性で4207万人，女性で3318万人，全体で7526万人となり，上記の平成11年酒類に関する世論調査による飲酒者数の6693万人よりかなり増加してきている．

2．性・年齢階級別飲酒者の割合

性・年齢階級別飲酒者の割合については，平成8年度の健康づくりに関する意識調査（財団法人健康・体力作り事業財団）では，男性の場合飲酒者の割合は中年層が80%前後と高く，若年や高齢者でやや低くなっている．女性ではこれに対し，若年層でもっとも高く55%で，年齢が上がるに従って低下する傾向がみられている．平成15年度の調査[5]でも同様の傾向であるが，男性が20代から50代にかけ90%と高くなっており，女性では20代・30代の若い女性の飲酒者が80%を占めるようになっているのが特徴である（図3）．図には示さないが，同様に平成13年の調査[4]でも20歳代女性の飲酒者の割合が多いところが目につく．

3．飲酒頻度による割合

飲酒頻度の調査では，平成8年度の健康づくりに関する意識調査（財団法人健康・体力作り事業財団）によると，毎日飲酒している人の割合は20.2%であったが，週に「4～6日」飲酒している人の割合（8.9%）を合わせると，常習飲酒者は30%にもなっていた．毎日飲酒者は平成13年の調査研究[4]でも調査が行われているが，その割合は男子41.3%，女子14.7%，全体28.9%となり，平

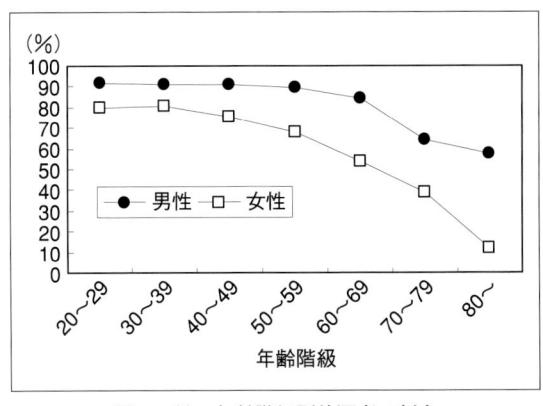

図3　性・年齢階級別飲酒者の割合
（文献5)より引用）

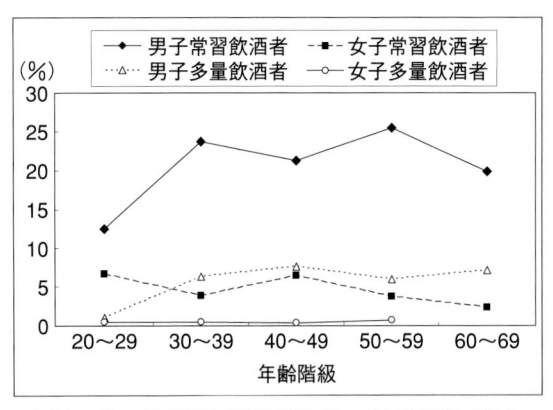

図4　性・年齢階級別常習飲酒者・多量飲酒者の割合
（文献4)より引用）

成8年度調査の20.2％に比較して増加がみられている．

平成13年の調査[4]では多量飲酒者，常習飲酒者，社会的飲酒者，機会的飲酒者，非飲酒者と分類して，性・年齢階級別飲酒の割合をみているが，それによると，常習飲酒者（普段，週1回以上4回程度の頻度で1回日本酒1合以上3合未満飲酒する者）は男子では30から50代で多く20代および60代で少ないが，女子では20代，40代が多くなっている（図4）．

4．未成年者の飲酒の割合

以上のようなわが国におけるアルコール事情のなかで，中高生の飲酒状況はどうかといえば，平成8年度の未成年者の飲酒行動に関する全国調査[6]では，飲酒が禁止されている中学生，高校生において，飲んだことがあるという割合が，中学生で56.8％，高校生で72.9％と全体の半数以上を占めている．特に問題なのは，週に1回以上という頻度で飲む割合が，中学生で5.2％，そして高校生ではその倍の10.1％（高校生男子では13.9％，女子では6.3％）という，かなりの高率を示していることである．また飲酒頻度だけでなく飲酒量をも含んだ尺度，つまり1回の飲酒量（杯数）と頻度を掛けた尺度，これをQF（quantity and frequency）スケールというが，この尺度で検討した結果，4から6点にあたる，いわゆる問題飲酒群は中学生では2.9％であったが，高校生の場合は13.7％と高率であったと報告している[6]．

■ 大量飲酒者およびアルコール依存症者数

1．大量飲酒者数

1日あたり純アルコールで150 ml（日本酒換算で約5合）以上を飲酒する人を大量飲酒者と呼ぶ．これはアルコール依存症の概念が各国の文化・社会的の背景に基づいて異なるため，WHOなどが各国の依存症者数の実態把握や把握を行う目的で規定したものである．一方，わが国の「健康日本21」[7]では1日平均3合以上飲酒するものを多量飲酒者と呼んでいる．我が国の精神保健福祉（精神保健福祉ハンドブック）[1]によると，わが国の大量飲酒者数は昭和40年で103万人であったものが平成11年度で227万人と推定され2.2倍の増加を示している（図1）．また平成13年の調査[5]では調査前の1年間における大量飲酒者の割合は成人（20～69歳）男子の1.4％，女子の0.3％にみられると報告している．また1日3合以上5合未満の多量飲酒者については男子が6.5％，女子が0.8％存在するとしている．さらに同調査では，「健康日本21」にあわせて普段の飲酒行動に関する数値をもって議論するためにQFスケールを用いて，データを再構築した．それによる多量飲酒者の頻度は男子で5.8％，女子で0.5％となり，健康日本21の基準値である男子4.1％，女子0.3％よりも高い頻度であった．そして性・年齢別にみると多量飲酒者は男子では30代から60代に多くみられ20代では少なかったが，女子では20代から50代にわたり頻度は低いが均等に分布していた（図4）．大量飲酒者の飲酒量についてはデータがないが，前述した日本人人口1人あたりの年間純アルコール

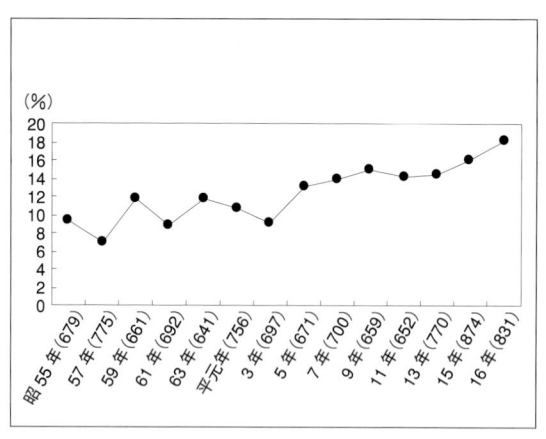

図5 久里浜アルコール症センターにおける女性初診患者の割合 （ ）内は初診総患者数

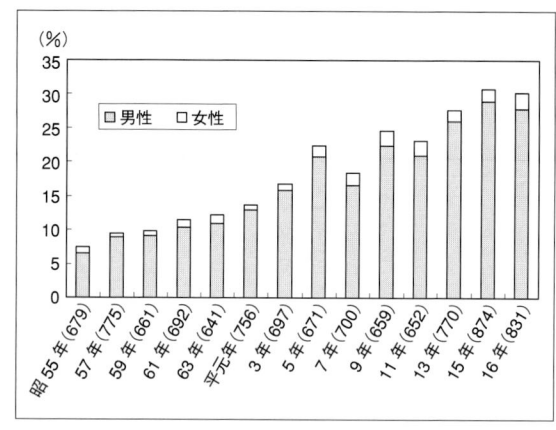

図6 久里浜アルコール症センターにおける60歳以上初診患者の割合 （ ）内は初診総患者数

消費量としての6.5 lは，アメリカ，カナダにおけるそれに匹敵する量であり，日本人は欧米人と異なり遺伝的に飲酒に不適な人（アルデヒド脱水素酵素2型酵素活性欠損者は飲酒により顔面紅潮・心悸亢進・頭痛・吐き気などのフラッシング反応のため飲酒が抑制される）の割合が約半数存在すること，また女性の飲酒者および飲酒量が少ないことを考慮すると，大量飲酒をしている男性は相当量の飲酒をしている可能性が示唆される．

2．アルコール依存症者数

飲酒量からのアルコール依存症者数の推定とは別に，現在のところ問題飲酒者数の推定に日本国内で比較的多く使われているものはKAST（久里浜式アルコール症スクリーニングテスト）である．この方法は河野，Saitoら[8]により開発された問題飲酒者をスクリーニングする方法であり，14項目の回答に対して点数が付与され，その点数の合計により問題飲酒者である確立の高い集団をスクリーニングするものである．この方法を用いた1984年の日米共同研究（18歳以上の一般人口1225人に対して行われた調査）報告では，日本における重篤問題飲酒者は336万人（95%信頼区間では240万人から436万人の範囲）と報告されているが，平成15年の調査研究[5]では男性の7.1%，女性の1.2%，全体では3.9%の427万人となりさらに増加している．

それではわが国で実際に精神科を受診しているアルコール依存症者の数はどの位かというと，厚生省「患者調査」によれば平成8年で約23800人，平成14年で19900人と上記の問題飲酒者の数に比し非常に少ない[1]．そこで臨床場面に登場するアルコール依存症およびアルコールの有害な使用の実態を明らかにする目的で，平成15年に「国際疾病分類；ICD-10」（表1）による診断基準を用いた調査[5]が行われた．それによるとアルコールの有害な使用に相当する人の割合は，厳格に評価しても，男子の4.6%，女子の0.4%，全体の2.4%（214万人）と多い．一方，アルコール依存症者の割合は男子の1.9%，女子の0.1%，全体の0.9%であり，その数を推定すると80万人にも達するとされている．

わが国におけるアルコール依存症の最近の傾向を知るために，わが国で唯一のアルコール依存症治療の基幹施設である独立行政法人国立病院機構久里浜アルコール症センター（旧国立療養所久里浜病院）における初診アルコール依存症者について調査した．その結果，図5に示すとおり女性のアルコール依存症者の増加が著明となっている．すなわち平成3年までは初診患者の約10%であったが，それ以降増加し最近では18%程度にまで増加している．もう一つの傾向として図6に示すごとく60歳以上の高齢者アルコール依存症初診患者の割合も著明に増加し，昭和55年（1980年）には約7%であったのが，次第にしかも確実に増加し，最近2ヵ年では30%以上にもなっている．

■ アルコール関連疾患の今後の見通し

前述したとおりわが国では飲酒量の増加，飲酒人口の増加，大量飲酒者の増加，そしてアルコー

ル依存症者の増加がみられる．このような状況下では大量飲酒によるさまざまなアルコール関連疾患が生ずることが容易に推測される．アルコール関連疾患は肝疾患，消化管疾患，膵疾患，循環器疾患，脳・神経疾患，骨・筋疾患，血液疾患，胎児性アルコール症候群などありとあらゆる疾患が含まれ，その患者数は多いものと考えられる．事実，わが国におけるアルコール性身体疾患患者数についての調査は昭和62年に行われたものしかないが，その調査によれば一般病院の入院患者を対象としてKASTによる調査を行った結果，大量飲酒が原因で病気をきたしていると推測されるケースは，男性の26.9％，女性の3.1％，合計で17.8％（約21万人）に存在するという（全国6ヵ所の一般病院に入院している1945人の患者を対象）[9]．なお，これを外来患者まで拡張して推計すると約119万人にもなると報告されている．

このようなアルコール性身体疾患患者のなかには多数のアルコール依存症患者やプレアルコホリックス（アルコール依存症の前段階）が存在するものと思われるが，治療者側にはその認識がないため単に身体疾患の治療のみを行い，一時的に飲めない身体をまた飲めるようにしてあげることとなり，その結果，再発，再燃を繰り返す悪循環が生じ，そのため莫大な医療費の無駄使いをしているのが現状と思われる．事実，昭和62年（1987年）の報告では，アルコール性身体疾患にかかる医療費は約1兆957億円で総医療費の約7％という大きな割合を占め，酒税（1987年では1兆1千億）による収入とほぼ同額になるとの推計がなされている[10]．現在では総医療費は30兆円を超えるとされており，もしアルコール性身体疾患にかかる医療費の割合が上記の7％のままであるとしたら，その額は2兆1千億円となり，平成14年度の酒税（1兆735億円）をはるかに凌駕する額となっている．したがってアルコール関連疾患に対する対策が行われない場合，さらに医療費の増大がみられるものと推測される．

また上述したようにわが国では近年，女性，特に若年女性の飲酒者の増加がみられ，その結果としてのアルコール依存症者の増加も著明である．女性はアルコールに対して感受性が高いために，肝疾患・膵疾患などの身体疾患，アルコール依存症，胎児性アルコール症候群などのアルコール関連問題を起こしやすいことを考慮すると，今後由々しき事態となることが考えられる．

この他，わが国では今後高齢者人口の増加が確実であり，その際，上記したごとくアルコール依存症やアルコール関連疾患患者の増加が推測され，老人の医療費の増加がみられることも容易に推測される．

さらに飲酒をしてはいけないはずの未成年層に飲酒者の増加と，それに伴う問題飲酒者の増加がみられるが，未成年で早期に飲酒を開始したものは短期間にアルコール依存症になりやすいというデータが示されており，今後わが国ではアルコール関連疾患患者の数が増加することが推測される．

おわりに

わが国は飲酒に対して寛容であり，また政策としても酒税が絡んでいるので強いアルコール対策が行われていないため，「健康日本21」に掲げられている目標が達せられていないのが現状である．そのためわが国ではこれからもアルコール関連問題が増えることはあっても減ることはない状況がしばらくは続くことが予想される．したがってそれに対する対策を講じる必要がある．「健康日本21」で掲げている三つの目標，

① 1日あたり平均60g（日本酒換算で約3合）以上の飲酒者を多量飲酒者と規定し，その2割以上の削減
② 未成年者の飲酒防止
③ アルコールと健康に関する適切な知識：成人男子では1日平均20g（日本酒換算で約1合）程度までが「節度ある適度な飲酒；low-risk drinking」である

を達成することはもちろんであるが，一般臨床医が二次予防としてのアルコール依存症者の早期発見・早期治療を行うことが重要であり，そのために診療場面において常にアルコール性身体疾患患者の存在に留意し，断酒あるいは節酒などの適切な指導を行うことが必要である．現在筆者らはわが国のアルコール関連疾患患者数の低減を目指して，飲酒指導法の標準化について提案中である[11]．

文献

1）精神保健福祉研究会，監修：我が国の精神保健福祉（精神保健福祉ハンドブック）平成16年度版．2005

2）国税庁課税部酒税課，編：酒のしおり．東京，2004

3）アルコール保健指導マニュアル研究会編：健康日本21推進のためのアルコール保健指導マニュアル．社会保険研究所，東京，2003

4）清水新二，金東洙，廣田真理：全国代表標本による日本人の飲酒実態とアルコール関連問題―健康日本21の実効性を目指して―．日本アルコール・薬物医学会雑誌 39：189-206，2004

5）成人の飲酒実態と関連問題の予防に関する研究．厚生労働省厚生科学研究費補助金がん予防等健康科学総合研究事業（主任研究者：樋口　進）平成15年度研究報告書．2004

6）平成8年度厚生科学研究費補助金厚生科学特別研究事業「未成年者の飲酒行動に関する実態調査」研究班（主任研究者：簑輪真澄）『1996年度未成年者の飲酒行動に関する全国調査報告書』．1997

7）生活習慣病対策．国民衛生の動向，厚生の指標　臨時増刊 49：88-98，2002

8）Saito S, Ikegami N：KAST（Kurihama Alcoholism Screening Test）and its Applications. 日本アルコール・薬物医学会雑誌 13：229-235，1978

9）角田　透：我が国のアルコール関連問題の現状―アルコール白書―（河野裕明，大谷藤郎，編）．厚健出版，東京，pp 42-53，1993

10）高野健人，中村桂子：我が国のアルコール関連問題の現状―アルコール白書―．（河野裕明，大谷藤郎，編）．厚健出版，東京，pp 178-191，1993

11）丸山勝也：精神科と内科の学際領域としてのアルコール医療．―アルコール関連疾患を伴うプレアルコーリックに対する医療．医学のあゆみ 222：690-695，2007

索　引

A

アダルトチャイルド（アダルトチルドレン，AC）　38, 129, 152-157
アディクション　129
アコーディオンハート　76
アルデヒド脱水素酵素2　93
アルデヒド脱水素酵素2型酵素活性欠損者　162
アルコール・ハラスメント　10
アルコール脱水素酵素2　96
アルコール幻覚症　123
アルコール依存症　1, 40, 57, 58, 96, 104, 161
アルコール依存症の診断　61
アルコール依存症の定義　2
アルコール依存症者数　162
アルコール関連認知症　114
アルコール関連問題　1
アルコール関連疾患　40, 158, 163
アルコール関連障害の診断　3
アルコール関連突然死症候群　81
アルコールの影響と胎児　146, 151
アルコールの家族への影響　34
アルコールの特性（agent）　21
アルコール乱用　126
アルコール離脱症状　42
アルコール性肝炎　52
アルコール性肝硬変　54
アルコール性肝線維症　54
アルコール性肝障害診断基準　52
アルコール性健忘症症候群　112
アルコール性ケトアシドーシス　66
アルコール性慢性膵炎　57, 70
アルコール性末梢神経障害　88
アルコール性ミオパチー　89
アルコール性ポリニューロパチー　88, 89
アルコール性脂肪肝　51
アルコール性心筋症　73
アルコール性膵炎の治療　60
アルコール性膵炎の頻度　59
アルコール性膵炎の定義診断　59
アルコール性膵炎の特徴　60
アルコール性低血糖　66
アルコール心筋症　10
アルコール消費量　158, 159
アルコールてんかん　29, 32
アルコール誘発性冠れん縮　81
アセトアルデヒド　80
亜硝酸剤　79
AA (Alcoholics Anonymous)　62, 155
AC　38, 129, 152-157
ACの特徴　38
acute on chronic　55
ADH (alcohol dehydrogenase)　68
ADH 1 B　16, 17
ADH 1 C　17
ADHD　126
AGML　48
alcohol related dementia：ARD　114
aldehyde dehydrogenase（ALDH）　68, 80
ALDH (aldehyde dehydrogenase)　68, 80
ALDH 2　18, 69, 93
ALDH 阻害作用　71
amitriptyline　91
anion gap　66

B

ビタミン B_1　66, 90
ビタミン B_{12}　89
ビタミンB群　42
ブラックアウト　36
便キモトリプシン　58
病歴　42
病的酩酊　36, 104
病的な飲酒パターン　3
母子密着　128
物質誘発性持続性認知症　112
β 酸化　66, 67, 72
β 遮断薬　78
Binder H の酩酊の分類　35, 104
BMI　90
BNP　76

C

チアミン　117
千鳥足　8
直面化　139
注察妄想　123
中心性橋髄鞘融解　86
Ca 過負荷　78
Ca 拮抗薬　80
capsaicin　91
carbamazepine　91
COGA グループ　17
COGA Project　16, 18
comorbidity　121, 125
conduct disorder　126

D

ドック式検査　43
ドライドリンク　32
唾液流出量　102
第6回アルコール・センター長会議　4
大腸腺腫　49
大酒家突然死症候群　68
男女の違い　138
断酒　61, 89
断酒因子　102
断酒会　62
断酒の3本柱　62
断酒の指導法　61
脱水　102
dense fibrosis（密線維化）　54
DSM-IV　2
DSM-IV-TR　13
DT　30, 31

E

エディプス葛藤　129
エンドトキシン　53
栄養低下　100
E/A 比　77
enabler　24

F

フラッシング反応　26, 94
複雑酩酊　36, 104
FAE　147
FAS 診断基準　146
FAST 判定方法　147
food addiction　130

G

ガスパン　126
幻聴　123
原発性アルコール性認知症　112
逆流性食道炎　46
虐待　37
GABARA 2　17

H

ホルモン感受性リパーゼ　66
剥離性食道炎　47
反社会性人格障害（反社会性パーソナリティ障害）　31, 127
発生率　136
否認　12
否認の打破　3
発作性夜間呼吸困難　76
8020 運動　101
HMG-CoA 阻害薬　80
holiday heart syndrome　76
hormone sensitive lipase：HSL　66
hTAS2R16　18

I

イッキ飲み　9
イネイブラー　108, 109
イネイブリング　153, 154
一次性うつ病　124
異常感覚　88
異常酩酊　35, 104
胃潰瘍　49
飲酒頻度　160
飲酒時間　102
飲酒渇望　3
飲酒率　160
飲酒量や飲酒期間　21

飲酒者　159
飲酒者数　160
医療費　41, 163
医療保護入院　35
胃切除　96
意識障害　6
萎縮　89
ICD-10　3, 12, 162
ifenprodil　89

J

自助グループ　4
自己中心的　129
自己破壊的行為　127
自律神経障害　71
自律神経症状　90
自傷行為　127
若年発症　137
女性　42, 163
女性アルコール依存症のタイプ分類　141
女性アルコール依存症者プログラム（女性 ARR）　141
女性のアルコール依存症　140
女性のアルコール依存症への対応　144
女性のアルコール代謝　25
女性のみの自助グループ　144
上室性期外収縮　78
常習飲酒　57, 161
12 ステップ　155
J カーブ　73

K

カンジダ食道炎　47
ケトン体比　66, 67
キッチンドリンカー　25
コントロール障害　12
コルサコフ症候群　112, 117
下顎前歯部う蝕　100
隠れ飲み　22
冠動脈疾患　138
簡易インターベンション技法　3
感情障害　121
肝硬変　115
冠れん縮性狭心症　79
関連臓器障害　2
肝性昏睡　8

過食・嘔吐　122, 130
過食症　129
家族インターベンション　155
家族会　131
家族内の飲酒問題　37
家族歴　138
軽度問題飲酒者　43
健康日本 21　1, 43, 100, 163
健康診断　43
顕在性肝性脳症　115
顕在する先天異常　151
血中アルコール濃度　7
血清 CK　91
血清膵酵素　60
欠神　32
筋力低下　89
起立試験　71
希死念慮　124
虚血性脳卒中　138
橋外髄鞘融解　86
強迫性欲求　12
共依存　108, 109, 154
境界性人格障害　24, 123
急性アルコール中毒　6
急性ミオパチー　91
急性膵炎　59
急性痛風性関節炎　65, 68
国際疾病分類（ICD-10）　3, 12, 162
個体の要因（host）　21
個体を取り巻く環境要因（environment）　21
古典的な依存症者像　1
硬直間代けいれん　32
咬合機能の低下　100
咬合の崩壊　98, 100
候補遺伝子　16
高血圧　138
後期離脱症状（大離脱症状）　29
口腔乾燥　102
口腔ケア　102
硬膜下血腫　7
高尿酸血症　68
高齢発症　137
高齢化社会　132
高脂血症　66
KAST（久里浜式アルコール症スクリーニングテスト）　61, 136, 162

L

lipoprotein lipase：LPL　66

M

慢性アルコール性ミオパチー　91
慢性禁断症候　28, 32
慢性硬膜下血腫　84
慢性膵炎　59
末梢神経　88
末梢神経障害　71
酩酊　6
酩酊段階　35
酩酊状態での家庭内暴力　107
酩酊状態での傷害事件　105
酩酊者　83
未成年者　161
未成年者飲酒禁止法　9
問題飲酒　40
Mallory-Weiss症候群　46
MEOS（肝ミクロソームエタノール酸化系：microsomal ethanol oxidizing system）　68, 72
mexiletine　91

N

内科診察　41
内視鏡的逆行性胆道膵管造影（ERCP）　58
日本糖尿病学会の診断基準　70
二次性うつ病　124
認知症　132
認知障害　110
妊婦のアルコール問題スクリーニングチャート　148
妊娠中　42
入院時　42
乳酸アシドーシス　66, 68, 71
脳萎縮　85
NQO 2　18

P

パニック発作　37
ペラグラ脳症　10
プレアルコホリック（プレアルコホリックス）　43, 57, 163

Pink Color sign（PS sign）　95

Q

QFスケール　161
QT延長　76
QT間隔　71

R

ライフイベント　137
リポ蛋白リパーゼ　66
リストカット　23, 127
ローリスク飲酒　43
乱用　3
連続飲酒　58, 64, 70
連続飲酒発作　66, 128
離脱　13
離脱症状　61
R-R間隔変動係数　71
redox shift　66, 69
reversible dementia　114

S

しびれ感　89
サリドマイド　150
スクリーニング　43
スティグマ　43
作話　120
成長促進　129
成人病　2
生活習慣病　2, 100, 158
精神疾患合併例　143
精神の依存　3
精神運動興奮　30, 31
先天異常児　146
潜在性　41
節度ある適度な飲酒　163
摂食障害　101, 122, 123, 130
節酒　62
死別　138
脂肪肝　66
司法精神医学　106
支持的環境　139
歯科疾患実態調査　101
歯頸部う蝕　98
心房細動　78
診断基準　12
神経伝導速度検査　89

振戦せん妄（DT）　28
心室性期外収縮　78
身体疾患　41
身体的依存の存在　3
歯周炎　100
社会的孤立　137
社会的問題　34
社会的ネットワーク　139
社会的職業的機能障害　3
食道・胃静脈瘤　47
食道ヨード染色　93
食機能　102
衝動行為　37
傷害事件　34
消化管運動・消化吸収機能低下　49
出血性脳卒中　138
集団治療　127
収縮（shrinkage）　113
酒税　163
粗大な振戦　30
咀嚼能力の低下　101
早期発見　41
早期離脱症状（小離脱症状）　29
早期診断　41
膵石　60
self-medication　124
ST上昇　79

T

トラウマ　128
多発性脳梗塞　115
胎芽病　150
胎児病　150
胎児性アルコール症候群　146
胎児性アルコール症候群スクリーニングテスト（FAST）　147
大量飲酒　60
大量飲酒者　57, 159, 161
耐性　13, 22
代謝性アシドーシス　66
退職　138
高田班　51, 52
単純酩酊　36, 104
多量飲酒　161
多量飲酒者　1
低栄養　90
低血糖　115
低体温　7
突然死　71

索引　**167**

頭部外傷　84, 115
統合失調症　121, 123
糖尿病　58, 138
糖尿病性昏睡　115
疼痛　88
追跡調査　131

U

うつ病　124, 138
ウェルニッケ・コルサコフ症候群　112, 117
ウェルニッケ脳症　10, 117

X

xanthine oxidase（XO）　68

Y

ヤングアルコールグループ　127
予後　138

抑うつ気分　124
有病率の変化　136

Z

罪業妄想　124
残遺性および遅発性の精神病性障害　112
全般的認知障害　110
全身管理　42
前頭葉　113

© 2008

2 刷　2014 年 7 月 20 日
第 1 版発行　2008 年 11 月 26 日

アルコール医療
ケース・スタディ

（定価はカバーに表示してあります）

編著　白倉 克之（しらくら かつゆき）
　　　丸山 勝也（まるやま かつや）

| 検印省略 |

発行者　　林　峰子
発行所　　株式会社 新興医学出版社
　　　〒113-0033 東京都文京区本郷 6 丁目 26 番 8 号
　　　電話　03(3816)2853　　FAX　03(3816)2895

印刷　三報社印刷株式会社　　ISBN978-4-88002-683-1　　郵便振替　00120-8-191625

- 本書の複製権・翻訳権・上映権・譲渡権・公衆送信権（送信可能化権を含む）は株式会社新興医学出版社が保有します。
- 本書を無断で複製する行為，（コピー，スキャン，デジタルデータ化など）は，著作権法上での限られた例外（「私的使用のための複製」など）を除き禁じられています。研究活動，診療を含み業務上使用する目的で上記の行為を行うことは大学，病院，企業などにおける内部的な利用であっても，私的使用には該当せず，違法です。また，私的使用のためであっても，代行業者等の第三者に依頼して上記の行為を行うことは違法となります。
- [JCOPY]〈(社)出版者著作権管理機構　委託出版物〉
  本書の無断複写は著作権法上での例外を除き禁じられています。複写される場合は，そのつど事前に，(社)出版者著作権管理機構（電話 03-3513-6969，FAX03-3513-6979，e-mail：info@jcopy.or.jp）の許諾を得てください。